統合失調症へのアプローチ

著

池淵恵美

星 和 書 店

Seiwa Shoten Publishers

2-5 Kamitakaido 1-Chome
Suginamiku Tokyo 168-0074, Japan

The Approach to Schizophrenia

by

Emi Ikebuchi, M.D.

序　言

本書は、著者が過去十年あまりにわたって統合失調症について刊行した論文の中から、いくつかを選んでまとめたものである。精神障害、わけても統合失調症の治療に関心を寄せる方々に、読んでいただければと願っている。著者は永らく統合失調症のリハビリテーションを専門とし、デイケアをその足場としてきたが、一般の外来や病棟での治療にも日々携わっている。第一部はそうした日頃の臨床の営みについて、指針を得ようとして筆者なりにまとめた十編の論文からなっている。第二部は日々の営みからかいま見える統合失調症の本質や、精神科臨床サービスの有り様、評価や効果検定などの理論的枠組みなどについて考察した十一編からなっている。いずれも、本書にそって書き下ろしたものではないので、統一性に欠けるかもしれないが、それぞれの時点での問題意識にそって論考を重ねたものである。読者の興味ある論文を拾って読んでいただくやり方が、きっと便利であろう。こうした論文集を編むにあたって、絶えず著者の念頭にあった言葉は「日暮れて、道遠し」である。まだ日は暮れていないかもしれないが、先の遥かな道のりと、著者のおぼつかない足取りを思う時、正直な実感である。そして、こうした論文集を刊行することには気恥ずかしさ

とためらいがあった。はたして何らかの意義が本書にあるであろうか。読者諸賢の批判を請う次第である。

はじめに触れたように、著者は日々臨床現場での営みを生業としてきたが、統合失調症のもたらすさまざまな障害に翻弄される人々の援助に心を砕いてきたつもりである。そうした中から、面接やリハビリテーションプログラムや家族援助などの治療の工夫を重ねてきた。現場でのこうした生き甲斐と喜びとともに、はたして援助が効果をあげているのかどうか、実証的に検討してみたいと思い、著者はさまざまな臨床研究をこれまで行ってきた。そうした数値により検証する量的研究は、おそらく論文集の体裁になじまないと思われるので、本書では取り上げていないが、引用文献の中でそうした論文はいくつか顕れている。効果研究のおもしろさとともに、そうした研究が現場での豊かな現象のほんの一部しかとらえていないと感じるもどかしさから、ケース研究や実際の治療指針や治療理論の論考によって、何とか統合失調症治療の本質をすくい上げようとしてきた。著者はこれまで、臨床現場のあらわな事実と、援助の効果検証と、理論的究明との三つの軸の中で、絶えず動いてきたように感じられる。本書はその中の二軸をまとめたものである。

こうした著者の姿勢は、おそらく著者が精神科医として育ってきた環境によっている。医師になったばかりのころからいつも、「事実を記載し、その事実に学べ」という教育を受けてきた。事実とは統合失調症と共に生きる人々が指し示すもの以外にはない。そして先達の業績について広く学ぶべきことも、絶えず教育を受けた。そうした中で、論文を生み出すということは、膨大なそれまでの蓄積に何らかの新たな知見を加える成果物でなければならないと考えてきた。そして一方では論文では語り尽くされない圧倒的な事実が、生きている人の中にあることも理解しているつもりである。こうした著者の姿勢が、読者の今後の臨床を見る目や治療者としての態度に、幾ばくかの貢献ができるのであれば、望外の喜びである。

臨床の営み、特にリハビリテーションの実践は、個人ではできない。豊かに耕された臨床の場を創り支えていくには、多くの仲間が必要であるし、その豊かな治療文化を伝えていくには、粘り強さと根気が必要である。そしてその治療文化の豊かな土壌の上に初めて、よりよい治療が花開くのである。治療者集団や、病棟・デイケアなどでの患者集団の中に醸成される治療文化が、日々の治療に与える影響の重要性は、著者の実感としてある。第一部の〈実践の指針編〉は、帝京大学で臨床活動を支えている多くの仲間、特にリハビリテーションサービスを実践する仲間との共同作業によって生まれたものである。そして第二部の〈臨床研究編〉は、著者にこれまで道を示してくれた諸先輩、影響を受けた数知れない仲間からのたまものである。そのためここにお名前を逐一書き記すことはできないが、東大精神科の諸先輩、ことにデイホスピタルでの治療をともにした医師や看護師の先輩方、さらには帝京大学でのリハビリテーション重視の活動を認めて応援して下さった多くの上司や仲間の方々に、改めて感謝の意を捧げたいと思う。

この論文集が書かれたこの十年あまりは、精神障害リハビリテーションにとっては激動の時代で、社会制度やシステムも、基本的な理論や技術も、大きく変わってきた。そうした時代の中で、著者の活動が個人的なものに終わらずに、何らかの意味があるとしたら、SST普及協会、精神障害者リハビリテーション学会、家族教室・心理教育ネットワークなどで活動する、志を同じくする多くの仲間のおかげである。この論文集の背景には、そうした精神医療サービスの大きな動向があり、その流れに促されるようにして、また同好の仲間との共同作業や、時には相互の切磋琢磨によって生まれた論文も多く本書には含まれている。そうした時代の流れにも、思いをはせていただければ、本論文集もより生き生きしたものとなるであろう。

本書は、星和書店の石澤雄司氏の企画によって実現した。文献欄の細かい修正など、膨大な編集作業を手際よく進めてくださり、きれいに体裁を整えてくださったのは桜岡さおり氏であり、近藤達哉氏のご助力も頂いた。また多くの論文を執筆する意欲と機会とが生まれたのは、夫と二人の息子たちの精神的な支えのおかげである。ここに記して感謝したい。

平成十八年九月　萩の花をながめながら

池淵　恵美

目次

◆第二部◆ 臨床研究編――193

「病識」再考……池淵恵美　311

評価することの現代的意義……池淵恵美 347

社会的機能と認知機能との関連
――非定型抗精神病薬に期待される役割……池淵恵美　410

認知機能リハビリテーションは統合失調症の機能回復に有用か……池淵恵美 429

第一部　実践の指針編

デイケア通所中の面接

I　はじめに

デイケアに限らず、集団参加を前提としたプログラムは数多く行われているが、個人面接との有機的連携が行われている割合はどれくらいあるだろうか。スタッフ数が十分でない、スタッフが個人面接のトレーニングを十分に積んでいないないなどの現実的な制約から、定期的な面接が行われていない集団プログラムもあると思うが、それ以上に、こうしたプログラムにおける個人面接の重要性が必ずしも認識されていないように思われる。筆者はデイケア運営に長年携わっているが、仲間とのつきあいを通して得たものをしっかり自分のものとして、次の発展に結びつけることや集団プログラムを活用する方向付けを行うことが個人面接の役割であり、逆に個人面接で話し合われたことをデイケア場面で実際に試してみるという、お互い相補的な関係にあることを痛感している。デイケア運営に定期的な個人面接はなくてはならないというのが、筆者の立場である。デイケアに限らず個別的な治療計画・目標設定は、近年の精神障害リハビリテーションにおいては原則でもある。そこでこの論文では、デイケア通所中の面接方法を概説したい。

II　デイケア通所中の面接の概要

どの時期に行われるかによって、①デイケア受け入れ決定の面接、②集団場面に導入する前の面接、③導入期の面接、④のびのび楽しむ時期の面接、⑤卒業準備期の面接があり、それぞれ目的や方法が異なる。次にそれぞれの時期の要点を述べるが、「のびのび楽しむ時期の面接」は、デイケア集団を活用したいわば「花」の部分であるため、項をあらためて詳述する。なおどの時期の面接も、次の諸点は共通である。①面接はもちろん当事者が主人公であるが、節目節目では関係者（主に家族）にも参加してもらう。②面接は個人担当者（職種は問わない）が行うが、共同治療者も同席する方がチームとしてうまく機能しうる。③面接は危機介入などをのぞき一、二週間に一回定期的に行い、一回あたりの時間もおおよそ定めておく。洞察的な個人精神療法と異なり、また対象疾患が主に統合失調症である関係から、筆者は三〇分前後としている。

1　受け入れ決定のための面接

デイケア適用の目安は、急性症状より一定程度回復し拘束的な治療の必要性がなく、集団参加が可能であり、外来治療では十分生活上の障害の改善が見込めない場合である。具体的には、集団場面に一定時間参加できて、ある程度の学習が可能であり、精神症状が悪化しない見込みがあるかどうかがポイントになる。実際の面接では、①病状も含め参加可能性の評価を行うこと、②本人と家族に参加の意思を確認し、可能な限り共同作業で参加方法や目標を合意することが目的となる。

2　導入を開始する前の面接

ケースによるが、少なくとも数回行う。①デイケア担当者との関係づくり（支持的個人精神療法の要点がそのまま生かされる）、②機能評価を行い当面の導入方針を決定、③ほかの治療関係者との役割分担などを目的としている。機能評価は紙幅に限りがあるため別の論文[1]を参照してほしいが、これまでの病歴や関係者からの情報や面接をとおして、①どのようなストレスによって精神症状が悪化または改善するか、②どのような対人関係のスキル（social skills）があるか、③日常生活のスキル（living skills）はどうか、④本人と家族の志向性や価値観、⑤精神症状で社会的機能はどの程度影響を受けているか、⑥本人は精神障害をどう受けとめているか、などが要点となる。

3　導入期の面接

デイケアの集団になれるまでの時期で、一～三カ月程度だが個人差が大きい。この時期はデイケアからの脱落率が高い時期であり[2]、ことに個別のケアが重要で、本人や家族の不安をくむ必要がある。生活臨床の類型分類（能動型と受動型）が良い参考となる[3]。受動型の人は生活を変えることに抵抗が強く、参加当初は疲れやすいので、参加の枠組みの限定とともに、「だんだん慣れます。今は疲れたら無理しないで」などの配慮が必要である。能動型の人の場合は、焦燥感に駆られて盲動することが見られる。参加当初ははりきりすぎたり、すぐに幻滅したりしやすいので、あらかじめ水かけしないと早期の脱落を招くことになる。寡症状型統合失調症などに多く見られる自己啓発型[4]は、通常統合失調症に対してとられる具体的・指示的対応がむしろ禁忌である一群の人たちで、本人の迷いにつきあって、十分現実検討して意思決定できる対応が必要になってくる。

4　「卒業準備期」の面接

集団場面でのびのびと活動する時期のあとに、本人の意欲と治療者側の援助の方策が明確になった時点で、卒業準備、具体的には就労・就学など本来の人生に戻っていく援助を行う。この時期は生活する場での再適応や環境調整を行う時期であり、再びデイケアからの脱落や病状の再発のリスクが高まる。導入期とともに個人面接が重要な役割を果たす。導入期と同様に、能動型と受動型とでその対応に違いがあり、また自己啓発型も異なる対応が必要である。詳しくは成書[3]を参考にされたい。

III 「のびのび楽しむ時期」の面接

この時期は、集団場面になじんでデイケアに通うことが楽しくなり、本人が生き生きしてくる時期であり、本人らしい志向や行動の特徴が集団場面でも個人面接でも見られるようになる。一方で、これまでの社会生活で起こった（これからも起こりうる）不適応を引き起こす行動特徴があらわになってきて、集団からの脱落や再発が起こることがある。この危機を乗り切れるようになることが、卒業の目安でもある。

通常、毎回の個人面接では、①一週間のデイケアでの出来事をふりかえり、楽しかったことやうまくいったことや本人なりの努力を見つけて、喜びを共有することと、②次の面接までのデイケアでの過ごし方について、合意を作ることが主な内容になる。合意を得るやり方は、簡潔に「こうしましょうか」と治療者が指示する場合もあり、話し合いのあとで本人なりの考えを見いだして治療者と合意できる場合もあり、本人が考えた過ごし方について、治療者は単に同意（不同意）を示すだけのこともある。これは本人がどうしたらより望ましい選択肢に到達できるか、洞察能力と対人反応パターンによって異なるため[4]で、あらかじめどのやり方が有効か、治療者は見立てておく必要がある。

この時期には、徐々に集団場面での課題や役割が増えてくる。これは本人が意欲的に行動を拡大する場合も、治療者の方でゆっくりと課題をレベルアップしていく場合もある。具体的には、集団の係り活動のメンバーに選ばれたり、行事のまとめ役に取り組むなどフォーマルな課題と、通常は同時並行してインフォーマルな交友の広がりやデイケア外でのつきあい（飲み会、異性関係など）がみられるようになっていく。いわゆる統合失調気質の人などではフォーマルなつながりのみで交友が広がらないこともあるが、これは（本人の寂しさに十分治療者が共感する必要があるが）社会適応上大きな問題にはならない。インフォーマルなつながりのみ発展する場合には、治療集団からの逸脱と考えて介入することになる。

フォーマルな課題では、本人の対人関係での位置の取り方（リーダーを好むのかどうか、どういう相手を仲間として選ぶかなど）や、課題処理能力、ストレスへの耐性などが明瞭になり、デイケア以外での社会生活場面を十分予測しうるものである。「大きな仕事」をこなして自他共に評価が得られたとき、「達成感を得た」と感じられるが、治療上の転回点になることが多い。普段の面接では直面化はほとんど行われないが、達成感を得たあとの面接では、自ら自身の特長ともろい点に言及するなど自己洞察が深まり、また将来への現実的な展望が表現される。たとえば筆者の経験したケースは、一流大学在学中に発症して、その後の能力障害が著しい男性であり、自らの病気については面接でも、家族にも一切話すことがなかった。筆者も面接では、現実的なゴールについてはつきつめずに本人の興味のあることのみ取り上げて話し合い（時には得意なパソコンの話に終始することもあった）、やれていることを迂闊には評価せず、一方集団場面では本人がやれそうなことをさりげなく提示する、本人の気づかないところでサポートするなどの努力を行っていた。徐々に本人の評価が集団内で高くなり、一泊旅行の役員に選ばれ、同じ役員仲間との内輪もめなどの紆余曲折を経て、その旅行を成功させた。直後の面接では、かつてないほど生き生きした表情で成功の喜びを語った。筆者も率直に成功を評価した。その後本人から突然、「自分の病気は統合失調症ですか、説明してほしい」とたずねられた。能力障害がもたらされるが、リハビリでかなり回復可能であることなどを説明したが、これが挫折感から抜け出して、現実的なゴールを探索する始まりだった。こうした転回点を経て、苦手な状況、交友のスキル不足、集団の中での不適応パターンなどについて話し合えるようになり、課題も「自信を回復する」から、「苦手なことに何とか対処する」へと発展していく。

インフォーマルな仲間とのつきあいの中からは、自信の回復や、交友のスキルの（再）獲得とならんで、病気とのつきあい方や生活の工夫を学んで、「精神障害を持ちつつ生活する人」へと成長していくことが期待される。精神障害に対する社会資源を活用するためにも、一度「障害」を受け入れる必要がある。障害の「自己受容」であり、仲間集団やスタッフとのつきあいの中での「相互受容」である。

Ⅳ　具体例

(1) 集団になじんで、対人関係のありようを学習しつつあるケース

二三歳男性。中学までは友人がいたが、高校に進学して友人がいなくなり、「人に嫌われている」と強く感じるようになった。高校卒業直前から不安が高まって精神科受診。その後対人関係の練習を目的にデイケアに紹介された。当初は座っているだけでも緊張が強くつらそうで、やっと三〇分だけ個人作業をやっていた。途中何回も、「デイケアでも嫌われている、やはり受験勉強したい」と述べたが、本人の苦痛に共感して乗り越えることができた。ゆっくり本人の希望にそって参加時間を増やしていき、参加半年ほどで、「話しかけてもらった、嫌ってない人もいる」というようになった。一年後にある大学に合格したが、「デイケアでは嫌われていないし楽しい、大学は緊張するのでデイケアと両方やりたい」と話し、少しずつ自分から話しかけてみるなど積極性が出てきた。このところ面接では、本人が「対人関係の出来事」を話してくれ、うまく話せたことをいっしょに喜ぶ一方、嫌われているとの思いこみについて討論したり、「もっと上手な

つきあい方」について話し合っている。たとえばプライベートなことをきかれると「正直に話さないと相手に悪い」と思って話し、あとで悩むとのことで、そういうときの切り抜け方をいっしょに練習したりしている。

(2)　再発の危機介入を行ったケース

二五歳女性。大学二年のとき失恋を契機に幻覚妄想状態となったことがある。デイケアでは明るい積極的な性格を皆から好かれ、親友ができ、話し合いのまとめ役などで活躍していた。男性メンバーから「是非つきあってほしい」と皆の前で迫られてすっかり動揺し、その後から被害的な関係づけがみられるようになった。生活臨床でいう生活特徴を刺激されて悪化したと考えられた。面接では、「自分とは釣り合わないとは思うが、これを逃したらもう一生結婚できない」と揺れる気持ちを話してくれた。そこで本人の女性としての魅力をほめ、デイケア卒業後、社会人として交際の機会がたくさんあることを強調し、一方で現在の目標が就労であることから、その目標に専念することを求めた。異性へのこだわりが本人の自信のなさからきていること、そのためにまずは社会人として働くことが必要と考えたからである。その後は相手の男性といっしょにお茶を飲んだりしているものの、病状の悪化はなく、落ち着いてきた。

(3)　長期欠席中のケース

二六歳男性。気分障害を伴う境界性人格障害と診断されている。デイケアに導入直後よりはりきって、「言いたいこと」「やりたいこと」に挑戦するが、皆の気持ちにはそぐわないことが多く結果的には浮いてしまい、そのうちに「朝起きられない、吐き気がひどく何も食べられない、滅入って死にたい」などと述べて、デイケアの欠席が続くようになった。面接には欠かさず来院するが、「スタッフの対応が悪い」「自分はほかのメンバーとはレベルがちがう」などと他罰的であったため、本人の言い分は聞くが同意しない対応をとった。一方吐き気などの訴えはよく聞き、気分の波があること、そのために薬物療法を試みる価値があることを少しずつ話し合っていった。気分の波の誘因となる対人関係については、本人は全く気づこうとせず、面接で取り上げることができなかった。半年あまり自宅での閉居が続く中で、他罰的な言動は減少し、代わりに「まだ調子悪いし、アルバイトも自信がないけど、あせってしまう」と述べるようになった。その内にまたデイケアを再開したいと言い出すだろうが、その際には、面接で十分に、集団場面でどのような行動をとりやすいか、その結果どのような気分になるかを話し合い、適切なふるまい方を本人にじっくり考えてもらう必要がある。

(4)　ほかのメンバーから嫌われる行動のあるケース

二〇歳女性。デイケアでは物おじせずよくしゃべる一方、一人になると不安になり、デイケアメンバーに電話をかけてしまう。その内容が「薬をたくさん飲んでしまった」など深刻である上、時間に関係なく何回もかけるため、女性メンバーたちから注意を受けた。しかしそれでますます不安になってつい電話をかけてしまう悪循環となり、女性メンバーの怒りが爆発してしまった。そのためにデイケアのプログラム終了後、本人、一番電話を受ける女性メンバーとその友人の三人で合同面接を行った。それぞれの担当者も同席した。まずこの間の事態の説明をそれぞれにしてもらったあと、感想を求めるうち、本人から「私がいけないんだよね、回数を減らす約束を守らなかったし」との発言があり、それを受けてメンバーからは「嫌われてると思うと不安になって余計かけちゃう。気持ちは分かるよね」と共感を示す発言があった。結局本人が回数制限の約束を守ることで話し合いは落ち着いたが、メンバーが本人を受け入れる方向で発言した効果が大きかった。もちろんそれまでに個人面接で本人の不安や頻回の電話かけは話し合われていたが、十分な改善には至らなかった。メンバー間のトラブルではこうした合同面接が効果的である。

文献

(1) 池淵恵美、宮内勝、安西信雄ほか「デイケア治療における初期中断例の分析」集団精神療法、八巻、一六七―一七三頁、一九九二年。
（2）池淵恵美「医療機関で行うリハビリテーションのプログラム構成と運営」精神科治療学、一三巻、二九三―二九七頁、一九九八年。
（3）宮内勝『精神科デイケアマニュアル』金剛出版、東京、一九九四年。
（4）宮内勝『分裂病と個人面接―生活臨床の新しい展開』金剛出版、東京、一九九五年。

［池淵恵美、精神科臨床サービス、一巻、六四―六八頁、二〇〇一年］

個人精神療法と心理社会的治療の関わり

I　個人精神療法と心理社会的治療との異同

アメリカの専門医取得のための精神医学の教科書によれば、「個人精神療法を最も広くとらえるならば、熟練した臨床家による患者との関係の中で、患者の回復や苦痛からの解放をめざすものである。少なくともこの治療関係の中で、症状や障害が査定され、行うべき治療への同意や協力がめざされ、治療の効果が測定される」としている。[6] 統合失調症の転帰研究の専門チーム（the Schizophrenia Patient Outcomes Research Team）によれば、「個人精神療法は、構造的に一対一の治療者と患者の間で行う治療的介入である」[20] としている。主に言語を媒介とする治療活動であることもその特徴といえるだろう。

心理社会的治療は、個人精神療法を含む、より広範な心理的および社会的な手法を用いた治療的介入である。構造として一対一、一対複数、複数対複数が含まれる。集団つまりはより社会的な構造の中での治療を含むことが特徴といってよいだろう。たとえばトークンエコノミーのような、治療者集団が行う、行動改善を目的とした患者との組織的な取り決めなども心理社会的治療に含まれうる。言語による交流のほか、身体活動や作業や芸術活動を媒介とするものが含まれることも、個人精神療法と対比したときの特徴のひとつである。また介入の直接的な目的も、特定の課題（たとえば作品の完成や料理など）を目的とするものから、相互の感情交流を目的とするものまで、かなりの幅がある。以上の特徴から、個人精神療法と比較して、構造的にも内容的にもより幅広い治療介入であり、結果として個人精神療法だけでは達成できない治療成果が得られるものと考えられる。

心理社会的治療についてのすぐれた総説の中でミューザーら[18]（K.T. Mueser, et al.）は、「それぞれの治療法はそれぞれのターゲットを持っており、そのターゲットについては効果がある一方で、その他の領域への効果の波及は限られる」としている。たとえばPACTなどの系統的な地域ケアシステムによって、再入院率を低下させることが可能な一方で、就労率の向上については単に地域での生活が可能になるだけでは不十分で、それを目的とした職業援助プログラムが必要なことがわかっている。[5] またアメリカ精神医学会による統合失調症の治療ガイドライン[1]でも、「どの単一の治療法も、統合失調症の多数にのぼる症状や障害を改善することはできない。治療プログラムは包括的であるべきである」としている。統合失調症の治療はその端的な例であろうが、それに限らず、個人精神療法と共に、心理社会的治療を活用することが求められているといってよいであろう。

II　個人精神療法の果たすべき役割

1　日常臨床の中での位置

最近はエビデンスに基づく医療が提唱されるようになっている。エビデンスという点では不十分である一方、薬物療法と個人精神療法との組み合わせは、最も日常的に行われている治療法といえるだろう。カーシィら[2]（R.D. Coursey, et al.）は、メリーランド州の一二の心理社会的リハビリテーションセンターに通所している人について調査を行い、二一二名から回答を得た。そのうち統合失調症三七・六％、うつ病二二・〇％であり、平均年齢は三八・一歳、独身者の割合は七一・一％、非就業者は七五・九％であった。この回答者の九〇％が平均三年（中央値一二カ月）の個人精神療法を受けており、七二％の人が個人精神療法によって自身の生活に何らかのよい影響があったとしている。また六〇％の人が薬物療法との併用が最も効果があるとしている。症状の改善もさることながら、治療者の患者へのヒューマンな関心（たとえば自分の抱いている感情に共感してくれる）が、最も治療の重要な要素であると回答者は述べており、友好的な態度を最も治療者に望むとしている。約三分の一が自身の病気は心理的な問題であるとし、脳の疾患と答えたのは八％にすぎなかった。この調査からは、実態として個人精神療法が広く行われていること、効果があると多くの人が感じており、あたたかい関心などが好まれる要因であることなどがわかる。この傾向は、おそらくわが国においても変わらないであろう。

2　統合失調症治療におけるこれまでの個人精神療法の概要

かつて洞察的な個人精神療法が盛んに統合失調症に試みられた。サリバン（H.S. Sullivan）が一九二〇年代の小病棟での精密な実験的治療経験から理論を発展させ、フロム＝ライヒマン（F. Fromm-Reichman）が『Principles of Intensive Psychotherapy』を表したのは一九五〇年であった。しかし実証的研究の結果は失望的なものであった。たとえば、一九六〇年代に行われた、一連の薬物療法との効果比較研究では、単一の治療法として個人精神療法の効果は証明されなかったし、また洞察的精神療法の優位性も証明されなかった。また洞察的精神療法を行われた患者の長期予後研究も失望的なものであった。[14] 一九七〇年代後半から行われた、Boston Psychotherapy Study[9]では、洞察的精神療法と支持的精神療法の効果が比較されたが、再入院率と就業率は支持的精神療法の方が良好で、自我機能や認知の一部の改善が洞察的精神療法でみられた。両者共に脱落率が高かったが、最初の六カ月のうちに治療者と良好な関係を形成した患者は、治療が維持されやすく、服薬遵守率が高く、疾病の否認などの割合が低かった。

こうした実証的研究の後から、実践的には支持的精神療法が広く行われていたであろうが、研究的な関心としては統合失調症の精神療法は下火になっていったといえるだろう。しかし近年は再び、英語圏では個人療法に関心が寄せられるようになっている。たとえばドレイクら[4]（R.E. Drake, et al.）は、信頼できる治療関係がすべての治療の基盤であること、その中で患者本人が疾患に対応していくことを援助することが大切であるとしている。また統合失調症という疾患の特性を考慮に入れた個人精神療法が、ホガティら[10,11]（G.E. Hogarty, et al.）によって報告されている。これは支持的な治療関係を基盤に、内的な情動への気づきと対処法の獲得や、社会生活技能訓練、再発前駆症状のモニターと対処、情動の変化を引き起こすストレスの認識とその対処、心理教育などからなっている。このホガティらの方法は、コホートを用いた効果研究が報告されており、一五一例の精神病院を退院した統合失調症または統合失調感情病の患者を対象に、個人精神療法、心理教育的家族療法、支持的精神療法のいずれかの群に無作為に振り分けて三年間追跡した結果、個人精神療法群は、有意に再発率、服薬非遵守率が低く、社会的な機能が高かった。ホガティの方法に代表される近年の個人精神療法は、理論的にはストレス—脆弱性モデルを背景に生物・心理・社会的な視点に立脚していること、方法論的には認知行動療法の影響を色濃く受けていること、心理教育など患者と家族への情報提供と医学モデルに基づく共同治療者としての関係づくり、服薬や症状への対処など、他の治療法との連携をにらんだ援助に特色があるように思われる。

わが国で統合失調症の個人精神療法の歴史を考えると、さまざまな精神病理理論に基づく個性豊かな接近法が提唱されてきたことと、生活臨床の貢献に特色がある。周知のように生活臨床は、一九五〇〜一九六〇年代に、群馬大学精神科の「分裂病再発予防計画」（後に予後改善計画に変更）に端を発している。ここでは、個人の社会転帰を改善するために、患者の日常生活場面、特にストレスがかかる状況での対処（coping）の特性と、統合失調症の再発との関連を精密に検討し、また逆にどのような社会的状況・対人場面におかれると、障害が軽減したり、再発しにくくなったりするかを検討し、これらの検討結果に基づいて、統合失調症の認知障害を考慮に入れた特徴的な精神療法（具体的断定的に、繰り返して働きかけるなど）を行うところに特色がある。生活臨床を実施するにあたっては、患者の生活する日常性があることが前提であり、患者としての役割しか用意されていない変化に乏しい病棟生活では、生活類型や生活特徴が全く見えなくなってしまう。しかし従来の生活臨床は一方で、その発展した時代、すなわち社会資源が乏しく生活全般を医療の枠組みで援助しようとした時代の制約を持っていた。宮内ら[15, 16]の「役割啓発的接近法」は、生活臨床を下敷きとして、個人精神療法と、社会生活場面（多くデイホスピタルでの集団療法場面）とを統合して治療をすすめていく方式を洗練させた。社会生活で得られたことを個人面接で「言葉」にして収穫し、個人面接で発見したことを社会生活で試みるこのやり方は、個人目標と集団運営との有機的な連関を生み出した。この方法は、洞察的な精神療法が過去と現在を扱うのに対比して、現在と未来を扱い、限局的な生活上の課題に焦点を当てることから、課題志向的な支持的精神療法の一部といえるかもしれない。

3　支持的精神療法、洞察的精神療法、期間および課題限定の精神療法

本論においては、主に支持的精神療法について論述している。それは最も汎用される方法であることと、心理社会的治療との協同においては多く支持的精神療法が用いられることによっている。支持的精神療法では、通常患者は、医学的治療の必要な疾患に罹患している人とみなされる。フェントン[8]（W.S. Fenton）によれば支持的精神療法の目標は、現在の危機からの救済、症状の除去、精神的均衡の再確立、精神病症状や葛藤の防衛、心理的社会的適応の醸成、患者の健康な側面の強化などにある。ここでは患者・治療者関係は、これらの目標を達成するための確立した土壌であることが求められ、治療者は「よい援助者」としての役割を果たすことになる。

洞察的精神療法は、患者の生育・生活歴を探求し、医師患者関係を含めて、現在の関係性の有り様を検討する中で、過去の重要な人間関係のゆがみの影響を検討し、その修正をはかるものである。精神障害の特質や、患者個人の資質や環境によって、選ばれた患者が洞察的精神療法の適用となる。しかし適用とならない患者においても、洞察的精神療法で得られた知見は、患者の心性を理解する上で大きな役割を果たす。また治療が障壁に乗り上げた際などに、逆転移の概念は強力な鍵となり

得ることが多く、心理社会的治療を行う上で欠かせない素養といえる。統合失調症の治療の上でも、精神分析理論に基づいた洞察的精神療法から得られた知見は、現在でも深い患者理解と治療機制の手がかりを与えてくれるだろう。ここでは精神病症状は、現実の困難への感情的反応として理解される。ディングマンら[3]（C.W. Dingman, et al.）は、パラノイアや否認、服薬非遵守、希死念慮の探求、自己価値観の維持などを理解する上で、精神分析的精神療法からの知見が有用であると述べている。

うつ病の認知療法や人間関係療法、精神病症状への認知療法など、目的を限定した、短期間介入の精神療法は、近年さまざまな技法が開発され発展している。そして実証的な研究は主にこの分野で報告され、通常の治療と組み合わせることで、その有効性が実証されている。ケンプら[13]（R. Kemp, et al.）の服薬遵守療法がその例である。特定の症状を標的としたこれらの治療法と、異なる標的を持つ他の心理社会的治療との組み合わせは、今後発展が期待される分野といえるだろう。ことにどのような特質を持った患者群に、どのような技法がより効果があるか、またどのような組み合わせがより効果的であるかという点が、今後探求されるべき分野といえるだろう。たとえば薬物療法抵抗性精神症状への認知的介入においては、実証的研究の上で初期脱落率や患者が治療を拒否する率がある程度あり、また筆者自身の経験でも、一部の患者には有効性が高いものの、その適用を選ぶ必要があるというのが実感である。しかし文献的に、また筆者の経験でもこれらの疑問に答えることは現段階では困難と思われるため、本論文では、長期的な治療関係を前提とし標的を特に限定しない、支持的精神療法に絞って論述している。

Ⅲ　心理社会的治療の果たすべき役割

統合失調症の治療には、薬物療法、精神療法とならんで、生活療法の伝統がある。英米では、社会療法、環境療法などといわれてきたものに、基本的な方針や用いられる技術は近い。精神障害リハビリテーションとしてくくられることも近年は多くなっている。心理社会的治療はこれらの考え方に近いが、より心理的側面へのアプローチを含んでいるといえるかもしれない。臺[21]によれば、生活療法の本質は、「生活経験の学習」または社会生活のなかで自己のあり方を学習するところにある。具体的には、①困難と成果の体験の反復、つまり斬新的な課題の拡大、②役割操作（rolerehearsal）や状況の異なる場面での学習を通じ、実生活へと徐々に近づけてゆくこと、③社会的学習、つまり仲間からの観察学習からなっている。心理社会的治療は生活経験の学習を体系的に援助する方法論においては、生活療法となんら変わるところがないだろう。

こうした統合失調症の治療の中で伝統的に行われてきた第三の治療法は、おおむね集団で運営され、活動内容そのものもさることながら、参加者同士の相互交流、治療者と参加者との関係性によって、さらには集団全体の雰囲気や病院の運営姿勢によってもその成否が左右される。それは、参加者の自発性や、楽しめる雰囲気が基盤にあって初めて生きた体験学習が可能になるからであり、そうした集団を維持する技術が要請される。また生活障害改善の視点からは、患者の生活する日常性があることが前提であり、患者としての役割しか用意されていない、変化に乏しい集団活動では、患者が本来社会生活で発揮するであろう活動能力や社会的な特性が見えなくなってしまう。より社会生活に近づけた集団運営が求められる理屈になる。ストレスがかかる状況でのコーピングの特性と、統合失調症の再発との関連や、逆にどのような社会的状況・対人場面におかれると障害が軽減したり、再発しにくくなったりするかの検討もそうした集団ではじめて可能になる。

治療的な集団の運営には治療技術が必要である。具体的に例を挙げると、東大精神科デイホスピタルで開発された実行委員会方式[17,19]は、集団場面の運営をなるべくメンバーに委譲し、のびのびと安全な雰囲気を作ることを方針とし、同時に社会経験に乏しく、課題遂行能力や対人関係に障害のある人でも集団での役割を担い、生活経験の学習を可能にすることを目指したものである。そのために、集団場面を運営する係を複数設けて、徐々にやさしい係からむずかしい係へとステップを踏めるようにし、集団場面の権限をゆっくり委譲する。また具体的なやるべき仕事を明文化することや、係とスタッフとが恒常的に相談すること（集団としての課題の検討）や、個人面接（個人としての課題の検討）を通して間接的に集団場面をスタッフが援助する。そして、個人のための集団治療であることを念頭におき、個々人の日々の活動をていねいに評価することで、患者の自己評価を高め、他者への関心を呼びさますことをめざす。ここでは集団場面と個人面接との有機的な連携が行われて、初めて治療効果が発揮される。

Ⅳ　個人精神療法と心理社会的治療の相互関係

1　共通の枠組み

フェントンら[7]は、統合失調症について、有効な心理社会的治療は共通の概念的枠組みを持っていると指摘している。

（1）統合失調症の生物学的な本態についての教育を重視する（疾病概念の共有）。
（2）信頼、ラポート、関係性の基礎の上に行われる。
（3）ストレス―脆弱性―対処能力モデルや、回復モデルに基づく。
（4）本来の対処能力の強化を行う。
（5）可能な支援をすべて動員する。
（6）治療過程において、家族を同伴する仲間とみなす。
（7）すべての人に適応できるとは考えない。

（8）患者の個別性にそって、修正を行うことができる。
（9）患者と家族の関心や、彼ら自身の目標を治療の中心にすえることで、エンパワメントをはかる。

個人精神療法と心理社会的治療を協同して行う上で、統合失調症の治療に限らず、共通の枠組みは欠かせないものであろう。ことに個人精神療法の視点からいえば、特定の技法があってそれにそって治療を行うのではなく、個々人のニーズや個性や症状にそって必要な技法を適用していく「flexible psychotherapy」[8]が、心理社会的治療との協同の上では重要となるだろう。

2　心理社会的治療を活用する上で、個人精神療法に期待される役割

これまで述べてきた視点から、包括的な治療を行う上で、個人精神療法を行う人（医師に限らずさまざまな職種が担いうる）は「要」としての役割を果たすべきであるというのが筆者の考えである。そしてその治療関係を基盤にして、さまざまな心理社会的治療が活用されていくと考えられる。その際に個人精神療法に期待される役割としては、以下のものがある。

（1）さまざまな体験を安全に話し合うことのできるよりどころとなる。
（2）疾病教育・治療の情報提供・治療遵守を援助する。
（3）前駆症状を含め精神症状をモニターし、ほかの治療のすすめ具合を調整する。

（4）治療全体の目標設定を行い、ほかの心理社会的治療の動機付けを行う。
（5）薬物療法をはじめ、さまざまな治療法の標的やストレス度を把握し、全体として治療目標が達成できるように調整する。
（6）ほかの治療で得られた体験を言語化し、得られたものを通じて自信の回復や、新たな社会生活上の対処方法を認識する。さらに社会生活を破綻に導くような対処方法の修正について話し合う（例：生活臨床でいう能動型の人が、集団で意に染まぬ体験をしたとき、すぐにその集団を飛び出して新たなことを試みようとし、症状の再燃がおこるが、そうしたパターンを治療者とともに認識し、生活の枠の拡大を防ぐことを話し合う）。具体例としては、別著[12]を参照いただきたい。
（7）家族との連携。
（8）ほかの治療者との連携。場合によってはケースマネジメントやアウトリーチサービスも考慮する。

以上述べたことから、筆者が「要」と呼ぶ意味を理解していただけよう。こうしたことが可能であるためには、さまざまな精神療法の技術を駆使する柔軟さが、治療者には求められると言えよう。

文　献

(1) American Psychiatric Association：Practice guideline for the treatment of patients with schizophrenia. *Am. J. Psychiatry*, 154 (suppl.)；1-63, 1997.

(2) Coursey, R.D., Keller, A.B., Farrell, E.W.：Individual psychotherapy and persons with serious mental illness：The clients, perspective. *Schizophr. Bull.*, 21；283-301, 1995.

(3) Dingman, C.W., McGlashan, T.H.：Psychotherapy. In：(ed.), A.S. Bellack：*A Clinical Guide for the Treatment of Schizophrenia*. Plenum Press, New York, 1989.

(4) Drake, R.E., Cotton, P.G.：Depression, hopelessness, and suicide in chronic schizophrenia. *Br. J. Psychiatry*, 148；554-559, 1986.

(5) Drake, R.E., McHugo, G.J., Becker, D.R. et al.：The New Hampshire study of supported employment for people with severe mental illness. *J. Consult Clin. Psychology*, 64；391-399, 1996.

(6) Fenton, W.S., McGlashan, T.H.：Schizophrenia：Individual Psychotherapy. In：(eds.), B.J. Sadock, V. A. Sadock：*Comprehensive Textbook of Psychiatry 7th edition Vol.1*. Lippincott Williams & Wilkins, Philadelphia, p.1217-1231, 1999.

(7) Fenton, W.S., Schooler, N.R.：Editors' introduction：Evidence-based psychosocial treatment for schizophrenia. *Schizophr. Bull.*, 26；1-3, 2000.

(8) Fenton, W.S.：Evolving perspectives onindividual psychotherapy for schizophrenia. *Schizophr. Bull.*, 26；47-72, 2000.

(9) Gunderson, J.G., Frank, A.F., Katz, H.M. et al.：Effects of psychotherapyin schizophrenia：II. Comparative outcome of two forms of treatment. *Schizophr. Bull.*, 10；564-598, 1984.

(10) Hogarty, G.E., Kornblith, S.J., Greenwald, D. et al.：Three year trials of Personal Therapy among

schizophrenic patients living with or independent of family：I. Description of study and effects on relapse rates. *Am. J. Psychiatry*, 154；1504-1513, 1997a.

（11）Hogarty, G.E., Greenwald, D., Ulrich, R.F. et al.：Three year trials of Personal Therapy among schizophrenic patients living with orindependent of family：II. Effects onadjustment of patients. *Am. J. Psychiatry*, 154；1514-1524, 1997b.

（12）池淵恵美「デイケア通所中の面接」精神科臨床サービス、一巻、六四―六八頁、二〇〇一年。

（13）Kemp, R., Kirov, G., Everitt, P. et al.：Randomized controlled trial of compliancetherapy：18-month follow-up. *Br. J. Psychiatry*, 172；413-419, 1998.

（14）McGlashan, T.H.：The Chestnut Lodge follow-up study II：Long-term outcome of schizophrenia and affective disorders. *Arch. Gen. Psychiatry*, 41；586-601, 1984.

（15）宮内勝、安西信雄、太田敏男ほか「治療的働きかけへの反応の仕方にもとづく精神分裂病圏患者の臨床的類型化の試み―『自己啓発型精神分裂病患者群』と『役割啓発的接近法』の提唱（第一報）」精神医学、二九巻、一二九七―一三〇七頁、一九八七年。

（16）宮内勝、安西信雄、太田敏男ほか「治療的働きかけへの反応の仕方にもとづく精神分裂病圏患者の臨床的類型化の試み―『自己啓発型精神分裂病患者群』と『役割啓発的接近法』の提唱（第二報）」精神医学、三〇巻、一四九―一五九頁、一九八八年。

（17）宮内勝『精神科デイケアマニュアル』金剛出版、東京、一九九四年。

（18）Mueser, K.T., Drake, R.E., Bond, G.R.：Recent advances in psychiatric rehabilitation for patients with severe mental illness. *Havard Rev. Psychiatry*, 5；123-137, 1997.

（19）太田敏男、亀山知道、平松謙一ほか「デイ・ホスピタルにおける治療システムと治療過程―生活臨床と治療共同体の統合の試み―」季刊精神療法、六巻、三五四―三六五頁、一九八〇年。

（20）Scott, J.E., Dixon, L.B.：Psychological interventions for schizophrenia. *Schizophr. Bull.*, 21；621-630, 1995.

(21)　臺弘「生活療法の復権」精神医学、二六巻、八〇三―八四一頁、一九八四年。

【池淵恵美、精神科臨床サービス、二巻、二五二―二五八頁、二〇〇二年】

治療の経過に応じた心理社会的介入の選択

I　はじめに

1　急性期からの回復過程と長期経過

本論では「治療の経過」という時間軸にそって、どのような治療的戦略に立って心理社会的介入を行うのか述べていくことになる。

時間軸の第一は、急性期症状からの回復過程という、個人差が大きいものの数カ月間から数年の単位で起こる、短期・中期的なものである。ここでは病勢や重症度などの疾病としての特質とともに、選択される治療の適否が大きな影響を与えるだろう。そこでどのような時期にどのような心理社会的介入が適切と考えられるか、考察したい。

時間軸の第二は、十年、二十年単位で見られる、いわゆる長期経過である。たとえば臺[14]は、およそ十年単位で不安定期、安定期、静穏期に区別し、疾病と回復との平衡状態が時とともに変化することを指摘した。ここでは、脳の発達・老化という生物学的次元や、人生の履歴の中での心理社会的環境の変遷が、経過に大きな影響を与えている。治療については、瞬間的な切れ味よりも、いかに息切れせずに安定したサポートをするかが問われてくるし、治療の積み重ねによって、次の悪化時の回復力に大きな影響を与えることになる。長期経過から見ると、必要な心理社会的治療はどう変遷するのかを、ここでは紙幅の関係から簡単に考察する。

2　回復過程の概念化——その利便性と限界

たとえばアメリカ精神医学会（APA）の「分裂病治療ガイドライン[1]」では、精神症状の安定度によって、急性期、安定化期、安定期の三期に分けて、推奨する心理社会的治療について述べている。こうした段階分類は、操作的診断基準と似た利便性と限界をはらんでいる。すなわち、どのような介入が適切であるかのガイドラインを提供することで治療の質の保証や互換性を高めること、概念化することで治療の方向性や全体像がつかみやすくなることがメリットであるし、一方では、個々の患者の状態に応じてメニューを工夫する本来のあり方からそれて、どの段階にあるかを判定して、用意された治療のセットにのせるという誤用が起こる。「安定期にある患者にデイケア（という名でくくられた心理社会的治療のセットメニュー）を勧める」のはよくあることであろう。しかし本来は後で触れるようなさまざまなメルクマールをもとに、心理社会的治療はどのような種類をどの頻度実施することが望ましいかを判定した上で、そうした治療が提供しやすい場――たとえばデイケアを考えるべきであろう。

具体例を挙げよう。Aさんは二十歳代の男性で、生活臨床でいう能動型である。錐体外路症状が出やすく、非定型抗精神病薬でやっと治療のめどが立った例であり、幻聴が持続しているが何とか日常生活にはさしさわりない範囲となって、大幅な再燃は起こさなくなった。デイケアを卒業して、通院中であることを開示した上で、パートタイマーとして働いている。脚本家になりたいという夢を持っており、学校に行っている友人に会うと「いつまでも下働きしていられない」と焦り、また少し仕事が上手になると「一日二時間ではなくて仕事時間を増やしたい」と焦って、そのたびに幻聴が悪化する。いわゆるミクロ再燃である。ミクロですむのは、治療者が本人のやれている点や長所を評価しつつも、「いつもの焦りだね」とパターンを指摘して、盲動を収めるからであり、本人もこれまでの治療関係から、「あ、まずいですね」と気づいて、短期間の薬物増量に同意するからである。Aさんは社会生活の練習が適切ではあるものの、何年もの間病状的には不安定であり、急性期―安定期といった段階分類にはきれいに当てはまらない。この例のように、明確な回復段階の区分は必ずしも出来にくく、またどの程度の期間、どの回復過程にとどまるかもきわめて個人差が大きい。「安定化期は通常数カ月」であるから、なかなか安定期に至らない場合には治療者も不安になるが、これもまた概念化の弊害かもしれない。

筆者は本論において、「回復過程は個別性に富んでおり、その個別性に沿って治療もまた組み立てるべき」であることをまずは強調したい。したがって次節で述べる「回復段階とその心理社会的介入」はあくまで説明概念であること、機械的適用は成功しないことをどうか忘れないでいただきたい。

II　急性期からの回復過程に応じた心理社会的介入

1　回復の過程は何をメルクマールとするか

筆者は以下の複数の軸に沿って回復の度合いを考えることにしている。その際に診察ももちろんであるが、病棟での看護師や作業療法士などの観察、家族からの情報、デイケアでの仲間との様子など、多角的な情報を重視する。多くの心理社会的介入は多職種協同で行われ、共通のアセスメントが必要という理由の他に、異なる場によって生じる、反応の統一的なパターン（心理学的に仮定される反応の普遍性、もしくは人格）と、その場に応じた反応の変化（行動学的な、環境との相互作用）との両方が、心理社会的介入に重要な情報をもたらすからである。

以下の軸はより主観的なものから、より行動・社会学的なレベルまでならんでいる。

・精神症状
・現実検討能力
・疾患に罹患したことや精神症状への認識、そこからの回復度
・薬物などの治療全般に対する認識
・治療者との協同関係
・睡眠、食欲、生活リズム
・衝動的な行動化の抑制能力
・日常的な刺激への耐性、対処方法
・日常生活維持の能力（身だしなみ、金銭管理などなど）
・対人関係能力（病棟などの仲間、家族、友人、職場など、よりフォーマルな関係）

忘れてはならないのは、環境評価である。たとえば、疾患に罹患したことを当人がどう認識できるかは、治療の質に大いによるであろうし、家族との関わり方は、家族全体の機能や個々の成員の特質によって規定される。したがって、いずれの軸においても「どのような状況に置かれており、その際の本人の出来ることと困難なことは以下のようである」といった、二文節の観察が望ましいと思われる。

リバーマン[9]（R.P. Liberman）は社会生活の機能評価において、「どのようなストレスによって

精神症状が悪化または改善するか、またそうしたストレスに本人がどのように対処（coping）するかは、再発防止とともに社会生活を再建していくための重要な手がかりを与える。どのような状況で症状が改善したり、意欲が高まるかを知ることは、本人が安定して生活できる条件を見いだす上で役立つ」と述べ、認知行動療法の視点から対処能力を重視している。

アメリカ精神医学会治療ガイドラインのシリーズとして精神医学的評価法[2]が出版されている。包括的・実践的な医学的評価法のガイドラインであり、一読の価値がある。上述の軸と比べると、身体的・生物学的な基盤も包含されていることと、過去のヒストリーが重視されることが目につく。治療的な介入にあたっての初期の段階でのアセスメントと考えるとそれは当然のことであり、筆者の述べた軸は、すでに介入が始まっている過程での回復の進行度（つまりは治療の進展度）のモニタリング――それも心理社会的側面に的を絞った――にあたるものである。

回復をモニターすることは、これまで行ってきた介入の効果を測定することであり、新たな介入選択の手がかりとなる。こうしたプロセスにおいては、安西[3]が述べるように、患者自身の個人目標、いいかえると「願いや夢」を見いだすことが基本である。実はこれまでの生活過程や病歴は、本人の価値観や希望と現実とによって織りなされてきたものであるし、「願いや夢」を重視することで、はじめて良い治療同盟を結び、治療計画を立てることが可能となる。しかし、将来の希望実現に焦って、足元を見ずに走り出して再燃を来すというのは、統合失調症、躁うつ病に限らず多くの精神障害で見られることである。精神障害に伴う足かせを受け入れて、夢に振り回されなくなることが回復のプロセスとして必要であることも多い。足元の危うい夢がなくなって意欲が低下し、生活の幅が狭まることと、安定化とは裏腹の関係にある。現実的な希望を持てることが回復の重要なパラメーターであるが、「現実的」の評価はなかなかに困難である。

上述の軸は、あくまで援助する専門家の側からの視点でまとめたものであるが、当事者や家族からみた回復のプロセスはまた別の側面があるだろう。これは筆者の感想であるが、両者が近づいてくることが、回復の進行度と一致するかもしれない。

2　急性期――特徴と望ましい心理社会的介入

定常状態からの精神症状の悪化があることと、心理的に混乱を起こして通常の防衛規制が破綻し、生活面でも行動の統制がとれず、適応的な役割行動が崩壊している時期である。病気の認識も混乱することが多い。

因果関係からいえば、まず生活面の破綻があってその後からさまざまな症状が出現することがほとんどであるが、介入の上では精神症状の改善、したがって薬物療法が重要なことはもちろんである。しかし保護的・支持的な環境を提供することもまた重要で、この時期の心理社会的介入の中心となる。チオンピ（L. Ciompi）による「ゾテリア」はその端的な例であろう。混乱した例ではしばしば保護室が治療的な効果をもたらす。西園はＰＩＣＵの役割のひとつに、「子宮にもたとえられる退行的保護的環境」を挙げている。主治医や受け持ち看護師が一対一で関わり、不安をくみ、食事・服薬など具体的な行動の枠組みを明示し、先の見通し（未来のことではなく明日のこと）を伝えて焦りを沈めることが重要となる。

入院に至らない例では、面接で生活破綻の原因を探り、その対処法をともに考えることと、休養の処方（薬物増量を含む）が重要である。ここでも一対一の関係が基本で、職種に関わりなく、本人と日頃関わりのある治療者が主役になる。

エキスパートコンセンサスガイドライン[10]、ＰＯＲＴ[8]などの治療ガイドラインでも、早い時期から家族と接触を持ち、情報を共有し、治療における協力関係を確立することが強調されている。また家族への心理教育開始も推奨されている。構造としては単一家族など、家族の余力に配慮しやすい方法がよいかもしれない。

アメリカ精神医学会「分裂病治療ガイドライン」では、この時期より病気と治療の説明や、治療ミーティングが推奨されている。筆者が見学した米国の病院でも、保護室から服薬教室に参加しているケースや、入院数日目から構造的な認知行動療法に導入するケースを見聞した。したがって可能かといわれればＹＥＳであろうが、筆者の感覚では次の時期を待つ方が安全であり、米国での入院事情がかなり影響を与えているのではないかと推測している。

3　安定化期

はなばなしい精神症状は鎮静化に向かい、睡眠や食欲なども安定してくるが、些細な刺激によって再燃しやすく不安定である。残存する幻聴など精神症状についても距離をもって語れるようになるが、つらく価値を揺さぶられるような精神病体験や抑うつそのものについては忘れてしまったかのようで、「思い出せない」という人が多い。治療についてはその効きめを認め、受け入れられるようになる。ケースにより違いはあるもののおおかたの例でエネルギーの低下が目立つ点は、非定型抗精神病薬による治療でも大きな違いはないように筆者には感じられる。退行して、親や配偶者や治療者にしがみついたり、些細なことで短絡的な反応を来したりすることが目立つ。社会的役割についてはまだ再開できず、日常生活も援助が必要なことが多い。

どの程度の刺激や活動が安全であり、また本人の自信や活動性の回復に役立つか、それこそさじ加減が大切で、個別にゆっくりと、より保護的な環境からより自立的な本来の生活環境へと生活を進めていく。一対一の治療関係から進んで、集団でのリハビリテーションメニューが活用できるようになる。リハビリテーションメニューについては、媒介手段が言語であるのか身体活動であるのか、活動の目的が課題遂行であるのか対人交流であるのかによって、四種類に分けられることを前に筆者は紹介した[5]。その中では身体活動を用いて、課題志向性の高いもの、つまり構造が明確で遊びの少ないものがこの時期は向いていることが多い。筆者の勤務する病棟で行われているものとしては、散歩、書道、ちぎり絵などである。ただしこうした活動は、本人の興味や価値観も大切であり、「おもしろい」と感じられるものを大切にする必要がある。

本人教育、服薬教室や症状自己管理モジュールはこの時期からリハビリテーション期にかけてが適機のように思われる。それぞれの時期により、内容は疾病教育であっても、深まり方が違うように感じられる。安定化期では新たな知識獲得の援助という側面が強く、リハビリテーション期では障害の相互受容や、対処能力の向上に自らが取り組むという側面が強い。

社会生活技能訓練（ＳＳＴ）では、家族との関係再建に役立つ練習――たとえば外泊の時のために、緊張感の少ない日常的な話題での会話練習――など、的を絞った練習が有用である。本人が生活上の課題――たとえば会社に復職の時期を相談する――を自ら出して練習する場合もあるが、どこまで自らの課題設定が可能であるか、個人差が大きい。本人が積極的に選んでも、ストレスのかかる場面は回避した方がよいこともある。負担をかけすぎないよう、あたたかい人間関係再建に役立つ会話を提案して練習する場合も多い。

家族への、集団での心理教育はこの時期からリハビリテーション期にかけてが望ましいと考える。家族に余裕が生まれてくると、家族会の参加など、セルフヘルプグループがむしろ治療的である場合も多い。家族においても、教育中心であるのか対処能力獲得のためのグループワークであるのかという目的や、単一家族か複合家族か家族のみのグループであるのかという形式や、治療者主導かセルフヘルプかという運営方法の違いについては、それぞれの家族のニーズや「好み」が異なる点は、患者本人がさまざまなリハビリテーションメニューに適・不適があるのと同様である。

4　リハビリテーション期

この時期を経ないで、回復期に移行する例も少なくない。社会生活能力の障害が大きい例や、精神障害への心理的ダメージや挫折感の大きい例や、罹病によって人生の目標変更を余儀なくされる例などがこの時期を必要とするといってよい。この段落では、対人技能や日常生活での生活リズムなどが回復しなかったり、慢性的な抑うつ・不安が続き家族への依存状態から脱することが困難であったり、失業したまま新しい生活目標を持てずに、自宅で無為な時間（本人は内心焦っていることがほとんどでも、なかなかそうと表現しない）を過ごしていたり、一応の精神症状の安定とは裏腹に社会的機能がさまざまに不十分な状態である。

この時期は本格的なリハビリテーションがふさわしく、わが国ではデイケアが利用されることが多い。心理社会的治療の特質としては、集団の活用がある。治療的な集団の持つ役割と機能については、別報[7]を参照されたい。治療的な集団の中で社会的役割を回復していく手法は、治療共同体的アプローチとそのスローガン「皆に仕事と役割と責任を」[4]がその代表であったが、地域ケアの時代になって個人の目標達成が重視され、「集団」はあまり語られなくなったように思われる。画一的な病棟での集団療法はもちろん時代遅れとして、地域ケアの時代においても作業所などでの集団をどう「治療的」に運営するか、すなわち本人にとってあたたかい居場所であり、役割と価値観が支えられる場であると同時に、新たな社会的役割の学習が可能である集団をどう作っていくかについては、治療共同体的アプローチの精神と手法が十分活用できる（すべき）ものと考える。もちろん集団のさまざまなメニューについては、本人の志向性や選択が大切なのはいうまでもない。

一方で集団が苦手な人や感情的な交流が負担になる人に対しては、キャッチボールなど個人でできる運動、個別の作業療法、少人数のゲーム（将棋、オセロなど）が工夫できる。そうした活動を通じてゆっくり帰属集団ができて、その中で何らかの役割がとれるようになると、周囲の人への関心（SSTで会話の練習を希望するなど）や場にふさわしい感情表現が見られるようになる。

さまざまなデイケアの文献に「二年程度の在籍年数のものがその後の予後がよい」と書かれている。しっかりリハビリテーション過程を経て回復するには、その程度の期間が必要なのであろう。

5　回復期

精神症状、疾病への認識、治療との関わり、社会的な能力が平衡状態に達して、多いか少ないかは別として何らかの残滓は残しつつも、その人なりの生活に戻っていく時期である。維持療法の他は、「何かあったときの相談」が中心で、専門家からの援助もさることながら、相互ケアや社会的ネットワーク、そしてセルフケアの比重が高くなる。

6　それぞれの回復過程からの移行が困難な場合とその介入

(1)　安定化期への移行

急性症状が収まらず保護室などを長く利用せざるをえない例については、薬物をはじめとする身体治療の工夫が第一であるが、些細な刺激ですぐに精神症状が再燃するために「安定化期」への入り口で足踏みする例もときどきある。生活臨床の能動型が多いというのが筆者の印象である。安定化期で述べた、個別に、刺激と保護のバランスをていねいに維持しつつ、どうゆっくり先に進めていくかが鍵となる。その際に本人の焦りが症状悪化の引き金になりやすいので、本人に少しずつの進歩が目に見える形で、同意を得ながら行うことがコツで、ゆっくり行動制限を緩めていくことなどはこのひとつの例と思われる。筆者の受け持った例[6]でも、保護室から個人作業療法を開始し、その時間や内容を回復の具体的な目安として本人の焦りをなだめた経験がある。

(2)　リハビリテーション期への移行

デイケアや作業所が広がっても、こうした社会資源を活用できない例は多い。急性期の後、ほど経ずして、十分な社会的能力が改善しないままに性急にもとの生活を再開しようとする例（障害への明らかな否認と認知能力の障害とがあるように感じられる）や、自閉の殻に閉じこもってしまう例である。両者とも、治療者が善意でリハビリテーションをすすめてもかえって逆効果であるばかりか、治療そのものがストレスになりかねない。治療者との一対一のつながりが唯一の命綱であることが多いので、個人精神療法で、侵襲的にならず、しかしそっと生活歴などを聞く中で本人の気持ちにつながろうとする。そうしたことも難しい場合には、「チャンネルさがし」と筆者が呼んでいる、共通の話題づくりがある。何カ月も、短い時間テレビゲームの話だけしたり、小説を読んだと聞くとそれを貸してもらったり工夫する。こうした例では主に環境の変化から、治療の転機が訪れるように思われる。本の貸し借りをした例では三年あまりそれだけの会話で、通院がとぎれるとやむなく家庭訪問したりしていたが、父親の失職をきっかけに苦衷を語るようになり、持続的な幻聴が苦しいことや、家庭内で立場がないこと、最初の入院治療で強い恐怖を持ったことなどがわかった。その後幻聴に苦しみながらも作業所への通所を始めている。

（3）回復期への移行

デイケアの「慢性例」がこれにあたる。医療からの自立が難しく、治療状況に依存し、新しい生活の目標が見いだせない状態である。作業所への依存も同じことかもしれない。専門家はなるべく次のステップでの本人の役割や生きがいを提供しようとするが、本人が病前の生活目標にこだわっていたり、デイケアなどでの現状に満足・納得しておらず、そのために次の回復のステップにすすむことが出来ない。入院よりはもちろん一歩前進であるが、かといって「質の高い生活」にも「本人の満足」にも近づけないまま、という人たちが増えて、新たな問題となっているように感じられる。生活支援センターなど医療モデルから離れた地域サービスの発展や、セルフヘルプグループによる価値観の再編、援助付き就労をはじめとする新たな就労援助制度の普及（社会の中での役割の創出）など、医療の専門家による心理社会的介入以外の道に希望をつなぐことがその解決の道であろうが、医療サービスの質の転換を図る道についても、筆者は模索したいと考えている。

III　長期経過に応じた心理社会的介入

長期経過についてはわが国においてもさまざまな報告があるが、生活臨床グループの一連の仕事[13]がよく知られている。湯浅[16]は、長期経過について、前駆期、急性期、病勢が盛んでミクロ再燃・マクロ再燃を反復する活動期、病勢が一応収まり準恒常状態となる静穏期（いわゆる終末状態）に分けて記載している。活動期を通じて社会的予後が良好群と不良群とに分かれる鋏状《きょうじょう》現象を報告したのも生活臨床グループの仕事である。この現象は能動型に顕著であるが、それまでの心理社会的介入の質が影響を与えることは想像に難くない。

内藤[11]はライフサイクルとの関係を整理し、各年代の生活目標を設定した。二十歳代は病状が安定せず入退院をくり返す時期であり、本人および家族の疾病教育に取り組みやすい時期であること、三十歳代は就労などの自立が求められると同時に実体験を通じて障害受容の時期であること、四十歳代はもはや親の支援が期待できず、基本的な生活技術や自己管理能力などが求められること、五十歳代以後では身体管理などが問題になることを述べている。こうしたライフサイクルが病勢に影響し、また必要な心理社会的介入もおのずと規定されてくる部分が大きい。

丹羽ら[12]は、長期経過の上で脳の成熟過程を取り上げているが、たとえば老年期にいたってドパミン系の著明な活動性低下が見られるという。

臺[15]は、これらの長期経過に影響する要因に対して、「素朴な決定論を超える多因子・多段階回復の仮説」とまとめている。前節で述べた、急性期から回復期までの過程をくり返す中で、適切な心理社会的介入が行われることによって、当事者は自分の障害を受け入れ、現実的対応を身につけてくる。それが静穏期（そしてその生活の質）へと結びつくことを期待したい。

文　献

（1）American Psychiatric Association（日本精神神経学会監訳）『アメリカ精神医学会治療ガイドライン　精神分裂病』医学書院、東京、一九九九年。

（2）American Psychiatric Association（日本精神神経学会監訳）『アメリカ精神医学会治療ガイドライン　精神医学的評価法』医学書院、東京、一九九九年。
（3）安西信雄「医療からリハビリテーションへの移行」蜂矢英彦、岡上和雄監修『精神障害リハビリテーション学』金剛出版、東京、九九－一〇四頁、二〇〇〇年。
（4）D・H・クラーク（蟻塚亮二監訳）『21世紀の精神医療への挑戦―フルボーンは眠らない』創造出版、東京、二〇〇二年。
（5）池淵恵美「医療機関で行うリハビリテーションのプログラム構成と運営」精神科治療学、一三巻、二九三－二九七、一九九八年。
（6）池淵恵美、後藤雅博「包括的リハビリテーションの中で―特にＳＳＴとの関係」後藤雅博編『家族教室のすすめ方』金剛出版、東京、一〇七－一一七頁、一九九八年。
（7）池淵恵美「集団を用いた活動療法」精神科治療学、一五巻（増）、二二五－二二九頁、二〇〇〇年。
（8）Lehman, A.F., Steinwachs, D.M., and the Co-Investigators of the PORT Projects : At issus : translating research into practice : the Schizophrenia Patient Outcomes Research Team (PORT) treatment recommendations. *Schizophr. Bull.*, 24 ; 1-10, 1998.
（9）R・P・リバーマン（安西信雄、池淵恵美監訳）『リバーマン実践的リハビリテーション』創造出版、東京、一九九三年。
（10）J・P・マクエヴォイ、P・L・シャイフラー、A・フランシス（大野裕訳）『エキスパートコンセンサスガイドライン　精神分裂病の治療１９９９』ライフ・サイエンス、東京、二〇〇〇年。
（11）内藤清「ライフサイクルに応じた回復目標」蜂矢英彦、岡上和雄監修『精神障害リハビリテーション学』金剛出版、東京、一一〇－一二〇頁、二〇〇〇年。
（12）丹羽真一、小林直人、高梨靖子ほか「ライフサイクルから見る精神疾患の治療における薬物療法と心理社会的療法の統合」脳と精神の医学、一三巻、一四五－一六八頁、二〇〇二年。
（13）臺弘、湯浅修一監修『続・分裂病の生活臨床』創造出版、東京、一九八七年。

(14) 臺弘『分裂病の治療覚書』創造出版、東京、一九九一年。
(15) 臺弘「疾病の回復過程」蜂矢英彦、岡上和雄監修『精神障害リハビリテーション学』金剛出版、東京、九四－九九頁、二〇〇〇年。
(16) 湯浅修一「分裂病者の長期経過（その二）―自立した人々に残る人格変化―」土居健郎編『分裂病の精神病理16』東京大学出版会、東京、一－二六頁、一九八七年。

［池淵恵美、精神科臨床サービス、三巻、一一－一七頁、二〇〇三年］

医療機関で行うリハビリテーションのプログラム構成と運営

Ⅰ　はじめに

急性期を乗りこえた後に、治療者がなすべきことのひとつとして、社会への再参加の援助がある。苦痛や混乱をもたらす抑うつ気分や幻覚妄想状態が改善した後、本来の社会的機能がスムーズに回復してもとの社会生活に戻っていく場合もあるが、かなりのケースでは自信の喪失、日常生活レベルのさまざまな能力障害、休学や退職などによる社会的なハンディなどが相まって、本来の生活とは離れた人生のコースをたどっていくことになる。これを「統合失調症の陰性症状であるから改善不能」とのみ考えるのではなく、疾患のもたらす機能障害や、環境との相互作用によって生ずる能力障害と捉え、こうした障害の改善を図るとともに、本人の脆弱性と能力に見合った適切な環境となるよう調整や援助をしていくのが、精神科リハビリテーションである。精神障害に罹患したためにその後の人生の再設計が必要な人たちへの援助といえよう。医療機関で行う精神科リハビリテーションは、その後の長期的な精神疾患とのつきあいの入り口であり、社会的予後、つまりは「人生の質」を改善していこうとする介入である。

II　急性期の後になすべきこと

急性期には薬物療法や支持的精神療法と並行して、本人をストレスから保護する措置がとられる。直面している課題の棚上げや休職などであり、入院は緊急避難の場と考えられる。面会制限などの行動制限は、社会のさまざまな刺激から本人を守り、自己の統制を取り戻すまでの外的枠組みとなる。精神症状が回復してきたら今度は逆に、再燃を防止しつつゆっくりと、もとの生活ペースに戻していく。この流れの中で、病棟内でも他患との交流や病棟活動への参加など、その人らしい社会活動が再開される。こうした日常的な活動を、すでにリハビリテーションの始まりと考えるべきである。精神科リハビリテーションは慢性期に実施されるものと受けとめられている印象があるが、統合失調症発症からの最初の五年間は、再発のリスクが最も高く能力障害が悪化する時期であるとともに、混乱や絶望のための自殺の多い時期である。[3] 障害への適切な介入のタイミングはすでに回復期にあると考えられる。

回復期に機能評価（functional assessment）[8]を行う。要点は以下の通りである。
①どのようなストレスによって精神症状が悪化または改善するか。またそうしたストレスに本人はどう対処（coping）するか。これは再発防止に役立てるためだけではなく、生活の再建プログラムを考えていく上での重要な情報である。入院の時点で家族や職場の同僚などから悪化時の情報を得ていても、誘因について決定できないことが結構ある。回復期以後の日常生活をていねいに観察するとその手がかりが得られる。特に見逃されやすいのは、どのような状況で症状が改善したり、生き生きと意欲を取り戻すかであり、これはどのような生活がより望ましいかを考える上での大切な手がかりとなる。
②どのような対人関係のスキル（social skills）を持っていて、その優れた点や問題点は何か。対人関係はストレスの引き金となる一方で、ストレスからの緩衝剤の役割を果たす。
③日常生活のスキル（living skills）はどうか。作業遂行能力や課題処理能力はどうか。またその安定性はどの程度か。
④以上を通じて、本人の生活の上での志向性や価値観はどうか。
⑤残存する精神症状で社会的機能はどの程度影響を受けているか。薬物療法への反応、副作用、薬物を含む治療全般への本人の対応はどうか。精神障害をどう受けとめているか。
機能評価と同時に、本人がより安定し社会的な機能を発揮できる生活を模索していくことになる。

回復の状態に応じてアセスメントを上方修正していく。病棟やデイケアで行われるこうした評価は、提供されている環境が本人の自発性と本来の行動スタイルを引き出すものであるならば、生活歴のていねいな聴取と併用することで、本来の生活環境でどのような適応をしていくか、かなり正確に予測できると思われる。

精神科リハビリテーション全般にいえることだが、回復期においてはことに、薬物療法や個人精神療法との有機的な連携が重要である。たとえば抗精神病薬によってかなりの鎮静効果がもたらされている時期に、身体的活動性の要求されるリハビリテーションプログラムに導入することは、本人の負担を増すだけとなる可能性がある。診察場面では、残存する症状のモニターのほかに、精神障害に罹患したことやその前後にもたらされたさまざまな生活上の変化について、支持的で現実指向的な面接が重要となる。

III　リハビリテーションプログラムはどのような構成が望ましいか

回復期を通じて精神症状が安定してきても、本人が戻るべき環境がかなり厳しいものであったり、残された障害が重く改善の必要がある場合などに、本格的なリハビリテーションプログラムの導入が検討されることになる。プログラムとしては、①ストレスへの対処能力を高め、サポートネットワークを形成していくための対人スキルの（再）学習を目的とした社会生活技能訓練（social skills training：SST）、②精神障害によってもたらされるさまざまな困難や長期的な服薬に対処するための心理教育、③最も身近な家族への支援プログラムが重要である。①と③については本特集において別に取り上げられているので、ここでは本人への心理教育について紹介する。

家族への心理教育[1]と前後して、すでに二十年以上前から本人への服薬教育が行われていたが、これは再発防止のためにいかに服薬遵守率をあげられるかが主なねらいであり、いわば治療者側の視点から行われたものであるといえよう。近年の本人への心理教育には、いくつかの特徴がある。[2]

・インフォームドコンセントの観点から、疾患の症状と経過、薬物の効果と副作用、利用できる社会資源などについて、可能な範囲でできる限りの情報提供をすること。

・知識教育にとどまらず、障害と主に生活していくためのさまざまな対処技能の開発・学習にも焦点が置かれること。そのために、SSTや問題解決技能訓練が用いられる。いわば、前向きの障害受容といえる。

・慢性の幻聴などの精神病症状や、再発の前駆症状への対処の仕方も、心理教育に取り入れられるようになったこと。これには精神病症状への認知行動療法の発展が背景にある。[4]薬物の低用量投与やねらい打ち療法と併用して、前駆症状の正確な把握と早期介入により再発率を減少させる試みなど、実証的な研究の裏づけがある。

・以上を通じて、本人の自信・意欲を高める、エンパワメントを狙った援助であること。

ＳＳＴ、心理教育などさまざまなプログラムのほとんどが集団で提供される。どのように治療的集団を運営するかは、その効果に大きな影響を与えるものと考えられる。治療的な集団に望まれる点としては、①ストレスの制限があり、あたたかく受容的な雰囲気であること、②楽しめる集団であること、③スタッフはあくまで支え手であり、参加者の自発性が促される場であること、④多彩な社会的役割が用意されていて、乏しい対人技能の人でも居場所が見つけられるとともに、新たなスキルの学習にも挑戦できること、⑤治療的介入の構造が明確で、限界設定が行われていること、などの諸点がある。治療的な集団運営の工夫として東大病院精神科デイホスピタルの実行委員会方式[11]がある。

デイケアはさまざまな集団の治療プログラムの媒介となる場であって、生活環境と切り放されることなしに、入院に劣らない豊富な治療プログラムを提供できる。回復期の段階で本格的なリハビリテーションが必要と判断される場合、わが国ではデイケアに導入されることが多いと思われる。デイケアのプログラムとしては、作業、話し合い、スポーツ、料理、レクリエーション活動が一般的に行われている。どのようなプログラムがどの治療効果と結びついているかについては、実証的研究が十分ではなく[6]、今後の課題となっている。集団活動の特徴を、活動の目的と媒介手段の二つの軸によって分類を試みたのが表1である。ただし運営方法によってどこに分類されるか幅があり、

表1　集団活動の特色

		活動の媒介手段	
		主に身体活動	主に言語交流
活動の目的	主に課題の達成	作業療法，工芸（スポーツ，料理，音楽療法などは対人交流も目的）	プログラムの話し合いなど
	主に対人交流	レクリエーション	（狭義の）集団精神療法

たとえば料理は、料理技術の習得を目的としても、調理時や会食時の対人交流を目的としても実施可能なプログラムである。先程述べた、多彩な社会的役割が用意されるという点で、また異なる社会的機能水準の人を受け入れるためにも、特性の異なる複数のプログラムが実施されることが望ましいといえよう。個人の作業療法でより安定して、その力を発揮する人がいる一方で、活発な話し合いの司会をこなして生き生きする人もいるからである。もちろん参加者の生活基盤によって、たとえば家族との同居であるのか年輩の一人暮らしの人であるのかなどによって、適切なプログラムは異なってくることになる。

Ⅳ　社会への再参加を促すためのプログラム

生活する場での再適応や環境調整をサポートするプログラムとして、職業リハビリテーション、グループホームや援護寮での居住訓練、訪問看護などがある。本稿の目的は医療機関におけるリハビリテーションであるので、これらについてはくわしく触れないが、大切な特色として挙げられるのは、生活する現場での援助が最も有用であるということである。たとえば、病院内で実施する職業リハビリテーションによっては、その後の就労状況を予測することは困難であり、また実際に社会での就労可能性を改善しないとの指摘がされている[7]。日常生活の技能の学習も、その人の生活の場で、実際にコーチを受けることが最も有効であると思われる。

Ⅴ　適応および禁忌

リハビリテーションプログラムを適用する際には、先に述べた機能評価と、本人をとりまく環境の評価とに基づいて、生物・心理・社会的な観点からの包括的な援助プログラムが策定されることが前提となる。プログラムの適切性は、精神症状を悪化させないことと、社会的機能がより向上・

安定することによって評価される。逆にこの条件を満たさない場合には、禁忌といえる。具体的な参加の条件としては、集団場面に一定時間参加できて、ある程度の学習が可能であるかどうかが挙げられる。ただし個人の作業療法など、個別の具体的な課題が明確なプログラムは例外で、集団場面で緊張が強かったり不安定になりやすいケースでも適用できる。

適用にあたっては、本人との共同作業で獲得目標が設定できることが大切な要件となる。本人の現実的な動機がある（もしくは引き出すことが可能である）ことが重要であり、どの程度本人の意思を反映した計画であるかによって、その後の成果が左右される。そのためにもいろいろな志向性を考慮したメニューのあることが望ましい。芸術療法に興味のある人、スポーツに喜んで参加する人などさまざまだからである。

本人の同意のもとで、妥当な獲得目標を設定するためには、治療者側の力量が要求される。指針となるのは、ストレスのかかる状況でどのような行動パターンをとる傾向があるかということで、生活臨床の類型分類（能動型と受動型）が良い参考となる。[5] 受動型の人は生活の枠組みを変えることに抵抗が強く、急性期からの回復も「周囲が焦らない、焦らせない」ことが大切である。リハビリテーションへの参加を勧めても逃げ腰になることが多いが、時期尚早であると理解すべき場合がある。しかし適機であるとの判断があり、話し合いのプロセスを踏んだ後は、治療者が「大丈夫だからやりましょう」と、方向を指し示す必要がある。また参加当初は疲れやすく不安を生じやすいので、参加の枠組みの限定とともに、「だんだん慣れます。今は疲れたら無理しないで」などの配慮が必要である。能動型の人の場合は、急性期の症状が収まらないうちから、焦燥感に駆られて盲動することが見られる。ゆっくり回復を待ちたくても本人がじっとしていてくれないが、現状の枠組みに安住しないために、ほかに選択肢がないか、見学なども含めてよく本人に検討してもらってから、プログラムを開始することが望ましい。参加当初ははりきりすぎたり、すぐに幻滅したりしやすいので、あらかじめ水かけしないと早期の脱落を招くことになる。

寡症状型統合失調症などに多く見られる自己啓発型[9、10]は、通常統合失調症に対してとられる具体的・指示的対応がむしろ禁忌である一群の人たちで、本人が実際に体験する中ではじめて社会的学習が可能になる特徴がある。リハビリテーションについてもあらかじめ内容について説明した後は、本人の迷いにつきあって、十分現実検討して意思決定できるような対応が必要になってくる。

Ⅵ　おわりに

医療機関でのリハビリテーションは長期にわたる精神障害に取り組んでいく入り口となるものであり、行うべきプログラムの条件としては、①再発防止とともに、能力障害の改善を早期から目指すこと、②精神障害についての情報提供と、障害に前向きに対処していくための援助、③機能評価と妥当な目標設定、④本人の志向を尊重したプログラムメニュー、⑤集団の治療的活用などが要請されよう。

文献

（1）Anderson, C.M., Hogarty, G., Reiss, D.J.：Family treatment of adult schizophrenic patients：A psychoeducational approach. *Schizophr. Bull.*, 6；490-505, 1980.

（2）安西信雄、池淵恵美「サイコエデュケーションの概念と展開」臨床精神医学、二六巻、四二五—四三一頁、一九九七年。

（3）Birchwood, M., Macmillan, F.：Early intervention in schizophrenia. *Aust. N. Z. J. Psychiatry*, 27；374-378, 1993.

（4）Haddock, G., Slade, P.D.（eds.）：Cognitive‐behavioural Interventions with Psychotic Disorders. Routledge, 1996.

（5）池淵恵美、宮内勝、安西信雄ほか「デイケア治療における初期中断例の分析」集団精神療法、八巻、一六七—一七三頁、一九九二年。

（6）池淵恵美、安西信雄「精神科デイケア治療論の今日的課題」精神医学、三七巻、九〇八—九一九頁、一九九五年。

（7）池淵恵美、安西信雄「精神科リハビリテーションの治療・支援技法の現状と課題」精神医学、三九巻、一一八—一二九頁、一九九七年。

（8）R・P・リバーマン編（安西信雄、池淵恵美監訳）『実践的精神科リハビリテーション』創造出版、東京、一九九三年。

（9）宮内勝、安西信雄、太田敏男ほか「治療的働きかけへの反応の仕方にもとづく精神分裂病圏患者の臨床的類型化

の試み―『自己啓発型精神分裂病患者群』と『役割啓発的接近法』の提唱（第1報）」精神医学、二九巻、一二九七―一三〇七頁、一九八七年。

(10) 宮内勝、安西信雄、太田敏男ほか「治療的働きかけへの反応の仕方にもとづく精神分裂病圏患者の臨床的類型化の試み―『自己啓発型精神分裂病患者群』と『役割啓発的接近法』の提唱（第2報）」精神医学、三〇巻、一四九―一五九頁、一九八八年。

(11) 宮内勝『精神科デイケアマニュアル』金剛出版、東京、一九九四年。

［池淵恵美、精神科治療学、一三（増）、二九三―二九七頁、一九九八年］

集団を用いた活動療法

I　はじめに

統合失調症の治療として、薬物療法などとともに一般の診療場面では、レクリエーション、作業、工芸、スポーツなど集団による活動療法が日常的に行われている。こうした治療活動は、そのポピュラーさとは裏腹に、統合失調症の治療体系のなかで語られることが少なく、個々の治療技術がいわばハウツーものとして紹介されることが多く、治療機転についてはいくつかの学説が紹介されているものの、その実証的な根拠に乏しい。しかしこうした領域の活動を中心として、たとえばデイケアなどはプログラムを組み立てており、効果についても臨床的な手応えを感ずる治療者は多いはずである。本論では、統合失調症治療のガイドラインが求められているものの、実証的なベースでまとめるだけの材料がなく、エキスパートのなかでもさまざまな議論があって、一般的に推奨できる方向性を見いだすことも難しいように感じられる。そこで、まず概念整理を試み、次に筆者の私見として、その基本的な考え方や適用方法をまとめてみた。細かい技術については、多くの成書があるためにあえてふれていない。臨床的に必要性の高い、集団での言語・身体活動を媒介とする治療法を、統合失調症治療のなかに正当に位置づけることが本論の目的である。

II　概念の整理――精神療法、身体療法とならぶ第三の治療法

統合失調症の治療には、薬物療法、精神療法とならんで、生活療法の伝統がある。英米では、社会療法、環境療法などといわれてきたものに、基本的な方針や用いられる技術は近い。これは、現在の障害概念に照らしていえば、生活障害の改善を標的にしており、生活障害の改善を通して、社会的不利の克服、あわよくば機能障害の改善もねらったものである。臺[10]によれば、生活療法の本質は、「生活経験の学習」または社会生活の中で自己のあり方を学習するところにある。具体的には、①困難と成果の体験の反復、つまり断新的な課題の拡大、②役割操作（role reharsal）や状況の異なる場面での学習を通じ、実生活へと徐々に近づけていくこと、③社会的学習、つまり仲間からの観察学習からなっている。近年は、生活療法の呼称はあまり用いられなくなり、心理社会的治療、もしくは精神科リハビリテーションの語でくくられるようになってきている。これらの新しい概念

では、障害を持った人の全人的な回復が強調され、必ずしも疾病に伴うさまざまな機能の改善のみを目指すわけではないことや、環境調整や社会的支援など、個体の側のみでなく生活の場も視野に入れるなどの特徴があり、ノーマライゼーションの時代の流れが背景にあるが、生活経験の学習を体系的に援助する方法論においては、生活療法となんら変わるところがない。

主に昭和四十年代の生活療法批判のあとから、生活療法、なかでも作業療法や、デイケアの作用機序について、力動精神医学や精神病理学の視点から考察することが、行われてきた。主体性と個別性を重視し、集団場面での個々人の内面への細やかな配慮を促すこうした視点は、管理的な集団での治療法の問題点を明らかにしたが、一方で限界もあることを筆者は感じている。それは生活障害の視点の欠落である。わが国では、生活障害を主として疾患に由来するものと考えがちであったように思われる。生活障害は、陰性症状を中心とする精神症状、再発のしやすさ、生活経験の乏しさ、統合失調気質に基づく社会的能力の学習障害、長い入院など環境による廃用性萎縮などが複合的に絡んで形成されると考えられる。こうした障害の改善には、病的経験を克服しても、その経験が学習されにくく、むしろかえって過敏反応性が残る「履歴現象[9]」をどう乗り越えるのか、学習したものを日常生活に生かす般化の障害の克服など、技術的な課題が残されている。

こうした統合失調症の治療の中で伝統的に行われてきた第三の治療法（筆者は日頃精神科リハビリテーションと総称しているが）は、おおむね集団で運営され、活動内容そのものもさることながら、参加者同士の相互交流、治療者と参加者との関係性によって、さらには病棟全体の雰囲気や病院の運営姿勢によってもその成否が左右される。それは、参加者の自発性や、楽しめる雰囲気が基盤にあってはじめて生きた体験学習が可能になるからであり、そうした集団を維持する技術が要請される。また生活障害改善の視点からは、患者の生活する日常性があることが前提であり、患者としての役割しか用意されていない、変化に乏しい集団活動では、患者が本来社会生活で発揮するであろう活動能力や社会的な特性が見えなくなってしまう。より社会生活に近づけた集団運営が求められる理屈になる。ストレスがかかる状況でのコーピングの特性と、統合失調症の再発との関連や、逆にどのような社会的状況・対人場面に置かれると障害が軽減したり、再発しにくくなったりするかの検討もそうした集団ではじめて可能になる。

Ⅲ　個々の治療技法の位置づけ

急性期からの回復後のプログラムとしては、①ストレスへの対処能力を高め、サポートネットワークを形成していくための対人スキルの（再）学習を目的とした社会生活技能訓練（social skills training：SST）、②精神障害によってもたらされるさまざまな困難や長期的な服薬に対処するための心理教育、③家族への支援プログラムが重要であろう。

回復期において、さまざまな社会的能力の再建に取り組むにあたっては、集団活動の特性を生かしたメニューが求められる。活動の目的（対人交流か、課題の達成か）と媒介手段（言語的活動か、身体的活動か）の二つの軸によって、その特性を分類することができる[3]。個人の志向性や、適切な社会的役割、つまりリーダーなのか、集団のそばにたたずむ人なのかなどが個々人によって異なること、対人交流や課題遂行能力もまた個々人で幅があることから、特性の異なる複数のプログラムが実施されることが望ましいといえよう。個人の作業療法でより安定して、その力を発揮する人がいる一方で、芸術療法を好む人、活発な話し合いの司会をこなして生き生きする人がいるからである。一般的には統合失調症の人は、課題達成・身体活動を中心にした集団療法、たとえば作業療法が安全であることが多く、導入プログラムとして適切であるが、この一般論をすべての人に当てはめることは治療的ではない。また治療の進展とともに、より対人交流の多い、自由度の高いプログラムが好まれるようになることもよく経験される。デイケアの休み時間のおしゃべりが一番楽しくなるなど、その例である。

生活する場での再適応や環境調整をサポートするプログラムとして、職業リハビリテーション、グループホームや援護寮での居住訓練などがある。大切な特色として挙げられるのは、生活する現場での援助が最も有用であるということである。たとえば、病院内で実施する職業リハビリテーションによっては、その後の就労状況を予測することは困難であり、また実際に社会での就労可能性を改善しないとの指摘がされている。[2] 日常生活の技能（living skills）の学習も、その人の生活の場で、実際にコーチを受けることがもっとも有効であると思われる。

以上のように、集団による治療のメニューは、疾患からの回復の時期により異なり、また病院の内外、仕事と遊び、衣食住など幅広いスペクトラムがある。また学習中心のものから、精神療法に近いもの、遊び体験に近いものまでさまざまである。何を獲得しようとするのか目的を明確にし、また個々人の適応も考慮する必要がある。さらに、個々の治療法は独立したものではなく、たとえば作業療法を取り上げても、体系的なリハビリテーションの一部としてその中で生かされるときにはじめて意味あるものとなる。さらにいえば、集団療法では、家族との成育過程での葛藤や、現在の感情的な問題ももちろん取り上げられるべきだろうが、力点は、社会生活へのなめらかな適応の獲得に置かれることから、個人精神療法との統合もまた重要である。

Ⅳ　集団運営の技術

治療的な集団に望まれる点としては、①ストレスの制限があり、あたたかく受容的な雰囲気であること、②楽しめる集団であること、③スタッフはあくまで支え手であり、参加者の自発性が促される場であること、④多彩な社会的役割が用意されていて、乏しい対人技能の人でも居場所が見つけられるとともに、新たなスキルの学習にも挑戦できること、⑤治療的介入の構造が明確で、限界設定が行われていること、などの諸点が挙げられる。特に安全な場であることの保障は統合失調症の治療において重要である。このことを西園[8]は、決まったメンバー、スタッフで、決まった時間と場所で、やることが決められていることで、病気のために引きこもっている患者さんに「内々の感覚」を引き起こし、安心と主体性を取り戻すことができ、安心できる場では、心に願っている真実の自分が出せると述べた。ウィニコット（D.W. Winnicott）の述べる過渡対象理論――つまり安心をもたらす保護性と原対象からの別離を促す現実性とを、集団の機能と考える見方もある。そのためには集団に十分な保護機能が必要であって、具体的・支持的に接し、積極的に陽性関係が成立するよう心がける必要がある。

楽しめることの重要性は、実際に治療活動に従事したものの実感であろう。仲間集団を通じての体験は、統合失調症患者に生きている感覚を呼び覚まし、それによって自己評価が回復・修正される。また仲間体験を通じての思春期、青年期の成長課題のやり直しを強調する治療者もいる[6]。村田[7]は、仲間からの受容を通じて自身の障害受容への道が開かれるとし、それを相互受容と呼んだ。

一九五四年にカナダとモントリオールで精神科デイケアが開始されたが、その後普及したデイケアは治療共同体の理論を取り入れた集団運営を行うところが多かった。これは、メンバーが病者としての役割を離れて、対等で自主的な関わりを持つことを保障する集団づくりをめざし、メンバーの帰属感・安心感を保障すると同時に、自我の強化や不適応行動の改善をねらうものである。わが国のデイケアでも、治療共同体概念の導入が試みられた。治療共同体的運営は、病棟運営に対してヒューマニズムにあふれた提言（患者人格の尊重と信頼など）を行い、それまでの管理的・収容主義的精神医療へのアンチテーゼとなったが、もともと本格的治療共同体（therapeutic community proper）は精神病水準の病態の患者を対象としたものではなかったことや、文化・土壌の違い、さらには理念の裏づけとなる実証的研究や技術の体系化に乏しかったことなどの理由で、わが国で十分実用化されたとは言い難い。そもそも現場のスタッフにも、患者の長期の治療を行う医師の中にも、「自己決定」をデイケアで行うことだけで、その後の病状や、社会生活にどのような変化をもたらしうるのかという、実利的・現実主義的な懐疑があったように思われる。

東大精神科デイホスピタルの開発した実行委員会方式[5、6]は、集団場面の運営をなるべくメンバーに委譲し、のびのびと安全な雰囲気を作ることを方針とし、同時に社会経験に乏しく、課題遂行能力や対人関係に障害のある人でも集団での役割を担い、生活経験の学習を可能にすることを目指したものである。そのために、集団場面を運営する係（料理係、スポーツ係など）を複数設けて、徐々にやさしい係から難しい係へとステップを踏めるようにし、集団場面の権限をゆっくり委譲する。また具体的なやるべき仕事を明文化することや、係とスタッフとが恒常的に相談すること（集団としての課題の検討）や、個人面接（個人としての課題の検討）を通して間接的に集団場面をスタッフが援助した。これは、メンバーの能力と安心感とやる気とのかねあいを見ながらの舵取りであり、委任と統制、独立と依存の適切なバランスといってよい。

集団での治療においては、組織対個人の問題、たとえば当事者相互の善意とは無関係に、組織を破壊する行動に対して反発が起きることは避けがたい。個人のすべてに十分なサービスを及ぼすことはできないものであるが、個人のための集団治療であることを念頭に置く必要がある。個々人の日々の活動をていねいに評価することで、患者の自己評価を高め、他者への関心を呼びさますことができる。患者・治療者の相互信頼関係がまず前提となることは言うまでもない。

V　地域リハビリテーションへの応用

急性期を乗りこえた後に、かなりのケースでは自信の喪失、日常生活レベルのさまざまな能力障害、休学や退職などによる社会的なハンディなどが相まって、本来の生活とは離れた人生のコースをたどっていくことになる。これを疾患のもたらす機能障害や、環境との相互作用によって生ずる生活障害、社会的不利と捉える必要がある。統合失調症の治療において、身体療法と個人精神療法の効果は明らかであるが、同時に治療抵抗性統合失調症（薬物療法抵抗性という狭い定義ではなく、陽性症状、陰性症状、生活障害、病識、逸脱行動などの多軸からとらえる広義の概念[4]）がかなりの割合で存在することからも、第三の治療法の重要性は明らかであろう。地域医療の進んだ欧米では new long stay（新たに生じた長期入院）や、頻回の入院を繰り返すケースが問題となっているが、こうしたケースも広義の治療抵抗性と考えられる。

医療機関でのさまざまな集団による治療は、長期にわたる地域リハビリテーションの入り口となるものであり、よいプログラムの条件としては、①再発防止とともに、生活障害の改善を早期から目指すこと、②精神障害についての情報提供と、障害に前向きに対処していくための援助、③機能評価と妥当な目標設定、④本人の志向を尊重したプログラムメニュー、⑤集団の治療的活用などが要請されよう。

近年わが国でも、共同作業所、生活支援センター、授産施設など、社会資源が増えてきており、当事者グループも増加が見られ、多様な居場所・社会的な役割を持つことが可能になっている。患者以外の生き方が容易になっている（反面、障害を持つ人として、世間の居場所を定めるケースが増えていると思うが）ことは大変好ましいが、一方で理想としては正しい、医療への依存をなるべく減らし本人の選択に従って援助をすることが、一面的に実行されることは、専門家の技術の貧困という側面もあるように思われる。たとえば、施設のスタッフの high EE（高い感情表出）は、家族と同程度に観察されるとの報告[1]がある。地域での援助にあたっても、これまで述べてきた集団を用いた治療の技術は、生かされるべきものと思われる。

文献

（1）Herzog, T.; Nurses, patients and relatives: a study of family patterns on psychiatric wards. In: (eds.), C.L. Cazzullo & G. Invernizzi. *Family Intervention in Schizophrenia: Experiences and Orientations in Europe.* Milan, ARS, 1988.

（2）池淵恵美、安西信雄「精神科デイケア治療論の今日的課題」精神医学、三七巻、九〇八－九一九、一九九五年。

（3）池淵恵美「医療機関で行うリハビリテーションのプログラム構成と運営」精神科治療学、一三巻（増）、二九三－二九七頁、一九九八年。

（4）池淵恵美「治療抵抗性分裂病の心理社会的治療」精神医学、四二巻、七八八－八〇〇頁、二〇〇〇年。

（5）宮内勝、太田敏男、安西信雄ほか「病院におけるデイ・ケア－『実行委員会方式』によるDay Hospital運営の工夫について」医学評論、六五巻七号、三〇－三九頁、一九八〇年。

（6）宮内勝『精神科デイケアマニュアル』金剛出版、東京、一九九四年。

（7）村田信男「続『分裂病のリハビリテーション過程』について―障害相互受容のプロセスを中心に」吉松和哉編『分裂病の精神病理　11』東大出版、東京、一九八二年。

（8）西園昌久「SSTに学ぶもの」第五回SST経験交流ワークショップ抄録集、八頁、一九九九年。

（9）臺弘「履歴現象と機能的切断症状群」精神医学、二一巻、四五三－四六三頁、一九七九年。

（10）臺弘「生活療法の復権」精神医学、二六巻、八〇三－八四一頁、一九八四年。

［池淵恵美、精神科治療学、一五（増）二一五―二一九頁、二〇〇〇年］

服薬自己管理技能の獲得に向けて

Ⅰ　服薬遵守から服薬自己管理へ

1　近年の発展

服薬中断は統合失調症の再発の大きな要因であるため、服薬遵守（compliance）を高める治療的試みがこれまでに多く報告されてきた。欧米では一九七〇年代にすでに、脱施設化に伴う入院から外来治療への移行にあたって、薬物療法についての教育を行う必要性が述べられている[11]。また服薬教室も以前より報告されており、セルツァーら[28]（A. Seltzer, et al.）は六七例を九時間の教育的援助実施群と対照群に振り分けて比較し、実施群で服薬遵守率が向上し、不安が減少したとしている。ブラウンら[2]（C.S. Brown, et al.）は二時間の教育的援助で、三〇例の患者の薬物の知識が増加したとしている。六四例の患者を無作為に一回実施群、三回実施群、未実施群に振り分け、三回実施群で有意な知識の増加を見たとする報告[22]もある。

こうしたいわば治療者側からの「服薬遵守」向上の試みから進んで、欧米では一九八〇年代から患者自身が病気について知り、自ら納得の上で服薬を行う、「服薬自己管理技能」(medication self-management) の形成が試みられるようになっている。たとえばリバーマン (R.P. Liberman) は、一九八五年にすでに慢性精神障害者のリハビリテーションの中に、社会生活技能訓練 (Social Skills Training：SST)、家族も対象とした服薬自己管理技能プログラム、行動療法的家族援助 (Behavioural Family Management) を含めるべきであるとしている。自己管理技能という観点から、体系的な心理教育として実施されたものとしては、ゴールドマンら[7、8] (C.R. Goldman, et al.) の報告がある。六〇例の州立病院入院患者を無作為に心理教育群 (週あたり二五時間で四週間に及ぶ総合的プログラムで、コミュニケーションスキル訓練を含む) と通常の病棟治療群に振り分け、心理教育群では疾患についての知識の有意な増加と陰性症状の有意な減少を見たと報告されている。わが国では連理[26]は五回の心理教育実施群二一例を対照群一八例と比較し、実施群は有意に知識度が上昇し、特に薬物療法と再発に関する項目で増加が著しかったとしている。ロジャーズら[27] (A. Rogers) は統合失調症の人が服薬する理由について調査し、特定の症状をコントロールするために飲むことが多く、逆に副作用がメリットを上回る場合もあるとし、患者を中心にした服薬管理モデルを作るべきだとしている。

2　セルフケア能力援助の必要性

筆者の専門は精神障害リハビリテーションで、主に統合失調症の人を対象に、日常生活全般を暮らしやすく、より満足いくよう援助することを目的としている。その中で服薬の問題をはじめ精神疾患とどうつきあっていくかは、治療者にとっても当事者にとってもそして家族にとっても、重要な関心事である。援助の視点は、疾病への対処能力の向上、ひらたく言えば当事者や家族がより主体的にかつ快適に病気とつきあうやり方を学んでもらうことにある。地域ケアを目指そうとする精神医療の流れの中で、このことの重要性は今後より大きなものとなるだろう。身体リハビリテーションを専門とする上田[29]は、精神疾患のもたらす「障害（disablement）」を客観的障害と、主観的障害すなわち「体験としての障害」に分け、リハビリテーションの成否における後者の重要性について述べたが、精神疾患においてさらにその重要性が高まることは異論がないだろう。実際、思春期より罹患する慢性疾患で、人生そのものの設計を大きく変更せざるをえない統合失調症では、「本人が病気とどうつきあうか」は長期的な予後に大いに関わってくる。治療者が無力感を感じるのは、熱心な関わりにもかかわらず疾病を否認し、薬物を中断して再入院を繰り返す場合などである。しかしこうした「病識」は見方を変えて言えば、慢性疾患をかかえる人のセルフケア能力を養成するということでもある。主体は障害者本人であって、専門家や家族はその援助者にすぎない。

そうした視点に立つと、専門家も障害者本人もずっと楽に協力関係を結びやすくなるというのが、筆者のこれまでの経験である。

II　服薬自己管理技能のためのプログラム

服薬についてのプログラムは、知識提供がかなりのウエイトを占める。講義形式の部分は援助技法によって大きな差異はなさそうである。明るいあたたかい雰囲気で、個々人の関心に配慮しながら進めること、教えるだけにとどまらず話し合いも重視することなどは共通の留意事項となっている。一方で、実施回数は一回から二〇回以上と違いが大きく、参加人数も数名から数十名と差異が大きい。講義形式が援助技法の主体となるプログラムでは、実施回数が数回程度のものが多く実施する側にも参加する側にも比較的負担が軽い。ＳＳＴや問題解決技能訓練の技法を用いて、対処技能や対人技能の改善をあわせて目指すものは、比較的少人数での実施であり、実施回数も数回では困難である。講義のみの場合に比べて、どのような効果を付け加えることが可能だろうか。どちらが正解かではなく、参加者のニーズによって使い分けるべきものと考えられる。

1　心理教育

心理教育は、統合失調症やうつ病などの精神科疾患とともに、エイズやガン、頭部外傷、外科術後管理など幅広い医療分野で取り上げられており、これは患者や家族の知る権利が尊重され、インフォームド・コンセントが当然の前提とされる医療の土俵の中で、適切な情報提供を通して好ましい治療者・患者関係を築き、良い治療転帰を得ようとする試みが各分野で行われていることを示していると思われる。さまざまな心理教育の方法が紹介されているが、基本的な発想、特に疾病観については共通点が多い[9]。いずれも統合失調症の病状変化は「脆弱性―ストレス・モデル」で説明され、生物学的疾患であって家族関係が病因とは考えない、疾患についての適切な知識や対応を身につけてもらう、などである。ミューザーら[25]（K.M. Mueser, et al.）は六〇例の精神科外来患者と、その親族・知人一三五名に四五項目の質問紙調査を実施しているが、患者では、精神保健システムから得られる援助、再発の初期症状、薬物療法の順で特に関心が高く、親族・知人については、薬物の副作用、精神保健システムから得られる援助、患者の行動についての限界設定の順で特に関心が高かった。前田[23]も、一人の患者が熱心に統合失調症の症状などを知ろうとしたことをきっかけに心理教育を始めたが、参加者の強い関心を感じたと述べている。筆者も同感である。

2　認知行動療法

認知行動療法の視点からは、「病識」を改善が困難な統合失調症症状のひとつであるとは考えず、より具体的かつ観察可能な対処行動のレベルでとらえ、一つひとつの対処行動を改善の標的とする。たとえば服薬を中断してしまうことを取り上げても、さまざまな対処スキルが関係する。副作用に対して治療者と相談できない、通院を継続するための経済的基盤や交通手段を整えることができない、周囲からの服薬への批判に対処できないなど社会生活技能レベルの問題もあれば、服薬に対しての両価的な評価、治療関係の軋轢の投影、薬物療法継続の必要性について知識が不十分、疾病否認など「服薬心理」[30]に関わる問題もある。どのスキルが向上すれば服薬を継続することが可能であるかをアセスメントし、認知行動療法の技法を用いてスキルの獲得を援助する。たとえば退院したばかりの人が、外来でもらった薬がいつもと違うために不安になったが、電話で問い合わせるスキルがないために、不安に駆られて服薬を中断してしまうなどの例は枚挙にいとまがない。デイビッド[4]（A.S. David）は病識には三側面、すなわち精神障害であることの認識、治療の遵守、精神症状であることの認識があり、それぞれの相関はそう強くないと述べている。「病識」が不十分でも、個別のスキル獲得により疾病への対処能力は改善可能であると筆者は考えている。ギャラバンら[6]（J. Garavan, et al.）も、規則的に服薬する統合失調症患者と、そうでない人とを比較して、主観的な薬の評価は有意に前者の方がよかったが、病識の程度や薬物への構えには差がなかったとしている。

認知行動療法では、患者自身が症状の成因を理解して特定の対処法に取り組んだり、自己教示やセルフモニターなど、主体としての取り組みが重視される。そこで、認知行動療法を導入する際に、ミニレクチャーを行うなど心理教育的側面を組み入れることが多く、また心理教育を中心とした援助法に、SSTや問題解決訓練はしばしば併用される。

3　個人精神療法

メルツァー[24]（H.Y. Meltzer）は、彼の外来で一九％が非遵守であるが服薬遵守の重要な要因は治療関係であると述べ、服薬によりどのような利益があるかきちんと合意し、認知行動療法の技法を用いた心理教育と同時に、治療チームによって生活の多方面への援助を行うことが有用と述べている。このように服薬非遵守は、治療関係と密接な関連を持っているというのが筆者の実感である。したがっていきなり集団での服薬教室ではなく、個人精神療法（もちろん洞察的なものではなく、「おなじみの関係」で十分であることがほとんどであるが）をていねいに行うことが臨床の現場では最も実践的であると感じている。ケンプら（R. Kemp, et al.）のコンプライアンス療法[17]は個人精神療法の設定で行われる四〜六セッションの認知行動療法である。七四例の精神病症状を示した患者をコンプライアンス療法もしくは通常のカウンセリングに振り分けて、一八カ月間追跡した効果研究[18]では、病識、治療への態度、服薬遵守率がコンプライアンス療法で有意に改善し、再入院までの期間も有意に長いことが示された。より行動的な介入プログラムとしては、次に紹介する服薬自己管理モジュール[20]があり、その効果も報告されている[15]。一般的に認知機能障害の重い、つまり重症度の高いケースではより行動レベルの介入が適切であり、一方外来の軽症患者などではより認知的介入がふさわしいといえるだろう。

4　これまでの効果研究

これまでの効果研究では、ブッククレマー[3、12]（G. Buchkremer, et al.）は、DSM-ⅢRで統合失調症と診断され、過去五年の間に少なくとも二回の急性期のエピソードがある一三二例を、五群に無作為に振り分けて二年間追跡した。①服薬についての心理教育群（三二名）、②心理教育と家族支援プログラム群（三五名）、③心理教育と認知療法群（三四名）、④心理教育と認知療法と家族支援プログラム群（三三名）、⑤自由時間のグループ群（コントロール、五七名）。二年間の再入院率の比較で、④群がコントロール群との間で有意に再入院率が減少していたが、ほかの治療群は有意差を認めなかった。治療活動を行った四つの群全体と、レクリエーション活動群との比較では、Global Assessment Scale（GAS）と服薬への信頼度と治療者への信頼度が四つの群全体で有意に高かった。ホルヌング[13、14]（W.P. Hornung, et al.）は同じ研究の中で、治療に定期的に参加したものは、一年後の追跡調査において服薬遵守率が向上し、服薬自己管理技能がよく維持されており、副作用へのおそれが減少し、薬物や治療医への安定した信頼感を保っていたと報告している。エックマンら[5]（T.A. Eckman, et al.）は、四一例の男性統合失調症患者（全員が低用量の持効性薬剤を使用）を、対象群とコントロール（支持的集団療法）群に無作為に振り分けて、一二カ月後まで追跡した。対象群では薬物自己管理モジュールと再発に対する対処技能の訓練を行う症状自己管理モジュール[20]）を週二回、六カ月間実施した。ロールプレイテストの結果、対象群が有意に対処技能の改善が見られ、その効果は一年後まで持続していた。また服薬や疾患についての知識も有意に向上していた。

無作為振り分け研究ではないが、ハルフォードら[10]（W.K. Halford, et al.）は二二例の慢性精神障害者に、服薬および症状自己管理、不安と抑うつへの対処、社会生活技能、日常生活技能、余暇活動のための五プログラム（それぞれ一四週間）を行い、陰性症状、ＱＯＬ、自立生活技能が向上したことを報告している。

以上のように心理教育や認知行動療法により、疾患や治療についての知識が向上し、ＱＯＬの向上が認められる（詳しくは別報[16]）を参照のこと）。実施効果の及ぶ範囲という点では、精神症状に関しては研究報告によりその効果は一貫せず、また再発率についても同様である。どのような症例により効果があがりやすく、どのような症例では実施が困難であるか今後検討がなされるべきであるし、再発率の改善などに関しては家族への心理教育など包括的な治療プログラムの一環として行われるべきであると考えられる。

III　プログラムの実際——服薬自己管理モジュール

1　認知行動療法プログラムとしての特徴

認知行動療法の理論に基づいて、学習の効率を高めるために、以下の七段階に沿って練習を進める。①どういう目的で練習するか、参加者の目的を明確にするための導入を行う。②ビデオによって必要な知識や対処技能の学習を行う。③ビデオで学んだ知識を維持・強化するためのロールプレイを行う。④参加者が生活する環境で、学んだことを実行するために必要なさまざまな社会資源を検討する。⑤実際に実行する上で、起こりうる問題点について、問題解決技能訓練を用いて練習する。⑥治療者が同伴して、生活の現場で実地練習する。⑦一人で実際に実行する。

このように練習の進め方が決まっているが、実際には参加者一人ひとりの関心・興味や、理解の程度にあわせて進める。たとえば、まず参加者から抗精神病薬についての疑問を出してもらい、それに答える形でビデオの学習へと進め、全員が回答を得られるように治療者が補足説明するなどである。また堅苦しい学習の雰囲気になるのを避けるために、なるべくロールプレイを活用し、楽しめる雰囲気作りをすることが大切である。

2　集団で行うことによる特徴

モジュールは個人でも行えるが、一般的には集団で行われるために、集団療法の持つ治療的側面も無視できない。アトキンソンら(1)(J.M. Atkinson, et al.)は、心理教育によって社会的機能が改善した例として、参加者のグループができておしゃべりを楽しむようになった例や、皆でキャンプに出かけた例を紹介している。デイケアなど治療的集団で共通して見られるこうしたメンバー間の相互作用は、大いに治療効果に影響を与えると思われる。たとえば持続的な精神病症状への対処方法を参加者全員で検討するセッションでは、治療者が例示した方法よりも、経験のある参加者が工夫した方法の方が他の参加者に受け入れられやすく、スキルとして定着しやすい印象がある。筆者はもちろん診察室での一対一の場面でも病気の説明や対処方法などを伝えているが、外来の時間的制約もあり十分伝えているとは言い難い。モジュールでは体系的に学習の機会を用意できるほか、集団で行うことから一対一では得られない相互学習の機会が豊富にあり、「自分たちの対処方法を見つけよう」というより自主的な雰囲気を作り出すことができる。また直接の治療者ではないことから、セカンドオピニオンを得られる気楽さ、苦情や注文のいいやすさもよいところである。ただし主治医からほとんど病気について情報を得ていないケースでは、モジュールでの学習内容とのギャップにとまどう場合もある。直接の治療者からの十分でしかも精神療法的な配慮を伴う情報提供が必須であることは、論を待たない。

3　適用となるケース

モジュールの適用となるケースは統合失調症で、急性期を脱した後周囲への関心が目覚め、余裕が生まれてきて、治療者とも現実的な検討が可能になった時期、および慢性期である。参加したい希望のあることが大前提で、病気であることの自覚が乏しい例や自己観察する力の乏しい例でも、それなりの知識や対処技能の獲得が可能と考える。また自身の診断が統合失調症とは考えていないケースでも本人の希望があれば参加可能である。服薬や再発への関心はそうした例でも高い。病気の認識にはさまざまな精神病理が絡んでおり、服薬心理もいろいろである。[30] 精神療法との協同が行われるときに、より効果をあげうると筆者は感じている。

4　実施内容

四つの技能領域（①抗精神病薬について知る、②正確な自己服薬と評価の仕方を知る、③薬の副作用を見分ける、④服用に関する相談）からなっている。技能領域①では、まず再発・再入院を防止するために抗精神病薬についてよく知り、服薬を継続することが必要であることを学習することが目的となる。

ビデオでは、抗精神病薬の効果にはどのようなものがあるか、なぜ精神病症状がなくなっても維持療法を続ける必要があるのか、そのメリット等について学習する。ロールプレイでは参加者が質問に答える役割をとり、質問に答える中で知識を確実なものとする練習をする。用意した白衣を着て思い思いに自分の主治医の役になり、他の参加者に薬の効果を説明するなどの工夫で、皆で楽しみながら、知識を自分のものにすることができる。社会資源管理では、薬物療法について、身近にどんな人が相談できるかリストアップし、必要であれば電話番号を調べたりすぐ相談できるようにする。起こりうる問題点については、参加者自身が服薬の継続に疑問があった場合にどうするか、解決法（たとえば主治医の診察で相談するなど）を考えて実行の練習をする。最後に、実際の診察場面で薬物についての疑問をたずねることを、あらかじめ主治医の了解を得た上で治療者が同伴して練習し、次に一人で試みることになる。以下、どの技能領域もここに述べた七つの学習課程に沿って進んでいくことになる。

技能領域②では、服薬を確実にするための方法が紹介され、その効果をモニターするやり方を学ぶ。食事用テーブルや洗面所など、忘れにくい場所に薬を保管する、外出用ピルケースなどの工夫が紹介される。「もし飲み忘れたら、どうするか」は、皆で問題解決技法を用いて考える。外出先で飲み忘れに気づいた場合など、そのときどきで解決法が異なること、個人によっていろいろな工夫があることがわかりおもしろい練習である。また「ジュースで飲んでも大丈夫ですか」など、活発に疑問が出されることが多い。

技能領域③では，「自分で対処できる副作用」と「すぐに治療者に連絡した方がよい副作用」を学習する。前者では，たとえば口渇などはほとんど全員が経験しており，皆の関心が高い。いつも水筒を持ち歩くなど，対処法を実行できるようになる人が多い。便秘，生理不順，皮膚の乾燥などもきわめて出現頻度が高く，対策が真剣に話し合われる。「すぐに治療者に連絡した方がよい副作用」では，医療機関との連絡の取り方を実際に練習する。

技能領域④では，医療関係者への相談の仕方を練習し，宿題として実際に実行する。なかなか薬について率直に相談できない人が多く，上手な聞き方のスキルを獲得し，「聞いても大丈夫」という自信がつけば，このモジュールは半ば以上成功したと言ってもいいかもしれない。病院の窓口での対応も，実際の受付の方に協力していただいてロールプレイを行うと，楽しく臨場感あるものになる。

5　実施した手応え

なぜ精神症状が改善しても服薬を続けるのかほとんど全員が疑問を持っており，その点の納得が得られた点が大きかった。また女性だけでなく男性でも，結婚・妊娠など，長期的な薬物の影響について不安を持っていた。日常の診察では取り上げにくい話題と考えられ，皆が関心を持ったことのひとつであった。口渇や立ちくらみなど対処可能な副作用があることも、不安を軽減する効果があった。参加した一例は、統合失調症であることを否認して、薬物療法も懐疑的であったが、モジュールに関心を示してビデオを借りていって自宅で見るなどした。

デイケアの集団全体としては、モジュールを実施したことで、薬物や症状について仲間同士やスタッフの間で話し合う機会が明らかに増加した。気楽に話せるようになった安心感は大きなものであると考えている。医師以外のスタッフが、集団場面での行動の変化と薬物との関連を取り上げやすくなった効用もあった。

治療者へのインパクトも大きかった。つまりプログラム以外の場面でも、以前より率直に薬の効果と限界など話すようになり、気楽に情報開示できるようになった。治療同盟を組みやすくなったと言えよう。もしかすると、長期的にはこの変化が社会的な予後の改善に最も影響を与えるかもしれないと感じている。

Ⅳ　非定型抗精神病薬導入後の服薬自己管理プログラム

非定型抗精神病薬の導入によって、心理社会的治療がやりやすくなったと感じている。副作用が少ないこと（ことに性機能の障害はあまり診察場面では表明されないものの、深刻な悩みとなっていることがある）から、治療者として明らかに服薬のメリット・デメリットを率直に説明しやすくなっている。そもそも認知機能障害の改善などを通じ社会的な機能の改善を狙うことや、単剤使用を原則としていることなども、服用する人の視点と合致しやすい。

一方で服薬自己管理プログラムなどの心理社会的治療の必要性も、非定型抗精神病薬によって高まるだろう。急性症状回復後の早い時期から社会生活が再開されうること、精神病後抑うつの問題、挫折や孤立や能力低下などをよりさし迫った問題として本人自身が自覚する可能性などによってである。また副作用が少ないからといって必ずしも単純に服薬遵守が向上するとはいえず、逆に「よくなった」と思って治療を中断する可能性も指摘されている[31]。さらに社会生活が促進されるようになり、ストレスが増えると危機介入の機会が増し、サポートネットワークの必要性も増加するだろう。服薬自己管理プログラムでも、主治医、家族、保健師、デイケアの受け持ちなど、本人をとりまくサポートシステムが有機的な連携をすることで、はじめて本人が学習した知識や行動を活用することが可能になる。「薬の副作用を相談したい」と本人が思っても、そこに開かれた窓口がなければ、本人の意欲は無駄に終わってしまうだろう。リバーマンら[21]は、ＳＳＴによるスキルの学習とともに、ケアマネジャーが日常生活での実行を援助した群としない群とを比較して、前者の方が社会適応度と問題解決能力に有意に優れていたと報告している。こうしたサポートシステムの構築を視野に入れた、セルフケア能力の養成が私たち医療専門職に今後要請されると思われる。

文　献

(1) Atkinson, J.M., Coia, D.A., Gilmour, W.H. et al.：The impact of education groups for people with schizophrenia on social functioning and quality of life. *Br. J. Psychiatry,* 168；199-204, 1996.

(2) Brown, C.S., Wright, R.G., Christensen, D.B.：Association between type of medication instruction and patients' knowledge, side effects, and compliance. *Hosp. Community Psychiatry,* 38；55-60, 1987.

(3) Buchkremer, G., Klingberg, S., Schulze Monking, H. et al.：Psychoeducational psychotherapy for schizophrenic patients and their key relatives or care-givers：results of a 2-year follow-up. *Acta Psychiatr. Scand.,* 96；483-491, 1997.

(4) David, A.S.：Insight and psychosis. *Br. J. Psychiatry,* 156；798-808, 1990.

(5) Eckman, T.A., Wirshing, W.C., Marder, S.R. et al.：Technology for training schizophrenics in illness self-management：A controlled trial. *Am. J. Psychiatry,* 149；1549-1555, 1992.

(6) Garavan, J., Browne, S., Gervin, M. et al.：Compliance with neuroleptic medication in outpatients with schizophrenia；relationship to subjective response to neuroleptics；attitudes to medication and insight. *Compr. Psychiatry,* 39；215-219, 1998.

(7) Goldman, C.R.：Toward a definition of psychoeducation. *Hosp. Community Psychiatry,* 39；666-668, 1988.

(8) Goldman, C.R., Quinn, F.L.：Effects of a patient education program in the treatment of schizophrenia. *Hosp. Community Psychiatry,* 39；282-286, 1988.

(9) 後藤雅博「心理教育の歴史と理論」臨床精神医学、三〇巻、四四五－四五〇頁、二〇〇一年。

(10) Halford, W.K., Harrison, C., Kalyansundaram, M.C. et al.：Preliminary results from a psychoeducational

program to rehabilitate chronic patients. *Psychiatr. Serv.*, 46；1189-1191, 1995.

(11)　Hansell, N., Willis, G.L.：Outpatient treatment of schizophrenia. *Am. J. Psychiatry,* 134；1082-1086, 1977.

(12)　Hornung, W.P., Holle, R., Schulze-Monking, H. et al.：Psychoeducational-psychotherapeutic treatment of schizophrenic patients and their caregivers. Results of a 1-year catamnestic study. *Nervenarzt,* 66；828-834, 1995.

(13)　Hornung, W.P., Kieserg, A., Feldmann, R. et al.：Psychoeducational training for schizophrenic patients：background, procedure and empirical findings. *Patient Educ. Couns.,* 29；257-268, 1996.

(14)　Hornung, W.P., Klingberg, S., Feldmann, R. et al.：Collaboration with drug treatment by schizophrenic patients with and without psychoeducational training：results of a 1-year follow-up. *Acta Psychiatr. Scand.,* 97；213-219, 1998.

(15)　池淵恵美、納戸昌子、吉田久恵ほか「服薬及び症状自己管理モジュールを用いた心理教育の効果」精神医学、四〇巻、五四三－五四六、一九九八年。

(16)　池淵恵美、安西信雄「精神分裂病を対象とした認知行動療法の効果─系統的レビュー」平成九年度厚生科学研究「精神疾患治療の現状と治療方針作成に関する研究」報告書、一九九八年。

(17)　Kemp, R., David, A., Hayward, P.：Compliance therapy：An intervention targeting insight and treatment adherence in psychotic patients. *Behavioral and Cognitive Psychotherapy,* 24；331-350, 1996.

(18)　Kemp, R., Kirov, G., Everitt, B. et al.：Randomised controlled trial of compliance therapy. 18-month follow-up. *Br. J. Psychiatry,* 172；413-419, 1998.

(19)　Liberman, R.P., Evans, C.C.：Behavioral rehabilitation for chronic mental patients. *J. Clin. Psychopharmacol.,* 5 (suppl. 3)；8S-14S, 1985.

(20)　R・P・リバーマン編（安西信雄、池淵恵美日本語版総監修）『自立生活技能（SILS）プログラム』丸善、東京、一九九五年。

（注：症状自己管理、服薬自己管理、基本会話、余暇の過ごし方の四つのモジュールと、行動療法的家族指導の教

材、解説ビデオ等で構成されている）

(21) Liberman, R.P., Blair, K.E., Glynn, S.M. et al.：Generalization of skills training to the natural environment. In：(eds.), H.D. Brenner, W. Boker, R. Genner：*The Treatment of Schizophrenia：Status & Emerging Trends.* Hogrefe & Huber, Seattle, p.104-120, 2001.

(22) MacPherson, R., Jerrom, B., Hughes, A.：A controlled study of education about drug treatment in schizophrenia. *Br. J. Psychiatry,* 168；709-717, 1996.

(23) 前田正治、向笠広和、淡河潤子ほか「分裂病者に対する心理教育ミーテング」臨床精神医学、二一巻、一一九五－一二〇二、一九九二年。

(24) Meltzer, H.Y.：Treatment of the neuroleptic non-responsive schizophrenia. *Schizophr. Bull.,* 18；515-533, 1992.

(25) Mueser, K.M., Bellack, A.S., Wade, J.H. et al.：An assessment of the educational needs of chronic psychiatric patients and their relatives. *Br. J. Psychiatry,* 160；674-680, 1992.

(26) 連理貴司「精神分裂病患者に対する心理教育ミーティングの効果―疾病、薬物知識調査の結果から」精神医学、三七巻、一〇三一－一〇三九、一九九五年。

(27) Rogers, A., Day, J.C., Williams, B. et al.：The meaning and management of neuroleptic medication：a study of patients with a diagnosis of schizophrenia. *Soc. Sci. Med.,* 47；1313-1323, 1998.

(28) Seltzer, A., Roncari, I., Garfinkel, P.：Effect of patient education on medication compliance. *Can. J. Psychiatry,* 25；638-645, 1980.

(29) 上田敏：リハビリテーションを考える―障害者の全人間的復権、青木書店、東京、一九八三年。

(30) 早稲田隆、西園昌久：精神分裂病患者及び気分障害患者の服薬心理、臨床精神医学、二八巻、六〇三－六〇八頁、一九九九年。

(31) P・J・ワイデン、P・L・シャイフラー、R・J・ディアモントほか（藤井康男、大野裕訳）『新薬で変わる分裂病治療』ライフ・サイエンス、東京、二〇〇一年。

91　服薬自己管理技能の獲得に向けて

［池淵恵美、臨床精神薬理、五巻、四一五—四二二頁、二〇〇二年］

統合失調症の症状自己対処
——仲間集団での認知行動プログラム

I　序言——本論の目指すもの

統合失調症を持つ人が、精神病症状を主体的に受けとめて、能動的な対処を行っていることはすでにアリエティ[1]（S. Arieti）などが指摘していたが、自己対処についての考え方やその援助技法が発展してきたのはここ二十年ほどであろう。たとえばファルーンら[8]（Falloon, et al.）は、持続的な幻聴のある四〇名にその対処法を調査し、行動の変化による対処、入力刺激による統制、認知的対処法（症状から注意を逸らすなど）の三種類に分類した。タリア[37]（N. Tarrier）はその追試で、七五％のものが対処法を身につけていて楽になると述べているとし、「いろいろな対処法を試して、自分にあった対処法を身につけられるよう援助すべき」と述べている。ロウム[29]（M.A.J.

Romme）はオランダのテレビで、「幻聴がある人は連絡をください」とよびかけたが、連絡のあった四五〇人のうち、一五〇名は幻聴をうまく取り扱えていたと述べている。精神障害を当事者がどのように受け止めていくか、すなわち主観的体験についても関心が持たれてきた。統合失調症に罹患することは決して楽観できない重い事態であるが、生涯にわたるこの障害に対し、自己対処を知って共存できるようになることの大切さは、当事者や家族や援助に携わる人々に実感できることであろう。障害受容、リカバリーといった回復の鍵概念も重視されるようになっている[18]。本論では、症状自己対処の発展を強化する治療法や、当事者たちの自己対処の試みなど、これまでの治療・援助技術を整理し、それをふまえて現場で役立つ「症状自己対処を目指す認知行動プログラム」を提案したいと思う。

II　症状自己対処を援助するさまざまな治療技法

1　症状の自己対処を目指す認知行動療法

（1）基本的な概念

幻聴の頻度や声の大きさやストレスの度合いについては個人差が大きく、また同じ個人でも状況によってさまざまであることはよく知られている。一般的に幻聴の程度が減じることが多いのは、何か他のものに集中していたり、話したり食べたり身体的活動をしていたりするときであり、逆に刺激がなさすぎる、もしくは過剰な環境であると程度が強まることなどがよく観察される。こうした観察から、内的な幻覚や妄想をコントロールするために、個人が身体活動や環境や周囲の刺激を操作することが、治療者側からの働きかけとして、もしくは患者本人の学習によって試みられている。治療者側からいえば、適切な生活環境や生活態度を整えるという方法になるだろうが、患者本人からは自己対処技能の学習ということになる。

英語圏においては主に幻聴についての心理学的仮説から、さまざまな介入技術が開発されてきた[34]。たとえば、フリスら[10]（C.D. Frith, et al.）は「活動の意図についてのセルフモニターの障害から、内的な言語すなわち思考が、外的な感覚と誤認される」と仮説を立て、幻聴についての詳細な観察を患者に勧める処方を提案した。実際に、幻聴をきいている最中はブローカ野（運動性言語中枢）の血流が増加するとの報告（マグワイヤら[25]〔P.K. McGuire, et al.〕）がもたらされている。また幻聴をきいている時は音声への反応が低下する（ウドラフら[41]〔Woodruff, et al.〕）ことから、拮抗する音刺激によって幻聴を減少させる試みが考案されている。意味のない雑音や感覚遮断は幻聴を増強するとの報告もある[24]。スレイドら（P.D. Slade, et al.）は、覚醒レベル、認知機能障害、環境からの強化刺激なども幻聴の増強と関係するとし、リラクゼーションや、環境調整やオペラント条件づけの技法を提案している。しかし幻聴への注意焦点づけやオペラント条件づけなどの技術は、介入に時間がかかる一方、介入の中止によって効果が失われる（または病院内では実行できても日常生活での般化が困難）との報告があり、自己対処として十分学習されない可能性がある。こうした認知行動療法の技術は、社会生活技能訓練でしばしば指摘されるのと同様、般化の工夫が必須である。ハドックら[15]（G. Haddock, et al.）は幻覚や妄想に対する認知行動療法の総説の中で、いろいろな状況で患者自らが使おうとすることや、体験症状をコントロールするための手がかりを日常生活の中に見つけていくことが般化につながることを指摘している。

（2）具体的な介入技術

ブッケリら[3]（R. Buccheri, et al.）は、主に一九七〇年から一九八〇年代の文献で検証されている、幻聴に対する症状自己対処技能について、以下のようにまとめている。①セルフモニター、②音読とその要約、③他者との会話、④テレビの鑑賞、⑤声にやめるよう言い、声を悪く言う、⑥声にやめて消え去るように言う、⑦ヘッドフォンで音楽を聴く、⑧ヘッドフォンでリラクセーションのためのテープを聴く、⑨片耳に耳栓をつける、⑩ハミングする。これらは注意を転換したり、何か他のものに集中したり、幻聴の生成についての観察的態度を養ったり、リラックスしたり、幻聴に対するコントロール感を増すような働きかけであろうと考察されている。幻聴に注意を向けるか逸らすのかという視点からは、注意の転換法（counter-stimulation or distraction techiniques）と注意の焦点法（focusing）が用いられている[14]。音刺激は個人にとって意味のある、関心を引くものである必要があると考えられる。

ブッケリらはさらに、一七名の参加者（統合失調症の診断を満たし、六カ月以上幻聴が続いている例）を対象に、一二回のグループセッションを実施し、これらの一〇種類の技術についての教示を行った。参加者に共通していたのは、幻聴がストレスであること、生活上の困難があった時から幻聴が始まっており、それを他者に話したいと感じていること、デイケアなど枠組みがはっきりしている活動では幻聴が減ることなどであった。セッション終了後に、全員の参加者が何か一つの技術は有用であったことを報告し、また一〇種類すべての技術が、誰かにとっては有用であることがわかった。しかしある人は④によって幻聴の頻度が減ったが、ある人は③で幻聴の大きさが減りセルフコントロール感が増したという具合で、マスとして処理すると前後に有意に改善を見た対処方法はなかった。このように、個人によって、また同じ個人でも状況によって、役立つ対処技能は異なるというのは筆者自身も経験している。

なおブッケリらの試みはグループで行われたために、幻聴体験が共有され、共感され、お互いの対処技法を学び合うことができるなど、仲間集団であることのメリットも記述されている。それまでは隠していた病的体験を、すすんで皆の前で語るようになるなどの変化が記載されている。個人で対処技能を学習するだけではない治療的効果が、仲間集団で得られることになる。

ロウムら[30]は幻聴を体験している一八六名の調査から、注意の転換、幻聴を無視、選択した幻聴とのみつきあう、幻聴とのつきあいに制限を決めるなどが主な対処法で、うまく対処できていると報告した人は主に後三種を使用していることを報告した。カーターら[4]（D.M. Carter, et al.）は一〇〇名の調査から、七五％以上が何らかの自己対処（ブッケリらでは見られない、睡眠をとる対処法が挙げられている）で成功を収めていること、長期間幻聴がある人ではその効果が薄かったことを報告している。

（3）これまでの効果研究

リバーマンら[22]（R.P. Liberman, et al.）の作成した症状自己管理モジュールは、ブッケリらの紹介した技術をセッション参加者が学習して、実際に活用できるように練習することを目的とした認知行動プログラムである。その効果研究としては、エックマンら[7]（T.A. Eckman, et al.）の報告がある。四一例の統合失調症患者（平均四〇歳、全員が低容量の持効性薬剤を投与されている）を、対象群とコントロール（支持的集団療法）に無作為に振り分けて、一二カ月後まで追跡した。対象群は薬物自己管理モジュールと症状自己管理モジュールを週二回、六カ月間実施した。対象群が有意に対処技能の改善がみられ、その効果は一年後まで持続していた。また服薬や疾患についての知識も有意に向上していた。グーレら[13]（J. Goulet, et al.）は統合失調症様障害または統合失調感情障害と診断された二〇名を、無作為に服薬自己管理モジュール群とコントロール群に振り分けた。モジュール群で統合失調症についての知識が有意に増加していた。マーダーら[23]（S.R. Marder, et al.）の報告では、八〇例全例に低容量（二週間に一回、五〜一九ミリグラム）のフルフェナジンデポ剤で維持し、さらに無作為に四群に振り分けて二年間の追跡を行った。そのうち二群は認知行動療法実施群で、当初の六カ月間は服薬自己管理モジュール及び症状自己管理モジュール、次の六カ月間は問題解決技能訓練、その後は基本モデルの社会生活技能訓練が実施された。結果は認知行動療法を実施した二群では社会生活評価と生活の質が有意に優れ、この差は実薬の場合により明らかであった。再発率については有意差を認めなかった。コペロウィックら[20]（A. Kopelowicz, et al.）は、急性期治療の五九例を無作為に振り分け、対象群には、リバーマンらによって開発された、community re-entry program[22]を八セッション（各セッション四五分、一日二セッションで週四日）実施した。治験終了後対象群は、地域生活や精神障害についての知識と対処技能がコントロール群と比較して有意に向上した。

モジュール以外の研究報告では、タリアら[38]が統合失調症で規則的な抗精神病薬の服薬にもかかわらず六カ月以上精神病症状（幻覚または妄想）が持続している二七例を無作為に対処方法強化グループ（CSE）と問題解決グループ（PS）に振り分け、さらにそれぞれのグループの半数を六週間の治療待機群とした。CSEでは参加者との検討でターゲットとなる精神病症状を選び、その症状を軽減するためのさまざまな手法（セルフモニター、注意の転換、自己指示、社会的な活動の強化、現実検討、リラクゼーションなど）を実施した。精神症状の概括重症度は両群とも、待機群と比較して治療後に有意に改善しており、ＣＳＥでより改善する傾向があった。タリアら[39]はさらに、持続的な精神病症状を有する八七例（外来通院中）を、ＣＳＥ、支持的精神療法群、通常のケア群の三群に無作為に振り分けて効果を検討した。七二例が治験を完了できた（認知療法群では全体の三分の二が完了）。ＣＳＥ群はほかの群と比較して陽性症状の重症度と持続する陽性症状数とが有意に改善していた。

以上のように、症状の自己対処を目指す認知行動療法で、学習された自己管理技能や知識について改善を認め、生活の質の向上などに役立っているが、精神症状そのものの改善は一貫していなかった。幻聴そのものの減少というよりは、幻聴などに伴う不快感の低下や、コントロール間の増大に役立つ可能性が考えられ、効果の評価にあたっては留意が必要であろう。また統合失調症の経過のどの時期に行うとより有効であるかも、今後検証される必要がある。

2　症状の受けとめ方を改変する認知療法

（1）　基本的な概念

認知療法の基本的な考え方は、ベック[2]（A.T. Beck）がうつ病の治療に用いた概念と技法を、統合失調症にも適用したものである。すでに成書[5,19,34,36]があるので詳しくはふれないが、幻覚や妄想そのものは病的な体験であるが、同時に個別の状況から発生する個人的な体験であり、それに対する反応には個々人の意味づけや心理的健康を守る適応的な側面があるという立場が基本にある。その上で幻聴については、幻聴が聞こえる（A）→それに対する認知（B）→認知に伴う感情や行動（C）という、認知療法のABC図式を適用し、その上で認知をより適応的なものに修正する試みを行うというものである。バーチウッド（M. Birchwood）はこれまでの臨床研究から、幻聴を認知する仕方を規定するのは、どの程度全能と考えるか、幻聴への服従性とコントロール可能性をどう認識しているかであって、それがその後の行動（抵抗するのか、協調するのかなど）に影響することや、こうした認知の仕方はもともとの他者との関係性（もともとの対人スキーマ）に近いことを見いだしている[36]。すなわち対人スキーマに基づいて他者との対人関係が作られるように、幻聴との関係も形作られ、その内容によって抑うつを伴うことがあるという考えである。ベックは、幻聴に対してのコントロール感が増すことで、絶望感などが改善することを指摘している。

妄想についても、通常の対人図式に規定されていること、周囲への恐怖や支配感などの影響を受けることが指摘されており[2]、その上で幻聴と同様のABC図式が考えられている。すなわち、きっかけとなる出来事（A）→認知（妄想的考えを誤った信念のひとつと位置づける）（B）→感情および行動（C）である。認知はその人それぞれが持っている、世界を解釈する「ミニ理論」であって、その内容が結果的に本人にとって抑うつをもたらしたり不適応をもたらす場合に改変を試みるという考え方である。キングドンら[17]（D.G. Kingdon, et al.）は、この「ミニ理論」は、一般的に流布される健康や精神障害についての誤った考え方や、民俗信仰的な考え方などと同様に、科学的根拠がないが多くの人が信じている「信念」に類似のものであり、訂正不能なものではないと考えている。もちろん幻覚や妄想が生じる基盤としては、認知機能障害が想定されるが、そうであっても病的体験の受け止め方については修正の余地があると、認知療法の理論家は考えるわけである。

認知療法は治療者との共同作業で当事者が精神症状への対処を向上させていく援助であり、当事者がその対処法を自らのものとしたときに、永続的な自己対処へと発展することが期待される。実際、後述するように、認知療法の効果は治療が行われたその時点だけではなく、持続することが報告されている。なお症状の認知的対処については、より外在化しやすい幻聴などが主な対象となる一方、体感幻覚や、作為体験などの自我障害は認知療法の対象としてまだ組み込まれておらず、そこにまだ一定の限界があると思われる。

(2) 具体的な介入技術

幻覚および妄想に対する認知療法に共通の技術として、①日記などを用いたセルフモニターを実施する、②精神症状の医学的成因について情報提供する、③患者と協同で症状の成り立ちや性状を検討し、症状のもたらす認知―行動―感情の関係を共有する、④症状のもたらす認知が形成される基盤になる誤った推論や信念について、反する証拠を探すなどいっしょに検証し、患者が認知を修正できるよう援助する、⑤対処方法を協同で探しその習得を援助する、⑥日記、検証作業、対処方法の実行など患者が自ら行う宿題を重視する、⑦精神症状の背景にある不安や抑うつも治療の対象にする、⑧必要に応じてエクスポージャーや反応妨害法など行動療法の技法も用いて症状のコントロールが可能なようにする、などがある。

キングドンとターキントン[19]（D.Turkington）の認知行動療法は、個人精神療法の枠組みで実施され、基本的な考え方はバーチウッドらと同様である。しかしいくつかの特徴があり、①精神病症状が出現するに至る生活上の出来事を重視し、症状の意味するものを共感的に理解することを重視する、②「正常類似体験・比較説明法」（normalization rationale）を実施する。具体的には、過労や不眠、極度のストレス下などの状況では多くの人で精神病体験が生じることを説明し、スティグマを軽減し、生活体験との関連から受けとめやすくする、③包括的な精神保健医療サービスを重視し、その中で必要時に認知療法を実施する、などである。彼らは、「精神障害を発症してしまったら絶望だ」「入院したらもうだめだ」という本人や家族の考え方が、大きく自己対処能力を損なうことを重視し、そのためにさまざまな地域ケアを充実させることに力を尽くし、また「精神病のまっとうさ[19]」の理解を進めている。こうした障害そのものを受容する態度が彼らの方法論の特長となっている。そして具体的な治療の進め方の手順として、以下のようなやり方を記述している。

ラポールの形成→精神病症状に対する心理教育→発症前の生活の振り返り（自動思考や非適応的なスキーマの把握）→不安・抑うつ症状の治療（リラクセーションなど行動療法の技術などを用い

る）↓幻聴・妄想などの現実検討↓残存している精神病症状へのアプローチ（非合理的信念の解明、精神病症状に付加されている感情の緩和）↓陰性症状へのアプローチ（現実的なゴール設定、活動表などの利用）↓再発予防↓フォローアップ。

原田[16]は、幻覚の成因についての精神病理学的考察をもとに、患者にとってわかりやすく、またスティグマが減少する方向での知識提供と有効な対処法提示の試みを行っている。前述の「正常類似体験・比較説明法」と、その考え方は共通である。個人精神療法を基盤に、個別の心理教育や認知療法を行っていく方法であるが、従来不問に付されてきた感のある幻覚やその二次妄想に踏み込んで認知を変える試みであり、有効な症例が報告されている。

(3)　これまでの効果研究

カイパースら[11、21]（E. Kuipers, et al.）は、六カ月以上の適切な薬物療法にもかかわらず少なくとも一つの精神病症状が継続している六〇例から無作為に選択した半数に、九カ月間（当初は週一回一時間、後には隔週実施）の認知療法を実施した。認知療法実施群のみがBPRSが有意に改善し（得点の二五％の減少）、脱落率が低く、治療への満足度が高かった。しかしBPRS以外の尺度は有意な改善を見なかった。ただし認知療法群の約半数しか治療に反応しなかったため、その要因についても検討されているが、最近の入院回数と妄想についての認知的柔軟さと関連性があった。ガレティら[12]（P.A. Garety, et al.）は同じ対象でよい反応を予測する指標を検討し、認知機能の柔軟性や障害への気づきが幾分でもあること、逆に陰性症状中心の群は反応に乏しいことを指摘している。フリーマンら[9]（D. Freeman, et al.）は、この研究で被害妄想が低いセルフエステームの防衛として形成されるとの仮説は指示されなかったと結論している。

ドゥルリーら[6]（V. Drury, et al.）は、これまで主に慢性期の患者を対象に行われてきたのと異なり、急性期の統合失調症患者四〇例を、対象群（個別の認知療法）とコントロール群（活動療法とサポート）に無作為に振り分けた。家族にも対処への協力を依頼した。治療終了後の評価で、陽性症状は両群とも改善したが、対象群はコントロール群と比較して有意に改善し、入院期間が短く、九カ月後の残遺症状も有意に少なかった。彼らは五年後に追跡調査を行い、精神症状で差異はなかったが、対象群の方が症状の自己コントロール感が高かった。しかし研究の対象であるとされた患者のうち、実際に同意して参加できたのは全体の四割以下であったため、急性期の介入を適用できる対象は限られるものと考えられる。

センスキーら[32]（T. Sensky, et al.）は、適切な薬物療法を行っても精神症状が苦痛や日常生活の障害となる統合失調症の人を対象に、個人認知療法の効果を検証した。英国の五カ所の施設で対象者を募り、九〇例をランダム化して対象群とコントロール群に振り分けた。対象群は、個別セッションを対象者のニーズに応じて（最低週一回、四五分以上）九カ月間行った。用いた技術はキングドンらが紹介したものである。コントロール群は対象群と同様の回数だけ共感的・非指示的面接を行った。九カ月後の評価では、概括症状、陰性症状ともに両群で有意に改善していたが、九カ月の追跡期間後には、対象群の方が概括症状、陰性症状ともに有意によい成績で、改善を維持していた。この時点で概括症状が五〇％以上改善していた人の数も、六三％対三九％で、対象群が有意に多かった。支持的な面接を継続するだけでも、薬物療法抵抗性の症状が改善しうることが示されたわけだが、一方で治療終了後も改善を維持したのは認知療法群だけで、自己対処技能の獲得があったからであると考えられる。さらに、同じキングドンらの認知療法をもとにしたより実践的な短期認知療法の効果研究として、ターキントンら[40]の報告がある。治療に携わる地域ケア看護師には、あらかじめ一〇日間のトレーニングが実施された。四二二名の統合失調症と診断され地域で生活するものを無作為に、対象群（三カ月間に六回の個人認知療法で、パンフレットを用いた心理教育も含む、希望のある家族などの援助者に三回までの同様のセッション）とコントロール群（通常の地域ケア）に、二対一の割合でわりつけた。対象群の方が有意に概括的症状、病識、抑うつが改善していた。統合失調症症状とケアの負担度とは両群で有意差がなかった。脱落率は対象群で低かった。筆者らは、この地域看護師による短期療法の効果は、エキスパートによる認知療法の効果と同等と考えられると述べている。

以上のように、認知療法（集団及び個別とも）で、薬物療法抵抗性の精神症状が改善し、それが維持されるとの報告が見られる。さらに効果をあげうる症例の特徴（陰性症状、認知機能障害との関連など）についても検討されていることが注目される。適用を考える上で、重要な課題といえよう。

3　仲間集団での症状・障害の相互受容と対処法の相互学習

（1）基本的な概念

仲間体験を通して、精神障害やそれに伴うさまざまなハンディの受容をはぐくむ集団アプローチやセルフヘルプの体験は、筆者らの臨床経験の中でも障害の受けとめ方の形成に対して大きな影響を与えると感じている。また、心理教育や認知行動療法もしばしば集団で行われ、そのために集団であることによるさまざまな治療的要因が活用できることになる。安永[42]は、障害認識を姿勢覚になぞらえた上で、他者との交流のもたらす治療的要因を「意識の目を他者に移してみること、他者（の身）になってみること、他者を「了解」しようと努力することである。それらがことごとく、実は同時に自己内部を見ていることになっていく」と述べている。集団の治療的要因についての、精神療法の側面からの視点といえるだろう。

ロウムら[30]はその調査を通じて、町中の聴声体験者（幻聴のある人たちを彼らはこう呼んでいる）の中には、生活をうまくやっており一度も精神科にかかっていない人が多くいることに気づいた。そしてそれは個人的な体験であり、その人の生活史や社会的・情緒的問題にかかわると考えるようになった。こうした考え方は、幻聴を病気としてのサインではなく、その人の人生の中で必然的に生じた個性の一部としてとらえ、共存していこうとする見方といえるだろう。彼らは、一九八七年にオランダで幻聴体験者たちの自己回復と社会的復権を助ける研究とエンパワメントの運動としてヒアリング・ヴォイシズ（Hearing Voices）を結成した。その後国際的に普及し、わが国でも研究会がもたれている[31]。

稲沢[18]は、障害受容は自己受容というより包括的な問題に含まれること、他者による受容と自己受容が相互循環していること、自己受容が社会に対する異議申し立てになる（たとえば、障害者によるノーマライゼーションの主張）という三側面について述べている。彼は「病識や障害受容を問題にするとき、とかく本人に何らかの問題があるかのようにとらえがち」「見捨てられたり、孤立させられたり、抑圧されているような状況で、自己受容を期待することには無理がある」と指摘している。セルヘルプグループについて岡[28]は、同じ体験をした人たちが、その体験についての気持ちや情報や考え方を分かち合うことから出発して、ひとりだちや気持ちのときはなちにつながると述べている。こうした仲間集団の中で、広く精神障害とそれに伴う人生への影響を理解し受けとめていく中で、精神症状への自己対処がはぐくまれると筆者らは感じている。

向谷地[27]は浦河べてるの家の経験から、「統合失調症の体験も恥じることなく語る文化の中で、見えてきた当事者の抱える『本質的な生きづらさ』が、単なる社会サービスの充実や病気の回復を越えた実存的な課題として浮上してきた。それはアルコール依存症者が『酒だけやめても何の解決にもならない』という言葉に似ている」と述べ、セルフヘルプグループ設立の過程について活写している。

(2) 具体的な介入技術

浦河べてるの家で行われている「爆発研究グループ[26]」は、怒りや不安などの感情に圧倒されたときに、外界への暴力的な行動化を行うことに悩む人たちのグループで、先輩格の仲間たち(「爆発救援隊」と名づけられている)の援助のもとで、当事者が自身の「爆発」を「研究」し対処できるようになることが目指される。ここではしばしば否定的な感情をもたらしやすい行動化を、「爆発」と名づけて外在化し、参加者全員でその成り立ちを考えていく。怒りや不安などの感情がもたらされる契機として、つらい生活上の出来事があること、その結果幻聴や妄想が惹起されること、生活史から来る抑圧的な体験がそこに介在していることなどが基本的な考え方である。重要なのはそうした成り立ちが図示することなどにより明示され、皆によって共感され、当事者が十分受けとめられるようになることである。その上で、対処法が問題解決技法や皆の経験をもとに考えられていく。他者の援助が必要なときなど対人技能が必要な場合には、社会生活技能訓練の技術を用いた援助が行われる。仲間の力を生かした、集団認知行動療法である。

一方、浦河べてるの家で行われているＳＡ(Schizophrenia Anonymous)[27]はセルフヘルプグループに位置づけられる。当事者が司会者となって、順番に皆に発言の機会があるなど、セルフヘルプグループの運営手法が基盤になっており、ＡＡの例会のように、精神症状やそのもたらす障害をどう感じ、どう対処し、どう意味づけるか、大きな枠組みが八カ条示され、それにそって各自の体験が自由に述べられ、皆が傾聴する。ビデオが市販されているが、「はじめは誰とも話せなかったけれど、話しているうちにこんなことを思っていたのか、こんなにも話したいことがあったのかと気づいた」「人と話すことでわかってくる」など貴重な発言が随所に見られる。一九八五年に米国で開始されたＳＡの運営方法はＡＡの十二ステップから六ステップを抜粋して行うものであったが、浦河べてるの家ではＳＡを立ち上げるにあたってそれを学習した上で、それぞれが生きてきた歩みを語ることを重視して二ステップを付け加えている。こうしたステップづくりの課程から当事者が中心になって行い、その議論がまさにステップを実質化する貴重な機会であったと向谷地[27]は述べている。周知のように、浦河べてるの家では幻覚妄想大賞の伝統があり、臆せずその体験が語られる。スティグマの払拭、語ることによる新たな症状の意味づけの発見や、相互受容、客観化して対処する余地が生まれることなど、あえて理屈にするとそこにはさまざまな回復の機制が見られる。また背景に、授産施設などで仲間と生活の場を見いだしていることが、こうした語ることの裏打ちとなっていることがうかがわれる。

ロウムら[30]は人々（患者とは限らない）の「幻聴とのつきあい方」を調べている。それによると、三四％が「幻聴とうまくつきあえている」と答えているが、その特徴は幻聴よりも自分自身の方がパワーがあると感じていたり、幻聴の内容がネガティブでなく命令的でない、幻聴に自分で制限を加えたり選択的に耳を傾けるようにしているなどであった。認知行動療法でよく用いられる注意の転換法はあまり効果がないともふれられている。そして、実り豊かな対処法は、「肯定的な声とつきあって、その意味するところを理解すること」と推測している。また幻聴が聞こえ始めた後の驚愕期から試行錯誤の時期を経て、うまくつきあえるようになる安定期に至ると述べ、それぞれの時期に適合する対処法があると考えた。また声の始まりには、耐え難い生活状況、最近のトラウマや、不安をかき立てる感情への防衛機制があることを事例研究で知り、こうした始まりについて共感を持ってきくことが大切としている。前述したヒアリンク・ヴォイシズでは、お互いの体験に耳を傾け、有効であった対処法について情報交換することなどが行われる。

Ⅲ　具体的な治療プログラムの提案
――グループの相互援助と認知行動療法の技術の応用を中心とする症状自己対処のためのプログラム

1　プログラムの基本構造

(1) 構造

週一回、一回一時間から一時間半、二〇回程度(参加者の凝集性や利便性による)。当初は専門職がリーダーとコリーダーを務め、徐々に当事者自身の運営の雰囲気を作っていくことが大切。話し合ったことを、皆でいっしょに確認できるように、板書する係がいてもよい。参加者は八名前後。いろいろな経験をした人がいる方がよいが、多すぎると全員が発言し相互交流することが難しくなる。

(2) 運営方法

ルールや進め方をリーダーが明確にする。ルールについては、「疲れたら一声かけてからいつでも抜けて大丈夫」など、参加者が安全感を感じられることと、決まった進め方を行うことで、不意打ち体験がなく参加できるようにする。また、ルールや進め方を模造紙に書いて張り出すなどして、参加する人々がわかりやすくする。リーダーがその回に実施することについて参加者に情報提供し進行をするが、運営はスタッフだけでなく、参加者と協働して行う姿勢が重要で、徐々に運営の役割を委譲していくことを工夫する。慣れてきた段階で事前に進行役を務める当事者と進め方について、簡単な打ち合わせを行う。そこで最近のメンバーの幻聴や妄想に影響を受けたエピソードなどの情報をお互いに確認する。たとえば「今日は、特に〇〇さんが、みんなに爆発のことを相談したがっているよ」などの情報である。運営で大切なのは、いかに「治療」の臭いを消すかだと思われる。当事者が、自らのニーズを表出し、それを仲間と共有し、試行錯誤をしながら自分なりの対処方法を自らの暮らしの中に見いだしていくという「学習過程」を支えるプログラムの雰囲気を保っていく専門家のわきまえが大切。さらに、認知が変わるということは、「人生観が変わる」というような根の深さを持っている。グループの中で、自分の苦労を最も実感を持って語る言葉を当事者が獲得し、しかもロールプレイやサイコドラマ的な身体と場を一体化させた安心の空間を創造——今後予想される現実の先取り——することによって、当事者は、単に認知の修正を超えた新しい生き方や暮らしの実感をそこに見いだすことができる。忌まわしい体感幻覚も、実は、クリエイティブな体感の蓄積によって修正可能な要素を持っているような気がする。

(3) 参加者

幻覚や妄想など持続的な精神症状のために何らかの困難を感じている人。急性期でもよいが、グループに参加して、一定時間いっしょに活動できることが条件になる。対人緊張が強く、幻聴の加減で最後まで参加することが難しい人は、早めに練習を行い、「燃料が切れた時点」で本人の申し出で、退出していただく場合もある。

(4) 行う内容

以下の内容は一セッションで実施されるのではなく、参加者の習得度に応じて何セッションか行って、次のステップに進む。また直線的に次のステップに進むとは限らず、参加者のニーズに応じて行きつ戻りつしてかまわない。

2　プログラムの展開

■プログラムのオリエンテーション

グループ全体のジョイニング、症状自己対処の目的の説明、参加する上での希望を述べてもらう。基本的に、このグループは「自分自身で、共に」を共通の理念として行われる。場の雰囲気としては、「自分達がやっている」という感覚を実感できるように、専門家は「協力者」「支援者」の立場に立つ。ルールの説明や進め方についても「それでは、これから○○を始めます。ルールや進め方について、説明をします」というように、当事者の進行役が進め、参加者が説明を行うようにすめる。最初の挨拶やプログラムの進行役は徐々に当事者に委譲する。

■ステップ1　精神症状についての心理教育（基礎編）

統合失調症の生物学的成因、治療法、経過、精神症状が起こってくる経緯（ライフイベント、過労・不眠などが誘因となること）などをテキストやスライドを用いてわかりやすく説明する。一方的な講義にならないように、気楽に質問してもらう雰囲気を作り、相互交流しながら進める。ロールプレイを用い、質問を受けて説明する医師の役を取るなど、楽しみながら学習する工夫を行う。この中で、特に経験を積んだ当事者が、学習内容を自らの体験を通じて語る場面を取り入れていく。

決して、成功している当事者ばかりではなく、苦労を重ね、幻聴に翻弄されている当事者の体験も貴重。一見、自分の惨めな体験でも話すことを通じて、仲間の中で共有され用いられる体験は、自尊心を高め、また、このプログラムに参加したいという意欲につながる。特に終わった後は「今日のお話、とてもすばらしかったですよ」というように褒めることを大切にする。

■ステップ2　自己対処技能についての学習（入門編）

①グループのルール・進め方を読む。

②ウォーミングアップ。

③情報提供の時間（一五分程度）：一般的に役立つ症状対処技能についてプリントを用意し、実例を挙げて説明する。「役立つ症状対処技能」を紹介するときに、専門家の立場からこのような対処方法が大切というのではなく、「この『技』は、○○さんが編み出したものです……。○○さんが得意としています」というように当事者の体験に置き換えることによって、当事者間のつながりを深め、それを利用する当事者の「思い入れ」が深くなり般化を促すように進める。

④参加者の中から、自分の精神症状で対処に困っている場合を出してもらう。「本人がうまく対処できるようになること、それをみんなが応援していくこと」を確認する。

「困っている人」のことを浦河べてるの家では「苦労人」といっている。少しでも、当事者が

「あなたは精一杯生きている」とねぎらわれ、尊重される雰囲気をかもし出すために、できるだけ当事者が実感しやすい、しかも易しい、そしてできればユーモラスな言葉やネーミングを用いることにこだわるとよい。

⑤相談したい症状について、詳しく説明してもらう。相談したい当事者が、直接自分の苦労に「表題」――例を挙げると「幻聴さんが薬を飲むことに反対します」――をつけて、「苦労のマップ」を書く。スタッフが、補足の質問をして作成や書き込みの手伝いをしてもいい。参加者が、当事者の苦労を実感するために、幻聴さん役を何人かに頼み、サイコドラマ風に再現もする。例えば、責める幻聴に襲われて混乱し対処困難に陥る状況を、参加者の協力をいただいて当事者に作ってもらうと当事者の大変さがリアルに伝わり、その後の自己対処が意義を持ってくるし、笑いも生まれる。

⑥参加者それぞれが、学習した対処方法や自己の体験をもとにアイデアを出す。アイデアはホワイトボードにすべて書く。

⑦相談した人が、自分なりの対処法を選択する。

⑧選択した対処方法を実行する上で、対人技能が必要であれば、ロールプレイで練習する。

⑨選択した対処方法をどう実行するか皆で考え、本人が「宿題」とする。必要であれば、セルフモニターのやり方を考える。

浦河べてるの家では、「な―悩み：つ―疲れ：ひ―ヒマ：さ―寂しさ：お―お腹（空腹）、お金（金欠）、お薬（副作用など）」チェックといって、これをカードにしてメンバーが携帯するようにしている。また、爆発のバロメーターを五段階で作成し、一～二（安心モード）、三（警戒モード：SOSなどの対処）、四（危険モード：緊急対応）、五（避難モード）というように決めている。これも、個人個人の創意工夫から作られている。

■ステップ3　精神症状についての体験の共有（当事者研究編）

これまでの精神症状についての各自の体験を共有し、ライフイベントとの関係や、なぜ体験が生じたか、症状のもたらした意味などについて各自が自分なりの考えをもてるようにする。

①（必要な場合）グループのルール・進め方を読む。
②（必要な場合）ウォーミングアップ。
③浦河べてるの家のビデオ『精神分裂病を生きる』を視聴。
④その日のテーマ（たとえば「はじめて症状が出現してきた時に感じたことやその時の生活状況」）を決め、参加者に順次体験を話してもらう。リーダーは相互交流が増すように援助する。精神症状が「その人の生活の中から生まれたひとつの体験」として話す。
⑤セッションの終了時に、話し合いの感想を全員に述べてもらう。

■ステップ4（オプション）　精神症状の集団認知療法（応用・実践編）
――もう一歩症状について理解を深めたい人が実施

①（必要な場合）グループのルール・進め方を読む。
②（必要な場合）ウォーミングアップ。
③対処が困難な精神症状について、相談をしたい人の話を詳しく聞きながら、質問をしたりして体験の共有を行う。
④精神症状を外在化し（たとえば「困った幻聴さん」）、その成り立ちを皆で話し合って図式化し、ホワイトボードに書く。その際に、幻聴であれば、「誘因となる体験―起こってくる幻聴―それに対する認知―引き起こされる感情や行動」図式を利用する。妄想では「誘因となる体験―その時の認知（誤った推論すなわち妄想）―引き起こされる感情や行動」図式を利用する。衝動的行動でも、引き起こされる行動を自傷行為として、同様の図式が応用できる。いずれも、認知の仕方の背景に、個々のこれまでの体験やもともとの対人関係の持ち方、その際置かれている状況などが関わっていることに注意を向ける。また引き起こされる感情や行動への対処が適切でない場合に、さらなる誘因へと結びつく悪循環についても注意を向ける。
⑤相談をした人は、ホワイトボードを見ながら、図式に沿った対処方法を考える。そのときに、他の参加者も自分なりの意見を言う。

⑥選択した対処方法を実行する上で、対人技能が必要であれば、ロールプレイで練習する。
⑦選択した対処方法をどう実行するか皆で考える。
⑧スタッフや参加者全員が本人の自己対処の練習を応援することを確認する。
⑨グループの感想を全員が述べる。

文　献

（1）S・アリエティ（殿村忠彦、笠原嘉監訳）『精神分裂病の解釈Ⅰ、Ⅱ』みすず書房、東京、一九九五年。
（2）Buccheri, R., Trygstad, L., Kanas, N. et al.：Auditory hallucinations in schizophrenia. *Journal of Psychosocial Nursing*, 34；12-25, 1996.
（3）Beck, A.T., Rector, N.A.：Cognitive therapy for schizophrenic patients. *The Harvard Mental Health Letter*, December, 4-6, 1998.
（4）Carter, D.M., Mackinnon, A., Copolov, D.L.：Patients' strategies for coping with auditory hallucinations. *J. Nerv. Ment. Dis.*, 184；159-164, 1996.
（5）Chadwick, P., Birchwood, M., Trower, P.：*Cognitive Therapy for Delusions, Voices and Paranoia.* John Wiley & Sons, Chichester, 1996.
（6）Drury, V., Birchwood, M., Cochrane, R. et al.：Cognitive therapy and recovery from acute psychosis：a controlled trial. I. Impact on psychotic symptoms. *Br. J. Psychiatry*, 169；593-601, 1996.
（7）Eckman, T.A., Wirshing, W.C., Marder, S.R. et al.：Technology for training schizophrenics in illness self-management：Acontrolled trial. *Am. J. Psychiatry*, 149；1549-1555, 1992.

（8） Falloon, I.R.H., Talbot, R.E. : Persistent auditory hallucinations : Coping mechanisms and implications for management. *Psychological Medicine*, 11 ; 329-339, 1981.

（9） Freeman, D., Garety, P., Fowler, D. et al. : The London-East Anglia randomized trial of cognitive-behaviour therapy for psychosis. *British Journal of Clinical Psychology*, 37 ; 415-430, 1998.

（10） Frith, C.D., Done, C.J. : Towards a neuropsychology of schizohorenia. *Br. J. Psychiatry,* 153 ; 437-443, 1988.

（11） Garety, P., Fowler, D., Kuipers, E. et al. : London-East Anglia randomised controlles trial of cognitive-behavioural therapy for psychosis. II : predictors of outcome. *Br. J. Psychiatry*, 171 ; 420-426, 1997.

（12） Garety, P.A., Fowler, D., Kuipers, E. : Cognitive-behavioral therapy for medication-resistant symptoms. *Schizophr. Bull.,* 26 ; 73-86, 2000.

（13） Goulet, J., Lalonde, P., Lavoie, G. et al. : Effect of patient education on neuroleptic treatment of young psychotic patients. *Can. J. Psychiatry*, 38 ; 571-573, 1993.

（14） Haddock, G., Bentall, R.P., Slade, P.D. : Psychological treatment of auditory hallucinations : Focusing or distraction?　In : (eds.), G. Haddock, P.D. Slade : *Cognitive-Behavioural Interventions with Psychotic disorders*. Routledge, p.45-70, 1996.

（15） Haddock, G., Tarrier, N., Spaulding, W. et al. : Individual cognitive-behavior therapy in the treatment of hallucinations and delusions : a review. *Clinical Psychology Review*, 18 ; 821-838, 1998.

（16） 原田誠一「幻覚妄想体験への認知療法」精神医学、四三巻、一一三五—一一四〇頁、二〇〇一年。

（17） 池淵恵美「障害の主観的体験とその受容」精神科臨床サービス、四巻、三〇四—三一〇頁、二〇〇四年。

（18） 稲沢公一「障害受容のプロセスとメカニズム—本人たちはどのように障害を受容するのか」レビュー、二一巻、四六—四九頁、一九九八年。

（19） デイビッド・G・キングドン、ダグラス・ターキングトン（原田誠一訳）『統合失調症の認知行動療法』日本評論社、東京、二〇〇二年。

(20) Kopelowicz, A., Wallace, C.J., Zarate, R.：Teaching psychiatric inpatients to re-enter the community：a brief method of improving the continuity of care. *Psychiatric Services*, 49；1313-1316, 1998.

(21) Kuipers, E., Garety, P., Fowler, D. et al：London-East Anglia randomised controlles trial of cognitive-behavioural therapy for psychosis. Ⅰ：effects of the treatment phase. *Br. J. Psychiatry*, 171；319-327, 1997.

(22) R・P・リバーマン編（安西信雄、池淵恵美日本語版総監修）『自立生活技能（SILS）プログラム』丸善、東京、一九九五年。

（注：症状自己管理、服薬自己管理、基本会話、余暇の過ごし方の四つのモジュールと、行動療法的家族指導の教材、解説ビデオ等で構成されている。一九九八年には新たに、地域生活再参加プログラムがシリーズに付け加えられた）。

(23) Marder, S.R., Wirshing, W.C., Mintz, J. et al.：Two-year outcome of social skills training and group psychotherapy for outpatients with schizophrenia. *Am. J. Psychiatry*, 153；1585-1592, 1996.

(24) Margo, A., Hemsley, D.R., Slade, P.D.：The effects of varying auditory input on schizophrenic hallucinations. *Br. J. Psychiatry*, 139；122-127, 1981.

(25) McGuire, P.K., Shah, G.M., Murray, R.M.：Increased blood flow in Broca's area during auditory halucinations in schizophrenia. *Lancet*, 342；703-706, 1993.

(26) 向谷地生良「S・A（Schizophrenia　Anonymous）の成立の経過と実際」精神科臨床サービス、三巻、八〇—八二頁、二〇〇三年。

(27) 向谷地生良「自傷行為をくりかえす統合失調症患者への認知行動療法的アプローチ」精神科臨床サービス、三巻、一六一—一六五頁、二〇〇三年。

(28) 岡知史『セルフヘルプグループ』星和書店、東京、一九九九年。

(29) Romme, M.A.J., Escher, A.：Hearing voices. *Schizophrenia Bulletin*, 15；209-216, 1989.

(30) Romme, M.A.J., Escher, A.D.M.A.C.：Empowering people who hear voices. In：(eds.), G. Haddock, P. D. Slade, *Cognitive-Behavioural Interventions with Psychotic Disorders*. Routledge, London, p.137-150,

1996.

(31) 佐藤和喜雄「ヒアリング・ヴォイシズ：声が聞こえることの体験中心的アプローチ」精神障害とリハビリテーション、六巻、四二—四四頁、二〇〇二年。

(32) Sensky, T., Turkington, D., Kingdon, D. et al.：A randomized controlles trial of cognitive-behavioral therapy for persistent symptoms in schizophrenia resistant to medication. *Arch. Gen. Psychiatry*, 57；165-172, 2000.

(33) Slade, P.D., Haddock, G.：A historical overview of psychological treatments for psychotic symptoms. In：(eds.), G. Haddock, P.D. Slade：*Cognitive-Behavioural Interventions with Psychotic Disorders*. Routledge, p.28-44, 1996.

(34) Shergill, S.S., Murray, R.M., McGuire, P.K.：Auditory hallucinations：a review of psychological treatments. *Schizophrenia Research*, 32；137-150, 1998.

(35) Slade, P., Bentall, R.：*Sensory Deception：A scientific Analysis of Hallucination*. Croom Helm, London, 1988.

(36) 丹野義彦編著『認知行動療法の臨床ワークショップ』金子書房、東京、二〇〇二年。

(37) Tarrier, N.：An investigation of residual psychotic symptoms in discharged schizophrenic patients. *British Journal of Clinical Psychology,* 26；141-143, 1987.

(38) Tarrier, N., Beckett, R., Harwood, S. et al.：A trial of two cognitive-behavioural methods of treatine drug-resistant residual psychotic symptoms in schizophrenic patients：Ⅰ. Outcome. *Br. J. Psychiatry*, 163；409-419, 1993.

(39) Tarrier, N., Yusupoff, L., Kinney, C. et al.：Randomised controlled trial of intensive cognitive behaviour therapy for patients with chronic schizophrenia. *British Medical Journal*, 317 (7154)；303-307, 1998.

(40) Turkington, D., Kingdon, D., Tuener, T.：Effectiveness of a brief cognitive-behavioural therapy intervention in the treatment of schizophrenia. *Br. J. Psychiatry*, 180；523-527, 2002.

（41）　Woodruff, P.W.R., Wright, I.C., Bullmore, E.T. et al.：Auditory hallucinations and cortical response to speech in schizophrenia：a functional magnetic resonance study. *Am. J. Psychiatry*, 153；1676-1682, 1997.
（42）　安永浩「いわゆる病識から〝姿勢〟覚へ」精神科治療学、三巻、四三―五〇頁、一九八八年。

［池淵恵美、向谷地生良、精リハ誌、九巻、四六―五六頁、二〇〇五年］

統合失調症の人の恋愛・結婚・子育ての支援

I　なぜ「恋愛・結婚・子育て」を取り上げるのか

それは、統合失調症の人の人生の質の上でも、精神障害の経過の上でも重要だからである。筆者の狭い経験の範囲でも、恋愛・結婚が誘因となって精神症状が改善した例が見られるし、逆に失恋、出産などを契機に再発した例もある。破綻のあと、なんとか踏みとどまって生活を立て直した例もあるが、離婚になって大きく人生行路が変わってしまう場合や、そうした痛手から長い入院を余儀なくされる例もあった。良い配偶者を得て安定した例や、子育ての大変さから病状が不安定であったあとに、それを乗り越えて親としての貫禄が出てきた例もある。今まで巡り会ってきた人々を思い起こすにつけ、「恋愛・結婚・子育て」は治療上大きな転帰になることを実感する。

これまで精神医療の中では、ブロイラー（E. Bleuler）にならって極力反対する考え方、本人や家族の生き方に任せる考え方、生活臨床同人の一連の仕事のように積極支援などさまざまであったと思われる。また障害者本人はおおむね強いニーズがあるが、家族は「結婚すれば病気もよくなるのでは」という楽観論と悲観論との両極が多いように思われる。筆者は、「恋愛・結婚・子育て」は障害のある・なしにかかわらない基本的な権利であると思っているが、同時に治療上も重要な転機となることから積極的な支援を考える立場である。その成否が、ちょっとした出会いや微妙な相互関係など、偶発的でいわば運命的な部分に左右される事柄ではあるが、それでも一貫して支援することが大切であると考えている。本論ではまず、「恋愛・結婚・子育て」の現状を整理し、それをもとに私たち治療者にどのような支援が可能かを考えてみたい。

II　統合失調症と「恋愛・結婚・子育て」の現状

1　恋愛・性行動

脱施設化が進んでいる欧米では、恋愛・性行動は一般市民とほぼ同様であり、そのために望まない妊娠、性感染症の増加などが問題となり、性教育などの対策が講じられているとの報告がある[20]。統合失調症の男女を問わず、入院でも在宅でも六割以上のものが性的な関心を保ち、また実際の性行動も行っているとの報告も米国で見られる[5]。湯浅[43]はそれまでの豊富な経験や文献調査の結果から、わが国の男女別病棟の長期入院では性に抑圧的なために、性にまつわる異常体験も多く見られるが、そうした機制がなければ性的関心や行動は一般市民並みと考えられ、通院中の怠薬のかなりの部分は性機能障害によるのではないかと指摘している。ノーマライゼーションが進行すると、社会経験が乏しい人への恋愛・性行動支援が必要になってくるといえる。筆者自身の経験でも、服薬を怠る例でよく聞くと、副作用による性機能障害や、将来の結婚・出産への不安が理由になっていることがしばしば見られる。

2　婚姻状況

婚姻状況については、これまでに多くの調査報告がある。それらを網羅して述べることは本論の趣旨から離れると思われるので、いくつか代表的なものについて紹介するにとどめたい。これまでの調査報告の掲げる数値はさまざまであり、結果を解釈する上で留意が必要な点がいくつかある。結婚は社会現象でもあり、文化によって大きな影響を受けるので、婚姻状況の調査もまずは、調査の行われた時代と地域を明示し、同じ条件での一般人口との比較が必要である。また調査対象が入院患者であるのか、外来患者であるのか、地域住民であるのかによって数値の意味合いは異なる。ことに追跡調査であるのか横断調査であるのかということも結果を比較する上で重要である。ことに追跡調査では、その追跡期間によって明らかに数値が異なるので留意が必要である。したがって、これまでの調査報告を引用する場合には、これらを明記したい。

戦前からの婚姻状況については、湯浅ら[42]が優れたレビューを書いている。それによれば、ニューヨークでの戦前・戦後を通じて入院した患者の婚姻率（これまでに結婚したことのある人）が報告されているが、一九五四〜五六年の調査（対象一一一三名、白人のみ）では男性は一般人口七五・六％、統合失調症四〇・八％であり、女性は八五・五％、六四・三％となっており、思った以上に婚姻率が高い。

一九六〇年にわが国で行われた在宅精神障害者実態調査（対象九六四名）では、婚姻率は男性四三％、女性五七％となっている。湯浅ら[41]は、勤務していた群馬大学病院において退院後の継続的な追跡調査をしているが、一九六七年の調査（一七八名）では男性四〇％、女性五三％となっているが、注目すべきは有配偶者率（調査時点でも婚姻の状況にあるもの）がそれぞれ二五％、二六％と低く、つまりは離婚が多いということである（なおその後の再婚も結構多いことも湯浅は付け加えている）。村田、西園[22]による一九六七年の九州大学二回以上退院患者の追跡調査（四四名）では、婚姻率が男性六一％、女性五七％、有配偶者率が男性三九％、女性三八％となっている。群馬の調査と比較して、離婚の多さには地域差があるといえるのであろうか。一九七四年に岡崎ら[31]は、東京大学病院初診患者を分析しているが、有配偶者率は二五〜二九歳の間では、統合失調症圏四〇・三％、躁うつ病圏五六・三％、てんかん圏三九・六％（一九七〇年の国勢調査では八〇・四％）となっているが、四一〜五〇歳の間では、統合失調症圏六〇・二％、躁うつ病圏八三・三％、てんかん圏三一・八％（一九七〇年の国勢調査では四〇〜四四歳間で八七・〇％）となり、年齢とともに有配偶者が増加するが、一般人口には届かないこと、てんかん圏で厳しい数値となっていることがわかる。対象が外来患者であると、婚姻率は高くなる可能性がある。

宮ら[21]は、一九五八年からの五年間に群馬大学精神科を退院した一四〇名について、追跡調査を一九七九年まで行った（追跡期間一六〜二一年）。婚姻率は男性五四％、女性四九％、離婚率は男性一五％、女性四八％と、女性がきわめて高かった。やはり群馬の調査では離婚が多い。このうち再婚するものもあり、調査時点での有配偶者率は男性四八％、女性三二％であった。世田谷区では一九八五年頃までの宿泊施設利用者の調査[18]を行い、結婚に至る例は全体の一割程度にすぎないが、統合失調症同士のカップルが多く、それ以外のものとの結婚はほとんどが女性例であったという。一宮ら[12]は、私立病院で継続して二〇〜二六年関与が可能であった一二九例（調査時点で入院中のもの七〇名、平均年齢五四・八歳）について実態調査を行っている。それによると婚姻率は男性二九％、女性四四％である。婚姻したもののうち離婚は男性八％、女性一五％ある。なお女性の九％は再婚している。この調査では、妻の罹病歴についておおよその情報を得ている健康な夫との組み合わせがもっとも安定すること、精神障害者同士の結婚はおおむね破綻すること、恋愛結婚の方が継続する傾向があることを指摘している。

原田[7]は一九八八年の隠岐島の在宅患者調査で、有配偶者率は男性二〇％、女性五九％としている。地方のある公立病院[13]の調査では、一九九九年の調査時点で半年以上継続的に通院している統合失調症の人は一二三名で、有配偶者率は男性一四％、女性四三％と大きな開きがあった。異なる公立病院の調査[39]では、治療中の統合失調症四七四名（入院九八名、平均年齢四七・三歳）のうち、婚姻率は男性二二％、女性五三・四％で、有配偶者率は男性一二・四％、女性二九・七％であった。この調査でも離婚経験者は男性九・一％、女性一七・七％と女性に多くなっている。これらの調査では女性の有配偶者率が明らかに高く、若い女性の少ない過疎地域の特徴であろうか。なお一九九五年の国勢調査では、一五歳以上の一般人口で、男性の有配偶率は六二・六％、女性は五九・一％となっている。

米国で一九九一年に実施された一一万七〇〇〇名の調査[38]では、何らかの精神障害があるとされた一五〇〇名のうち、一八〇例の統合失調症と二九六例の躁うつ病が比較されたが、有配偶者率はそれぞれ一六・八％、四三・〇％であった。統合失調症では老齢の女性の方が友人を持ちやすく、一方で男性の方が有配偶者率が高い傾向があった。北欧では婚姻状況について多くの調査がある。たとえばサロカンガス[32]（R.K.R. Salokangas）は、フィンランドの公立病院で一九八三年からの一年間に初めて精神科を受診した一五〜四四歳の患者を五年間追跡調査している。そのうち統合失調症は二二七例で、両親と暮らしているもの四八％、配偶者と暮らしているもの二六％、一人暮らしまたは家族以外との生活二六%であった。五年後には一人暮らしまたは家族以外のものとの生活が増えていたが、配偶者と生活している率は変わらなかった。精神症状や社会的機能について五年間でもっとも経過が良かったのは配偶者と暮らしている群であり、一人暮らしまたは家族以外との生活群の男性がもっとも経過が不良であった。著者は統合失調症の経過に及ぼす家庭環境の重要性を指摘している。

3　結婚生活の精神障害や症状の経過への影響

これまでの調査から、統合失調症では婚姻に至る率およびその持続率が一般人口に比べて低いことは明らかである。入院後の予後については、既婚者男性は退院が早く、長期在院が少ないというのが、さまざまな調査に共通の結論のようである。既婚者男性にはもともと入院前の適応が良好である可能性が推測されている。一方女性にはこの傾向は明らかでない。家庭の持つ保護的作用とともに、女性にとっては家事・出産などの負担があることや、再発などにより離婚の危険性が高いことと関連しているのだろうか。長期的な社会的予後についても、男性では既婚者が明らかによく、女性では未婚者よりもよいものの、男性ほどこの傾向ははっきりしなかったという報告がある。[22]

ジョンソンら[14]（S.A.T. Jonsson, et al.）は、スウェーデンの公立病院に一九二五年に最初に入院した内因精神病の患者について死亡までの経過を追跡調査している。多くの患者は抗精神病薬が導入される以前に治療を受けていたので、いわば自然経過と考えられる。そのうちＤＳＭ‐Ⅲとレオンハルト（K. Leonhard）の診断基準で統合失調症と診断された七〇名のうち、経過良好群三三％、著明な精神症状があるが何らかの社会的機能がある群二四％、著明な症状があり社会的機能は欠落している群四三％であった。入院時の指標で予後良好と関連があったのは、結婚していたかどうかだけであった。ちなみに予後不良との関連は、初回入院時の思考障害、感情の平板化、さまざまな緊張病性症状であった。

山田[40]は入院治療のあとに結婚し、その後症状軽快した三女性例について報告し、結婚して一家を構えることで外から内を分かち、二人共同体としての公共性を持つことや、女性にとって家庭生活の持つ意義とその経過に及ぼす影響について考察している。

4　障害者同士の結婚

今岡[13]は、自験例で四組の統合失調症同士のカップルの経過を報告している。障害年金と生活保護で生活しているケースが多い。当初入院を頻回に繰り返すなど不安定な経過をとったカップルでも、同じ苦しみを持ったもの同士として頼りあい、相手の体験症状についてはアドバイスするなど助け合えるようになると今岡は報告している。総じて精神症状の経過や治療遵守が良好で、このよい経過には、共通の主治医である著者が、カップルに息長く接して細やかに援助していることが大きな役割を果たしていると思われた。今岡は外来通院患者に自記式アンケートを採り、独身男性（一六名）、統合失調症同士の結婚（八名）、それ以外の人との結婚（二〇名）で満足度を比較しているが、人生に満足と答えたものの割合が、それぞれ一三％、三八％、三〇％であった。結婚生活に満足と答えているものは、統合失調症同士の結婚で八八％、それ以外の結婚で四〇％と開きがあった。

ドイツからの二〇〇四年の報告[15]では、ライプチッヒの医療施設に通院中の統合失調症患者でパートナーと同居しているものは一四一名いたが、そのうち五二例のパートナーが調査に協力した。パートナーの二一％は自身も精神障害を持っていた。多くのパートナーは初めて精神症状が悪化した時がもっとも驚愕的で、強制入院はつらい体験であり精神科との出会いはショックであったと述べている。しかし精神障害を持つパートナーでは、この体験はより共感を持って受け止めることができていた。精神障害を持たないパートナーの場合、生活の上では一緒に社交的な楽しみを持つことや性生活がもっとも障害を受け、離別を考えるかどうかは患者の経過が良好であるかどうかに関わっていた。一方で、自身が精神障害を持つパートナーは相互理解など一緒に暮らすメリットを報告し、「当たり前の生活」に近づくことができたと述べることが多く、その満足感は際だった違いを示した。

5　妊娠・出産

妊娠中毒症、先天性奇形、死産や難産など、妊娠・周産期を通じた合併症は一般人口よりも多いことが知られている[1]。ハイリスク研究では、これは後年の発症危険性を高めることが知られている。岡崎ら[31]は昭和四十五年からの二年間に東京大学病院を初診し、統合失調症と診断され結婚歴を有する女性例一三〇名を調査し、妊娠・出産に関する再発五一・七%、初発三五・七%とかなり高いこと、しかし妊娠中に限るとそれぞれ八・三%、一・四%と低かったと報告している。ただし妊娠中再発などには至らなくとも、心理的不安定要因への反応はしばしば見られるとしている。この調査から岡崎らは、周産期と産後六カ月までは精神科医が注意深く管理すべきと述べている。本多と岡崎[11]もそれまでの調査研究を検討して、既往に精神障害のあるもので出産後に再発する率は五割を超えるものも調査によってはあるとしている。出産後三日以内は再発は稀で、四日目から一〇日目までが再発のリスクが最も高く、一カ月までの間に五〜九割が再発するという。また妊娠中投薬を中断できた例では、出産後数カ月安定していれば投薬を中止しても安定しているものが多いという。クレナーら[19]（P. Krener, et al.）は、既往歴のある精神病患者二七例を妊娠後期に調査し、精神病症状は安定していること、一部の患者で気分症状や状況反応性の症状が見られることがあるとしている。妊娠中は周囲が保護的となり、活動性の低下なども許容されることなどが大きいのではないかと推論されている[31]。

妊娠中は相対的に再発の頻度は低いとされるものの、清水ら[34]は妊娠中に再発を見た五例を報告し、安静が難しいなどその治療の困難さについて述べている。このうち四例は妊娠前または判明後に服薬を中止し、一例は不規則服薬であったという。そしてこの五例のうち、投薬により速やかに改善したのは一例のみであった。清水らは、風祭[16]の「妊娠中に投薬中止により再発の危険性が大きいと判断された場合に、抗精神病薬を与える利益は、服薬によって起こるかもしれない胎児への影響の危険性を上回る」との見解を支持している。北村ら[17]は一女性例の妊娠・出産前後の経過を詳しく報告しているが、既往歴を隠して結婚し、服薬しておらず数年後に再発し、間もなく妊娠に気づかれた。そのため入院して投薬を行ったが、病状不安定で人口誘発分娩となった。分娩前後は安定したが、一二日目から再び病状が悪化する経過をたどった。分娩時の投薬による沈静化は必要なかったと著者は結論している。樋口ら[9]は統合失調症の既往を持ち出産を経験した二一例について調査している。妊娠・出産・産褥期を通して再発・再燃を見たものは八一％あり、そのうち妊娠中の再発の方が多く再発全体の七一％を占めた。服薬中断例は全体の五七％であったが、妊娠出産前後で精神症状に変化を認めなかった群では四二％であったのに対し、出産後に精神症状が悪化した群では八六％であった。ちなみに服薬を継続したものでは再発率はほぼ半数に見られたが、中断したものは、全例が再発している（以上の数値は原著の報告を基に筆者が算出）。原著者が強調しているのは、妊娠・出産の過程で精神症状が悪化した群では、夫に精神障害についての理解が乏しかったり、再発後も治療に非協力的・無関心であることが、精神症状が不変または改善した群に比べて特徴的であったということである。特に再発後の対応は前者の原家族が全例治療に非協力的であり、後者は全例が協力的と大きな対比を示したという。原家族の態度が夫に大きな影響を与える可能性を著者は推測している。もともと精神障害を隠して結婚した場合には、原家族が再発時に関わりにくく、主治医についても同様であり、夫の精神障害に対する理解や計画的妊娠が困難と述べている。

婚外妊娠は稀ではなく、人工流産は一般人口より多いとの報告もある。[2] こうした例、ことに判断能力に障害のある場合に、カバーデイルら[4]（J.H. Coverdale, et al.）は薬物療法、心理社会的治療、なかでも問題解決法の利用などを通じて、十分情報提供して妊娠・出産についての判断を援助していくと述べている。

妊娠・出産の精神症状への影響や、統合失調症であることで妊娠・出産にどのような影響があるかについて述べてきた。結論できることは、こうした人生の大切なイベントについて早くから専門家が意識的に関わり、十分情報を提供した上で計画妊娠や服薬調節、そして出産の援助がなされることが最も重要ということである。病名さえ告げられないようでは、本人や夫に病気への理解が乏しく精神科医との相談なく妊娠して服薬中断する例が多いのもやむをえない。こうした例では妊娠中から服薬中断によって悪化しやすいし、中絶が可能な時期を過ぎてからの産科受診という悲劇的事態も起こる。清水ら、樋口らの妊娠中でも再発が多いという報告は、結婚・妊娠・出産をめぐり本人や周囲の環境を整える援助がこれまで乏しかったことを指し示しているのではないだろうか。

6　子育て

結婚と同様、挙児についても北欧では多くの調査がある。ソグスタット[33]（L.F. Saugstad）は一九七〇～一九八〇年代に発表された論文を中心として、北欧も含め膨大な文献をレビューしているが、地域や時代がさまざまなためかえって結論が見えにくくなっている。しかし指摘できるのは、有配偶者率は一般人口より低いが、結婚している者の中で挙児のない家庭は一般人口と違いはなさそうだということである。したがって挙児が少ないのは有配偶者率が低いためと考えられる。受胎制限や結婚してから初子までの期間などは、一般人口の動向を反映しているとしている。ハウカら[8]（J. Haukka, et al.）は一九五〇～一九五九年にフィンランドで生まれた八七万九三名を調査し、一・三％が統合失調症であった。一般人口の挙児率は男性一・六五、女性一・八三であるが、統合失調症ではそれぞれ〇・四四、〇・八三であった。地域ケア時代の英米では、非嫡出児が一般人口よりも多いという報告がある。[35]

わが国ではこうした疫学調査は筆者の知る限りでは見当たらない。湯浅[43]は生活臨床グループの調査を引用しているが、一九七六年には婚姻した三一例の平均挙児数一・〇、一九九八年には三九例（地域で生活する人たち）の平均一・一となっている。地域性もあると思われるので一般化には慎重である必要があるが、晩婚が多いことや、薬物療法による影響を湯浅は推定している。同じグループの一九七九年の一四〇例の調査[43]では、結婚したものの平均挙児数一・九と高くなっている。

Ⅲ　「恋愛・結婚・子育て」をどう支援するか

1　支援の上での多面的な視点の重要性

恋愛・結婚・子育てを支援するにあたり、医学的身体的視点と、成長の課題といった心理的視点と、所属する集団の文化や社会の視点とを総合して援助することが大切と筆者は感じている。たとえば恋愛・性行動はしばしば再発の引き金になりうるが、恋愛にまつわる高揚した気分や激しい感情の揺れが、生理的に持続的な過緊張状態をもたらしたり、不意打ち体験で対処できなくなったりすることが再発に結びつくと考えられる。また成長の過程では、恋愛・性行動は思春期・青年期の大切な課題であるが、その途上で発症した人はなかなかこの課題を乗り越えられない場合があり、病気の経過に影響を与える。たとえばそれまで抑圧されていた性衝動に対処できず激しい罪悪感を感じ、病的な体験（性的なニュアンスのある体感幻覚など）がなかなかよくならない例などである。親密な関係を安定して維持することもまた、この世代にとって難しい課題である。思春期・青年期には、同性の仲間からさまざまな社会行動を学習するが、恋愛・性行動に関しては特に、そうした所属する集団の下位文化に適合した行動がとれないと、相手から受け入れられないことになる。精神障害そのものよりも、こうした社会行動が十分学習されていないことが、よい体験を積むことの障壁となっていることも多いと思われる。

結婚・出産・子育てもまた、多面的要素を持っている。身体的なさまざまな負荷、薬物療法の影響、遺伝の問題、新しい家族の形成、配偶者感情の発展、経済力や家事遂行能力、精神障害に対する相手とその家族の認識、実家などを含め支援をどの程度得られるかなどなどである。いずれにしても、支援にあたってこうした多面的視野を持って、立場の異なるさまざまな周囲の支援者が連携できることが必要と考える。

ストロンウォルら[36]（L.K. Stromwall, et al.）は、ライフサイクルも視野に入れて援助することが大切で、専門家も結婚・親になることなどの人生の目標の重要性を理解しなければ、精神障害からの回復を援助できないと述べている。実際には米国でも、妊娠中の女性が精神科からも児童福祉からも十分な援助を受けていないのが実情であるという。本人への情報提供は性にまつわる情報（性交渉に伴うリスクなど）が乏しく、スキル練習でもパートナーとの関係維持や親としての役割をどう果たすかという視点から行われることが少ないという。家族教育も主に原家族を対象としたものであって、対等な立場であるパートナーにはそれとは異なる援助が必要という。さらに彼らは、生まれてきた子どもたちにも、親の障害をどう受けとめ対処するか、心理教育的援助が必要と述べている。

2　恋愛から結婚までの支援

結婚に対する対応を具体的に検討して技術化した業績として、生活臨床グループの仕事を最初に挙げなければならない。彼らは「統合失調症の人の結婚に強い関心を持たざるをえないのは、婚姻、結婚生活を巡って起こる再発にある」と述べ、結婚にまつわるさまざまな局面への援助を整理している。中沢ら[25]は、生活臨床グループで治療を受け持ち発病から結婚生活までの経過を熟知している三五例を対象に、その経過からどのような援助が有用であったかを整理している。そのうちの二一例は結婚後に少なくとも一回以上再発したが、入院となった例では離婚に結びつきやすいという。まず縁談や恋愛の段階で再発しやすい一群の女性たちがおり、生活臨床の生活特徴が「異性」の人たちである。応否を決めかねて迷ったり、ある程度進んだ話が宙ぶらりんになったり、乗り気になったのに思いもかけず断られたりした時に再発しやすいという。婚約、挙式の過程はほぼ決められた段取りで進むために再発は少ない。よく相談を受ける事柄としては、まず「結婚を考えるべきかどうか」が挙げられる。統合失調症の人の場合には、頭に描いていた異性像に頑固に執着し、結婚生活の破綻につながる例があることから、まずはよくイメージを聞いてみるべきだという。次に「結婚相手に病気を打ち明けるか」がある。彼らは悪化時に介入しやすいことと、秘密を持つことのつらさから、結婚が本決まりになったころに「軽く打ち明ける」ことを勧めている。結婚してからは、夫婦としての関係が成熟して伴侶意識が育つかどうかがカギになるとしている。中沢[26]はさらに自験例をもとに、女性が嫁ぐ場合には家事・出産・育児全般に応援しやすいよう、実家の近くを勧めている。病気を打ち明けるやり方でうまくいった例として、主治医の名前も告げておき、相手が希望すれば来院してもらって病状について説明すると述べている。結婚後はなるべく早い時期に配偶者やその家族と会う機会を持って、詳しく患者の生活上の特徴を伝え、治療の協力者になってもらえることが、その後の結婚生活の成否には重要と述べている。

武田[37]は、二例の症例報告を通して、恋愛過程の中で、本心がわからない片想いという曖昧な状況に置かれていると精神症状が改善しないこと、相手の了解を得て本心を話してもらうことで失恋につながっても現実的対応が可能になることを述べている。ただしこれは恋愛妄想などではなく、本人が自覚している片想いである場合に有効と著者も述べている。

南光[27]は、結婚前に相談を受けたときに、本当のことを隠しているのは負担があるなどいろいろ検討すると、「病気について打ち明けるべき」との結論に至ることが多いこと、しかしこうした話をする前提として患者自身や家族がどの程度統合失調症について理解しているかが問題となること、さらに病気を理解していく作業は、患者とその相手が結婚生活を通して持続的に行うべきと述べている。日頃から、患者本人のみならず家族とも連携し、心理教育的面接や心理教育プログラムを行って、統合失調症の理解を助けることが重要と考えられる。

米国のリバーマンら（R.P. Liberman, et al.）によって最近開発された恋愛・結婚のためのプログラムは、交友・恋愛・性行動に十分習熟していない人たち、なかでも発達障害や精神障害の人たちや、性犯罪など性行動に問題のある人たちのための学習プログラムで、SST（社会生活技能訓練）の技術を用いている。全体で約三〇時間のプログラムで、数名のグループで実施される。まず同性・異性にかかわらずよい関係を結ぶためのコミュニケーションスキルの練習から始まり、親密さが増して恋愛・性行動に進んでいくにあたって、どういうことを考慮するべきかについて学習する。決断を下すのは当人とそのパートナーだが、その判断材料を十分提供することや、判断のやり方を練習する。それから性感染症、望まない妊娠、性機能障害についても学習する。統合失調症などの精神障害を持つ人では、望まない性交渉や、その結果としての性感染症のリスクが高いとの報告もある。(3) こうしたプログラムは、これまで社会的学習の機会が少なかった人たちに役立つと思われる。

中井(23)は家族の相談に乗ってきた数多くの経験から、「身内に障害者を抱える場合、きょうだいをはじめ親族の結婚の際には、そのことを隠さないことが大切であること（何をどう伝えるかは個々に工夫が必要）」「本人の結婚の際には、病気のことを伝えるか否か、どのように伝えるかは、まずは本人自身が決めるべきであること」「恋愛・結婚・子育ての問題は、障害の有無に関係ない共通の問題をはらむものであり、障害にこだわりすぎると、解決の糸口を見失う場合もあること」をアドバイスしている。

3　妊娠・出産

本多と岡崎[11]は、それまでの多くの援助経験を通して、八カ条の援助指針を報告している。これは計画的妊娠の指導、妊娠中の保護的環境作り（夫や家族への働きかけ）、必要最小量の投薬、精神科医・産科医との連携、出産後の投薬再開（増量）と実家での静養となっている。

妊娠・出産の際の投薬についてはは様々な報告があるので、ここでは取り上げない。南光[27]、中村[24]らの論文が実践的な視点から指針を出しているので是非参考にされたい。なお非定型薬については、まだ十分な情報がないと思われる。

「援助のもとでの妊娠・出産の決断[4]」という考え方がある。家族、産科医、ケアマネジャー、入所施設職員などと連携し本人が適切な判断ができるように援助すること、そうした決断が精神症状のために障害される時の代理決断の行い方などである。

西尾[28]は出産にまつわる実践的な論文を書いており、関心のある方には一読を勧めたいが、その中で「分娩や新生児の身体管理は、現代の医学をもってすればよほどのことがない限り何とかなるが、母親の精神状態が落ち着いていなければ、必要な処置さえ困難」とのベテラン産婦人科医の言葉を紹介し、母親の精神状態が安定することを優先して十分な薬物療法を行う必要性を述べている。産科との連携は、精神科病棟と産科病棟とどちらでケアするのかから始まり、現実には容易でないことも多い。精神症状が悪化したケースでは、産科側関係者の統合失調症に対する悲観的な見解を強めかねない。われわれ精神医療に携わるもののマネジメント技術が要請される。

4　子育て支援

片親が統合失調症の場合、その子どもの発症危険性は一〇％程度というのが今までの報告であり、統合失調型人格障害などの統合失調症スペクトラムの発症が高くなることが知られている。それに加えて、親の養育能力の低下や入院などの問題があり、適応障害や行為障害のリスクもある。これらのことから、子育て支援が予防の観点からも重要であることがわかる。平松[10]は子育て支援を行った三例を報告しているが、優れた臨床実践であり、どのような支援を行うべきかの示唆に富んでいる。平松はその要点を、母親の役割を果たせるように援助してリカバリーを助けること、子どもに対しても学校・児童福祉などの関係者と連携して独自の支援を行うこと、母子を含む家族関係の回復を図る援助を行うことと述べている。小椋ら[29]も、ハイリスク児の発症予防の視点から、妊娠・出産・育児援助を行う必要性を指摘している。周産期の合併症は、将来の発症のリスク要因となることも忘れてはならない。小椋らは「子づくり子育て」外来の実施を報告しているが、家族教室や育児教室に発展させたいとしている。そして学童期以後の子どもには、母親とは別の独自の支援が必要としている。原田ら[6]はハイリスク研究の経験から、「消極的、自信がない、対人緊張が強い、非社交的で孤立しがち」などの特徴を持つ子どもに対して、対人スキルを学習できるよう教師や家族などを援助する、発症の契機になりうるライフイベントについて心理教育を行うこと、つまり「どういう状況でピンチになりやすいか。どう対応したらよいか」を伝えることが大切と述べている。

岡[30]は子育て支援のための、「赤ちゃんを連れていけるデイケア」や、母子生活支援施設での援助を紹介している。なお本論文の載っている「地域精神保健福祉情報Review」四四号は「恋愛・結婚・子育てを支援する」特集号となっており、社会福祉法人べてるの家で行われている子育てミーティングと子どもとのよりよいコミュニケーションのためのＳＳＴ、障害者の仲間同士での子育てや保育園送迎支援、入所型生活訓練施設でのカップル支援など、現場でのさまざまな工夫が紹介されている。こうした特集からも、精神障害者同士のカップルが着実に増えている実態がうかがわれる。

5　恋愛・結婚・子育て支援への提言

以上、恋愛・結婚・子育て支援の具体的な方策について、これまでの研究や実践報告をながめてきた。筆者が強調したいのは、繰り返しになるが、恋愛・結婚・子育ては統合失調症の人生の質を考える上でもっとも重要な事柄のひとつであることから、専門家はそれらのライフサイクルを常に意識して視野に置きながら、長期的な援助を行うことが大切であるということである。多くの統合失調症の人は、生活していく中で当たり前のこととしてこうしたライフイベントに出合うわけだが、その人生の目標を求めていく途上では、統合失調症であるために、または慢性の障害をかかえているためにさまざまな困難に遭遇せざるをえない。そこに専門家の出番がある。よいアドバイスを得られないままに結婚し、服薬中断となり、再発して離婚の道をたどるなどの例を見聞きするにつれ、もしよい援助を受けられれば、もっと違った道が歩めたはずと残念でならない。特に妊娠・出産・産褥期の、再発のリスクの高い時期については、よい援助があれば乗り切れるのではないかというのが、本論をまとめていてもっとも感じたことである。そのためには、これまでの援助の方法論を集積して整理し、多くの専門家が臨床現場で容易に使えるようにする必要がある。本論がその一助となれば幸いである。

文　献

（1）Bennedsen, B.E., Mortensen, P.B., Olesen, A.V. et al.：Congenital malformations, stillbirths, and infant deaths among children of women with schizophrenia. *Arch. Gen. Psychiatry*, 58；674-679, 2001.

（2）Coverdale, J.H., Turbott, S. and Roberts, H.：Family planning needs and STD risk behaviours of female psychiatric outpatients. *Br. J. Psychiatry*, 171；69-72, 1997.
（3）Coverdale, J.H. and Turbott, S.：Sexual and physical abuse of chronically ill psychiatric outpatients compared with matched sample of medical outpatients. *J. Nerv. Ment. Dis.*, 188；440-445, 2000.
（4）Coverdale, J.H., McCullough, L.B. and Chervenak, F.A.：Assisted and surrogate decision making for pregnant patients who have schizophrenia. *Schizophr. Bull.*, 30；659-664, 2004.
（5）E・フラー・トーリー（南光進一郎、武井教使、中井和代監訳）『分裂病が分かる本―私たちは何ができるか―』日本評論社、東京、一九九七年。
（6）原田誠一、岡崎祐士「遺伝の問題をどう考えるか」地域精神保健福祉情報Review、四四巻、二四―二七頁、二〇〇三年。
（7）原田豊「過疎地区における精神分裂病者の結婚」九州神経精神医学、三八巻、六四―六八頁、一九八八年。
（8）Haukka, J., Suvosaari, J. and Lonnqvist, J.：Fertility of patients with schizophrenia, their siblings, and general population：a cohort study from 1950 to 1959 in Finland. *Am. J. Psychiatry*, 160；460-463, 2003.
（9）樋口英二郎、玉置暢子、和久津里行ほか「妊娠中の分裂病患者の治療過程における環境的要因の重要性」臨床精神医学、二九巻、五一七―五二七頁、二〇〇〇年。
（10）平松謙一「精神障害者の子弟の適応障害」こころの科学、一一四巻、七五―七九頁、二〇〇四年。
（11）本多裕、岡崎祐士「妊娠・出産と精神障害―分裂病の出産後再発に対する予防的働きかけの経験―」臨床精神医学、六巻、四八三―四九一頁、一九七七年。
（12）一宮祐子、石川一郎、小林節夫ほか「精神分裂病の転機―定型分裂病一二九例の二〇年以上継続観察［I］―」精神経誌、八八巻、二〇六―二三四頁、一九八六年。
（13）今岡雅史「精神分裂病者同士の結婚について」病院・地域精神医学、四四巻、二二九―二三六頁、二〇〇一年。
（14）Jonsson, S.A.T. and Jonsson, H.：Outcome in untreated schizophrenia：a search for symptoms and traits with prognostic meaning in patients admitted to a mental hospital in the preneuroleptic era. *Acta*

Psychiatr. Scand., 85 ; 313-320, 1992.
(15) Jungbauer, J., Wittmund, B., Dietrich, S. et al. : The disregarded caregivers : subjective burden in spouses of schizophrenia patients. *Schizophr. Bull.*, 30 ; 665-675, 2004.
(16) 風祭元「胎児に対する精神神経用薬剤の影響」周産期医学、八巻、七七五―七八〇頁、一九七八年。
(17) 北村郁子、永田俊彦「ある女性分裂病者の出産をめぐって―多角的視点からの検討―」精神科治療学、二巻、九一―一〇六頁、一九八七年。
(18) 河野恭子「精神障害者の結婚」加藤正明監修『精神保健実践講座6―精神保健と家族問題』中央法規、東京、一八九―二一八頁、一九八九年。
(19) Krener, P., Simmons, M.K., Hansen, R.L. et al. : Effects of pregnancy on psychosis and psychiatric symptoms. *Int. J. Psychiatry Med.*, 19 ; 65-84, 1989.
(20) Miller, L.J : Sexuality, reproduction, and family planning in women with schizophrenia. *Schizophr. Bull.*, 23 ; 623-635, 1997.
(21) 宮真人、渡会昭夫、小川一夫ほか「精神分裂病の長期社会適応経過」精神経誌、八六巻、七三六―七六七頁、一九八四年。
(22) 村田豊久、西園昌久「精神分裂病の予後に関する研究」精神経誌、七五巻、六〇七―六四四頁、一九七三年。
(23) 中井和代「全家連相談室に寄せられる結婚・子育てについての相談事例から」地域精神保健福祉情報Review、四四巻、二二―二三頁、二〇〇三年。
(24) 中村純「服薬や薬の副作用と結婚・子育て」地域精神保健福祉情報Review、四四巻、二八―三〇頁、二〇〇三年。
(25) 中沢正夫、伊勢田堯、湯浅修一「精神分裂病の結婚について」精神医学、一八巻、三七一―三七八頁、一九七六年。
(26) 中沢正夫「結婚と離婚」懸田克躬、大熊輝雄、島薗安雄ほか編『現代精神医学大系5C―精神科治療学Ⅲ』中山書店、東京、四九―六二頁、一九七七年。
(27) 南光進一郎「結婚及び出産をめぐる質問と相談」精神科治療学、一五巻（増）、二八三―二八六頁、二〇〇〇年。

(28) 西尾雅明「精神障害のある人の出産は医療機関でどのように支援されるのか」地域精神保健福祉情報Review、四四巻、三一—三三頁、二〇〇三年。
(29) 小椋力、平松謙一、福治康秀「統合失調法の予防は可能か」脳の科学、二五巻、四七三—四七九頁、二〇〇三年。
(30) 岡伊織「利用しやすい子育て支援サービスに向けて」地域精神保健福祉情報Review、四四巻、四四—四七頁、二〇〇三年。
(31) 岡崎祐士、宮内勝「精神障害者の妊娠と出産—分裂病について—」周産期医学、四巻、九二一—九三四頁、一九七四年。
(32) Salokangas, R.K.R. : Living situation, social network and outcome in schizophrenia : a five-year prospective follow-up study. *Acta Psychiatr. Scand.*, 96 ; 459-468, 1997.
(33) Saugstad, L.F. : Social class, marriage, and fertility in schizophrenia. *Schizophr. Bull.*, 15 : 9-43, 1989.
(34) 清水章子、北脇雅之、千葉健「精神分裂病患者の妊娠中の再発例について—臨床上の問題点をめぐって—」臨床精神医学、一三巻、八六一—八六七頁、一九八四年。
(35) Stevens, B.C. : Illegitimate fertility of psychotic women. *J. Biosocial Sci.*, 2 : 17-30, 1976.
(36) Stromwall, L.K. and Robinson, E.A.R. : When a family member has a schizophrenic disorder : Practice issues across the family life cycle. *Am. J. Orthopsychiatry*, 68 ; 580-589, 1998.
(37) 武田隆綱「統合失調症患者における片想いの整理」精神科治療学、一九巻、八九九—九〇四頁、二〇〇四年。
(38) Walkup, J. and Gallagher, S.K. : Schizophrenia and the life course : national findings on gender differences in disability and service use. *Int. J. Aging Human Dev.*, 49 ; 79-105, 1999.
(39) 山田淳、櫻井高太郎、栗田紹子ほか「当科にて治療中の統合失調症患者の実態調査」市立室蘭医誌、二八巻、一五—二〇頁、二〇〇三年。
(40) 山田貴子「結婚により病状の安定を得た女性分裂病患者の人間学的考察—女性性を中心に—」精神療法、二八巻、五九二—五九九頁、二〇〇二年。
(41) 湯浅修一、石川辰夫、関口温子ほか「精神分裂病者の社会的条件と適応状況」地域精神医学、四巻、一一—一九頁、一九六九年。
(42) 湯浅修一、立石ひかり「分裂病者と結婚」臨床精神医学、四巻、四五七―四六五頁、一九七七年。
(43) 湯浅修一「分裂病者の性、婚姻、挙児」精神科治療学、一四巻、六三一―六三九頁、一九九九年。

[池淵恵美、精神科治療学、二一巻、九五―一〇四頁、二〇〇六年]

統合失調症の人の就労支援

Ⅰ　本論の目的

なぜ統合失調症の人の就労支援を考えるのか。その理由は簡明で、統合失調症に伴う「障害(disability)」によって、当たり前であるはずの働くことがきわめて困難な課題となってしまうこと、しかしそれでもなお多くの人が働きたいと希望するからである。平成十八年四月より、精神障害者も雇用率算定に含めることができることになった。永らく待ち望んできたことではあるが、私たちに支援の技術と何よりその意志がないと、せっかくの機会もうまく生かされないだろう。就労の可否は症状に大きく影響し転帰を左右するし、社会人としての自尊心を取り戻してリカバリーへの道を開くなど、障害者本人にとってもスタッフにとっても、大きな課題である。筆者は、恋愛・結婚・子育ては統合失調症の人にとって当たり前のことであるから支援することが大切と考えているが、就労支援も同じことである。なお本論では、統合失調症という障害そのものではなく、この障害とともに生活している人への就労支援を論じていこうとしているので、統合失調症の人（persons with schizophrenia）というやや生硬な表現を用いている。

本論ではまず、統合失調症の人の就労の実態を簡単に概観し、次にこれまでの研究から、効果が高い支援方法を抽出してみたい。また就労や社会生活能力全般に影響の大きい認知機能障害への介入と、就労支援を組み合わせる新しい援助方法の動向を紹介する。最後に、効果のある就労支援を実際に可能にするためには私たちが今の資源をどう活用していけばよいのか、そして今の制度の枠組みの中ではどのような困難があるのかを考えてみたい。その中で、就労支援が臨床現場で当たり前のこととなり、また社会制度の壁について皆で改革を希望していくことができれば、この本論が書かれた意味があると筆者は考えている。

II　統合失調症の人の就労の実態

1　実態調査の難しさ

どの程度の人がどのような仕事を持って生活しているのかについては、簡単な問いでありながら、実数をつかむのが難しい。まず就労できるかどうかは、障害者の暮らす社会に大きな決定力があるので、一般的な失業率と比較しなければならない。国によって、同じ国でも地域によって、そして調査の行われた年代によっても違う。わが国では今のところ北海道や沖縄は失業率が高いし、バブル経済のころは就労の支援が容易だったことは記憶に新しい。次にどのようなサービスが受けられるかによっても、全く数値は異なってくる。ここでは職業リハビリテーションの効果研究は取り上げないこととするが、それでもバックグラウンドとしてどのような就労支援サービスが行われているかについては、大きな隔たりがあることが想像される。三番目として調査対象の違いも考える必要がある。年齢や罹病年数や過去の就労経験の有無は就労についての大きなファクターであるし、共同作業所に通っている人、外来通院のみの人、入院経験者などによっても異なる。また診断の問題も、統合失調症のみを対象とする調査はむしろ少なく、精神障害全般であったり、自己申告による診断名であったり、「重度の精神障害者」であったりする。診断は就労できるかどうかと関わりないとする考え方もあるが、果たしてそうであろうか。四番目としては、調査方法が統一されていないことである。「労働」の中に作業所などのいわゆる福祉的就労を含めるのか、また学生や主婦をどう取り扱うかなどが調査によってまちまちで相互比較を難しくしている。またどれくらいの調査期間であったのか、横断調査であるのかによっても結果は異なる。そこで本論では、就労の実態についての調査を網羅することはせず、主に統合失調症の人を対象に、一般人口との対比が可能な調査を引用したい。これまでの調査について関心のある方は、クックら[10]（J.A. Cook, et al.）による総説を参照されたい。

2　米国における実態調査

ブレイヤら[7]（A. Breier, et al.）は五八名の統合失調症の人の退院後を平均六年間追跡し、三四％が雇用されていたこと、追跡期間中である一九八六年の一般雇用率は六〇・七％であったとしている。同じころに行われた疫学調査[21]では、地域で生活する健常者と比較して、統合失調症では四倍以上非就業者がいた。就労状況を四段階に評価するStrasss-Carpenter Scaleを用いた調査[18]では、ほかの精神障害と比べて統合失調症では、有意に評価が低かった。一九九〇年代のリバーマン[27]（R.P. Liberman）による四五〇名の調査では、統合失調症と双極性障害では、一二％以下しか一般雇用されていなかったが、うつ病では四〇％、薬物依存では五〇％であった。

3　わが国での調査

全国精神障害者家族会連合会により一九九三年に三四七一名を対象として調査[44]が行われたが、一般事業所で就労しているものは全体の一五・四％（そのうち正社員は五・四％）であった。同じ調査のうち就労したいと希望するものは六六・九％と落差が大きかった。労働省が、従業員五人以上の民間事業所における障害者の雇用実態を把握するために行った障害者雇用実態調査[36]では、雇用されている障害者は全国で以下のように推計されている。身体障害の場合は平成五年三四万四千人、平成十年三九万六千人、平成十五年三六万九千人、知的障害の場合には平成五年六万人、平成十年六万九千人、知的障害一一万四千人、精神障害の場合には平成五年二万三千人、平成十年五万一千人、平成十五年一万三千人となっている。平成十五年度に初めて、精神障害の確認が障害者手帳や診断書などで確実に行われたことと、個人調査もあったことから、数値が大きく変化している。それを差し引いても、母数を考えれば、精神障害者の雇用が進んでいるにしろ、他の障害には及ばないことが推定できる。

以上のように、調査によって数値にはかなりばらつきがあるが、一般企業への最低賃金以上の就労（一般就労）が統合失調症では他の精神障害に比べてもかなり低率であること、何らかの労働対価が得られる作業所（福祉的就労と呼ばれることが多い）や、一般企業でも助成金などを受けたトレーニング就労などを含めても、この数値はそう大きくは変わらないことは確かである。

III　就労支援技術の効果研究

1　援助付き雇用の発展

重篤な精神障害を持っている人に対して、従来の職業リハビリテーションでは雇用率が一五％以下で、また六カ月間の職業維持率も二五％程度と低い[2]など、十分な成果をあげてきたとは言い難かった。近年主に米国では、知的障害の分野での成功などを受けて、実際の職場での職業訓練の方向、つまり従来のまず訓練してから就労させる「train-place」から、「place-then-train」へのアプローチの変更が進んでいる。この方法は、一般の労働者と同じ職場で、一定の給与を受け取りながら就労支援を受けるもので、過渡的雇用（transitional employment）と援助付き雇用（supported employment）がその代表的な方法である。仕事探しクラブと、非営利組織による職業リハビリテーションを目的とする企業運営も注目されている。

2　援助付き雇用の効果研究

ボンドら[6]（G.R. Bond, et al.）は、職場での職業訓練の代表的手法である援助付き雇用（supported employment）についてのこれまでの研究をレビューした。厳密な研究デザインによる効果研究六件と、その他の効果についての調査研究一〇件があったが、すべての研究報告において、訓練後に就労させる従来の方法と比べて、一般就労にいたる率が高かった（コントロール群をおいた研究全体を平均して援助付き雇用五八％、従来の方法二一％）。また援助付き雇用の再発率や再入院率は従来の方法と同等であった。しかし四〇％程度の脱落があることや、長期的にどの程度雇用が維持できるか問題が残る点から、ボンドらは継続的な援助の必要性を指摘している。クローザーら[12]（R.E. Crowther, et al.）は体系的なレビューを行った。米国で行われた無作為割付統制試験（RCT）による一一研究（合計一九四四ケース）を取り上げて検討したところ、重度の精神障害を対象とする援助付き雇用では、就労前のトレーニングや通常の地域ケアに比べると、一般就労に至る率が、援助開始四カ月から一八カ月までのいずれの時点でも高かった（援助開始一二カ月での時点でそれぞれ三四％、一二％）。また賃金や就労時間も有意に多かった。しかし精神症状、社会的機能、援助コストの点では差は明確ではなかった。クローザーらの体系的レビューの後も、大規模な効果報告がなされている。クックら[11]は、重度の精神障害を持つ一二七三名に対し、援助付き雇用か、（米国での）通常の外来サービスかに無作為に振り分けて、二四カ月間追跡したところ、援助付き雇用群の方が一般就労を達成した率が高く（五五％、三四％）、週四〇時間以上働いている割合が高く（五一％、三九％）、収入も有意に多かった（一カ月当たり一二二ドル、九九ドル）。この有意差は二四カ月後まで持続した。松為[29]によれば、デイケアなどのサービスを援助付き雇用へと切り替えることで、重度の精神障害の人でも一般就労が可能になり、入院や脱落率の悪化はなく、サービスコストもむしろ削減するが、就業する職種はほとんど未熟練労働であることや、対象者の半数は援助付き雇用のプログラムから六カ月以内で脱落する限界があると述べている。

包括的な地域ケアシステムに、援助付き雇用を取り入れ、ＱＯＬの向上を目指す動きがある。地域での包括的地域生活支援プログラム（Assertive Community Treatment：ＡＣＴ）では一般的な就労にいたる率が五〜二五％であったのが、援助付き雇用を併用することで五〇％の就労率を確保したとの報告[23]がある。筆者は平成十年秋に地域での支援プログラム視察の目的で、米国ニューハンプシャー州の大マンチェスター精神保健センターを訪れた。この公立のセンターはＡＣＴモデルに基づく地域援助を展開しているが、援助付き雇用は、ニューハンプシャー・ダートマス精神科研究センターで開発された Individual Placement and Support（ＩＰＳ）プログラムを行っている。このプログラムは、早期に一般就労の場を確保して職場での適応をジョブコーチなどが援助する援助付き雇用の手法とともに、就労カウンセラー数名がリハビリテーションチームに参加して、生活援助と一般就労支援を同時に行っていく点に特色がある。このプログラムでは一八カ月の追跡期間に四〇％の人が一般就労に成功しているとの報告[15]がある。就労援助専門のカウンセラーがケースの希望を取り入れた上で、職場の開拓と就労後のサポートを行い、ケースマネジメントやリハビリテーションサービスは同じセンターの別の専門家が実施している。さらに予期的で自主的な判断を必要とする仕事は避けることなども指針として挙げられている。

コクランデータベースの体系的レビュー[13]では、援助付き雇用は、就労前の職業リハビリテーションに比較して、一般就労率で有意な効果があること、しかし症状やＱＯＬでは差がないことを示している。また援助付き雇用の中でもＩＰＳが重度の精神障害を持つ人にとって最も効果が明らかであるとしている。アメリカ精神医学会（ＡＰＡ）で出している、統合失調症の治療ガイドライン改訂版[1]では、維持期には薬物療法とともに心理社会的治療を行うことで転帰の改善が期待できると明記されており、その中には家族心理教育、援助付き雇用、ＡＣＴ、ＳＳＴ、認知行動療法を基盤とする精神療法が挙げられている。米国の専門家集団によって、無作為振り分け統制研究やメタ解析などのエビデンスをもとにして作られた統合失調症の治療ガイドラインであるＰＯＲＴ（The Schizophrenia Patient Outcome Research Team）治療ガイドライン[25]も二〇〇四年に改訂版を刊行しているが、統合失調症の治療について二〇項目の推奨を行っており、その内の六項目が心理社会的治療に対するものである。具体的には家族心理教育、援助付き雇用、ＡＣＴ、ＳＳＴ、認知行動療法を基盤とする精神療法、トークンエコノミー（治療環境への介入）となっており、ＡＰＡの治療ガイドラインときわめて共通している。両者ともこれまでのエビデンスに基づいて効果のある治療法を抽出していることから、援助付き雇用は、現在のところエビデンスが明確なものといってよい。

最近になって、ＩＰＳの効果研究の新たな報告がミューザーら[33]（K.T. Mueser, et al.）によってなされている。二〇四名の重度かつ持続的な精神障害を持つ人で、就労希望があるが職のない人を対象に、次の三群に無作為に振り分けた。ＩＰＳ群、ＰＳR群（心理社会的リハビリテーション、わが国でいえば過渡的雇用のプログラムを持ったデイケアに近い）、通常の治療群（外来の他に希望により、ＰＳＲに参加することも援助付き雇用のサービスを受けることも可能だが、それぞれ別の機関で実施される。ＩＰＳでは精神保健センターで、医療、リハビリテーション、援助付き雇用を包括してサービス）である。なお過渡的雇用は、デイケアなどの援助側が企業と契約をし、そこで期限を区切って働くことで就労経験を積むためのプログラムで、患者個々人のための開拓された職場ではないし、働けないときは援助側が代替の人を差し向けるなどの援助を行う。二四カ月の追跡の結果、一般就労できたものが、ＩＰＳ群七五・〇％、ＰＳＲ群一七・九％、通常のサービス群二七・五％をはじめ、二〇時間以上働くことができた人の割合（ＩＰＳ群三三・八％、ＰＳＲ群四・五％、通常のサービス群一三・〇％）、労働に伴う二年間の総収入（ＩＰＳ群二〇七八ドル、ＰＳＲ群二三九ドル、通常のサービス群六一八ドル）、仕事の平均持続期間（ＩＰＳ群二〇週、ＰＳＲ群二・五週、通常のサービス群四・八週）などいずれも、ＩＰＳ群が有意に優れていた。一般雇用に限らず何らかの労働に転帰の指標を広げるとその差は縮まるものの、ＩＰＳ群優位は同様であった。また同じサービスに継続して参加したものの割合も、ＩＰＳ群九〇％、ＰＳＲ群五〇—六〇％、通常のサービス群四〇％以下と明らかに違っていた。ＰＳＲ群は通常のサービスに比べても一般就労の達成率が低い。就労のためのトレーニングや過渡的雇用は、一般就労を増やすという視点からは有用ではないということになる。しかしＰＳＲ群では、ＩＰＳ群と比べて友人などの社会的関係についての満足度が高い特徴があった。何を目的としてサービスを受けるかが重要ということになる。以上の効果研究で明らかなように、医療・リハビリテーションと援助付き雇用を同じ治療チームで支援するＩＰＳが一般就労率について優れた成績をあげている。しかし効果研究について細かく数値を挙げたのは、得られた収入や仕事の持続期間を眺めてもらうためで、ＩＰＳ群においてさえ、障害者本人にとって「満足できる数字」であるのかどうか。つまりは得られる収入などの点で限界があると筆者は考える。そのために、就労してからのＳＳＴや次に述べる認知機能リハビリテーションなどが、補完するプログラムとして注目されるようになっている。就労維持を目標とするＳＳＴとして、ウォレスら[41]（C.J. Wallace, et al.）は「職場での基本的なスキル」モジュールを開発している。仕事をすることでどのように生活が変わるか、職場で期待されること、自分の力を生かすのはどのような仕事か、ストレスや症状にどう対処するか、上司や同僚とどう付き合うか、どう援助を求めればよいかなどを学習し、スキル練習する構成となっている。

Ⅳ　認知機能リハビリテーションと就労支援

1　なぜ認知機能リハビリテーションは必要か

統合失調症の人の就労を支援する技術は進んでいるが、しかしその障害（disability）のために、就労にあたってさまざまなハンディがあることは事実である。効果研究で示された援助付き雇用の有用性は、そうしたハンディを主に人的資源によって補うやり方であり、環境を整えることで障害を持つ人でも働くことを可能にする援助である。最近主に米国において、障害そのものを改善することを標的としたときに、認知機能障害が注目されている。

認知機能障害が、就労の能力と関連性が高いとする報告が増えている。セルジら[37]（M.J. Sergi, et al.）は五七例の統合失調症または統合失調感情病の人に対して、まず遂行機能の検査であるウィスコンシン・カードソーティングテスト（Wisconsin Card Sorting Test：WCST）を実施した後、この検査結果を改善するための短期間の介入を行い、その効果を検査した。次にカード分類作業と組み立て作業を行ってもらった。WCSTで改善を見たかどうか（遂行機能の学習による改善）は、二つの作業の成績を良く予測していた。ワグホーンら[40]（G. Waghorn, et al.）は就労にあたって精神障害がどのような影響を与えるか主観的に評価する尺度の開発を試みているが、尺度の分析の中で孤立感などの心理的負担、記憶と判断の障害、思考とコミュニケーションの障害、症状コントロール、活力の低下の五因子を見いだした。このうちの二因子は明らかに認知機能障害に関わるものである。エバンズら[16]（J.D. Evans, et al.）は一一二名の統合失調症圏の人を評価し、陰性症状、学習・記憶機能、処理速度、遂行機能がその後の就労時間などと関連していること、また言語学習・記憶、解体症状が予測性が高かったと報告している。ホフマンら[19]（H. Hoffmann, et al.）は五三例の統合失調症の人の解析から、職業能力を予測する要因として、従来から言われている仕事の現場で実際観察される能力のほかに、陰性症状、認知機能障害、対人技能などを挙げている。バウスら[38]（R. Vauth, et al.）は一三三名の統合失調症の人の評価を行い、社会的認知が就労能力と直接的な関連があり、そのほかの認知機能よりも影響が大きいこと、遂行機能と注意・言語記憶機能とが直接的に、また社会的認知を解して間接的に影響を与えていることを見いだした。ライサカーら[28]（P.H. Lysaker, et al.）は五七例の統合失調症の人に認知機能評価を行った後、七週間の職業リハビリテーションを行ったが、視覚運動速度や思考の柔軟性に障害が見られなかった人は職業能力が高く、またリハビリテーションでの有意な改善が見られた。マクガークら[30]（S.R. McGurk, et al.）は援助付き雇用のサービスを受けている三〇名を調査し、就労の転帰については過去の職業歴や陰性症状などとともに、遂行機能と言語性学習・記憶が関連していること、援助付き雇用の現場での援助の必要性については精神病症状の重症度とともに、遂行機能、言語学習、注意、精神運動スピードが関連していることを見いだした。認知機能障害の重いものは、現場でより多くのサポートが必要であった。

以上のように、統合失調症で健常者と比較して能力の低下が明らかである、学習と記憶機能、遂行機能、注意、処理速度いずれも、就労の能力と関連があるということになる。

それでは援助を行うことで、どのようにしてこのようなハンディを克服できるであろうか。

2　これまでの効果研究

ウェクスラーとベル[42]（B.E. Wexler, and M.D. Bell）は認知機能リハビリテーションと職業リハビリテーションとの包括的実施を以前より試みている。彼らは一四五例の統合失調症もしくは統合失調感情病の人に対し、労働療法（一定の仕事を行うと時給三・四ドル獲得でき、週一五時間以上ではボーナスが出る）を六カ月間実施した。そして半数には週三〜六時間の注意、記憶、言語操作、問題解決機能のリハビリテーションを行い、時給三・四ドルを支払った。認知機能リハビリテーションを行った群の方が、遂行機能と作業記憶が有意により改善し、労働に携わった時間は六カ月の追跡期間後に有意に多く、労働に携わっているものの割合も有意に大きかった。彼らはさらに、七七名の同様の診断の患者で援助付き雇用を一二カ月実施し、やはり半数は認知機能リハビリテーションを行った。認知機能リハビリテーションを行った群の方が、遂行機能とPANSSの認知機能因子が有意により改善し、一年の追跡期間で労働に携わった時間は有意に多く、労働に携わっているものの割合も有意に大きかった。両方の研究とも、介入終了時点では認知機能リハビリテーションの有無による差は明確ではなく、その後の追跡期間において有意差が出現したので、支援がなくなってからの就労の維持に対して認知機能リハビリテーションが有効であったことになる。これは援助付き雇用の限界を補う介入と考えられる。また彼らは、認知機能リハビリテーションで有意な認知機能の改善を示した個人は、就労率が高かったとしている。ドイツでの試み[39]では、一三八例の統合失調症の人に、通うことが距離的に難しいため合意の上で入院してもらって、八週間にわたる職業リハビリテーション（段階的に働く場所のレベルを上げる）と週二回（一回九〇分）の認知機能リハビリテーション、または陰性症状へのグループ療法、または職業リハビリテーションのみを行い、その後一二カ月間の追跡を行った。一般就労もしくは福祉的雇用の率は認知機能リハビリテーションの群で有意に高く、短期及び長期言語性記憶の改善が、過去の就労歴よりも転帰の予測性が高かった。以上のように、認知機能リハビリテーションはこれまでの職業リハビリテーションと協同して行うことで、その効果を高めることが予想される。

3　どのような効果が期待できるか

認知機能リハビリテーションによってどのような機能を改善することができるのだろうか。ケルンら[22]（R.S. Kern, et al.）は六五例の統合失調症または統合失調感情病の人に対して、無作為に無誤謬学習群（主に学習障害の人を対象として発展してきた認知行動療法で、小段階に課題を分割し誤りがないように着実に学習を進める方法）と通常の支持群とに分け、約二時間の軽作業に従事してもらった。その結果は、無誤謬学習群で作業の正確さや作業量などが有意に高かったが、作業速度では有意差がなかった。無誤謬学習によって、代償できる能力と難しい能力があることになる。マクガークら[31]は、認知機能や精神症状がどのように影響を与えているのかをこれまでの文献をレビューして検討した。その結果重度かつ継続的な精神障害では、両者ともに影響があることが明らかであったが、援助付き雇用のサービスを受けている場合にはその影響が少なく、サービスによって代償されていることが推測された。著者らは、援助付き雇用によるサービスによって陽性症状や、注意機能、精神運動速度はカバーできるが、陰性症状や、言語学習機能や遂行機能は援助を行っても十分代償できず、就労転帰に影響が残ると考察している。この研究をふまえて、マクガークら(32)は援助付き雇用に認知機能リハビリテーションを加えることで、就労転帰を改善する試みを行っている。四四例を無作為に援助付き雇用のみ群と、援助付き雇用プラス認知機能リハビリテーション群に振り分けた。認知機能リハビリテーションでは合計二四時間、さまざまな認知機能を標的としてトレーニングを持続したが、認知機能技術者は就労カウンセラーとともに、就労相談や職場での援助などを行い、認知機能を考慮した仕事さがしや、認知機能リハビリテーションの原則に基づいて労働の仕方へのアドバイスなどを行った。一二カ月間の結果は、さまざまな就労の転帰指標で援助付き雇用プラス認知機能リハビリテーション群が優れていた。援助付き雇用のみ群で一般就労達成率がかなり低い点がこの研究の問題点ではあるものの、認知機能リハビリテーションを単なるトレーニングではなくて実際の就労行動と結び付けて実施することで、援助付き雇用の成果をさらに拡大できる可能性をこの研究は示している。

これまでの効果研究からは、援助付き雇用などの人的支援によって代償できる認知機能障害があること、しかしそれだけでは限界があり認知機能リハビリテーションと組み合わせる方法が模索され、効果をあげていることがわかる。しかし援助付き雇用でもなかなか人手の点で難しい臨床現場からすれば、援助を受ける側と行う側双方の負担の増加と、得られる結果とをよく検討して、実用的であるのかどうか考えてみる必要があるように筆者には思われる。

V　効果が期待できる就労支援技術は何か

1　これまでの職業リハビリテーションの効果研究で有用とされる支援技術

①職業能力の評価は、実際の職場かもしくは類似の環境で実際の労働を行ってもらい縦断的に観察することが、最も予測性が高い[9]。このことは精神症状の評価や、検査室で行われる適性検査などではその後の就業を十分予測できないということでもある。最近注目されている認知機能障害も有望であるが、実際の職場での観察の有用性は揺らがないと思われる。

②一般就労を目標とするのであれば、対価を伴わない労働や福祉的就労を継続するよりも、一般就労で最低賃金以上の収入の得られる場での労働を援助する方がよい。長い就労前訓練はむしろ士気の低下を招くので、なるべく速やかに一般就労の場を提供する。障害者本人にまだ就労の希望がはっきりしない場合にも、就労支援がすぐに可能となる環境でのリハビリテーション

が望ましい。

③就労後の援助は継続して行われるべきである。そして援助の中には、雇用者や同僚や家族など、障害者本人をとりまく人々を援助して支持的なネットワークを形成していくことが含まれる。

④障害者本人の希望や志向を尊重して、職業選択を行うべきである。たとえばベッカーら[4] (Becker, et al.) は重度の精神障害を持つ一四三名を調査して、希望した職場に着いた人の方がそうでない人と比べて二倍も仕事が持続し、また満足度も高かったと報告している。

⑤就労支援を行うものと生活支援やリハビリテーションを行うものとは、同一のチームで援助できるほうがより効果があがる[5]。これはまずリハビリテーションを終了したものが、次のステップとして別の機関で就労援助を受けるという段階論的な方法は、効果があがりにくいということでもある。

⑥就労することに伴う生活の変化、ことに生活保護や障害年金などの経済的問題については、あらかじめ障害者本人と十分検討しておく必要がある。米国ではこうした調査が多く行われており、たとえばローゼンヘックら[35] (R. Rosenheck, et al.) は、障害に伴う生活保障を受けているものでは、そうでないものと比べて就労する率が低く労働報酬も少なかったとしている。

2　わが国の医療機関での試み

わが国でも、現場の努力によって就労支援は以前から行われており、良い効果をあげているものも多い。浅井の報告(3)はデイケアでの質の高い就労援助の集大成といえるだろう。浅井は、統合失調症の症状や能力の改善は、段階的ではなく、一つの事で自信が回復するとさまざまな能力が一期に回復したり、また逆に一つの失敗で、今までできていた多くの事ができなくなってしまうことを経験するので、デイケアの就労準備は段階的な職業訓練ではないとしている。その上でまず、デイケア集団に適応し、友達ができて、集団生活を楽しむこと、役割を達成することで自信を回復すること、どのような状況で再発しやすいのか、回避するためにどうしたらよいかを、スタッフ、障害者本人、家族が学習することなどを行う。その後に就労支援を行うが、本人の同意が得られれば精神障害であることを開示して、ハローワークや職場にもスタッフが同行して支援を行う。仕事の選択についてもスタッフの援助が重要で、浅井は統合失調症の障害をふまえた上で、向いている仕事として、仕事内容が単純で一定している、スピードが要求されず、自分のペースでできる、勤務時間が一定で残業がない、対人関係が少ないなどを挙げている。重要なことは、デイケアで必ずしも障害者本人が最初から就労を目標にしているわけではなく、自信をなくしており、「働けなくていいです」と言う場合も多いが、先輩が就労していく姿を見て、自分も働きたいと思うとのことで、就労の機会が全員に開かれていることが必要という点である。就労後も継続してサポートを続け、職場との連携も行う。このやり方は、エビデンスのある就労支援技術がほとんど含まれている。速やかな一般の職場への移行だけが異なるが、この点は先に述べたようにデイケア利用者がその目的として就労を挙げているとは限らない事情にもよるし、ていねいなリハビリテーションによって障害の回復を待ち、長所と限界を見極めて就労支援するこの方法は、速やかな職場移行と比べて就労してからの持続期間が長いように筆者には思われる。デイケアがたまり場とならないように、スタッフが必ず一般就労を大切な選択肢として念頭に置きながら援助することが大前提ではあるが。精神科クリニック[17]でも、就労準備プログラムをデイケアプログラムに位置づけ、グループ就労などを試みているところが見られる。

3　就労支援を支えるシステムはどうあるべきか

労働を行う上で、勿論個人差は大きいものの統合失調症の人は何らかの障害（disability）を持っている。企業にとっては一定の生産性がないと、人を雇用することによって生じるコストをまかなえない。しかし最低賃金を上回る生産性を目指すことは人によっては難しい。「精神障害者の雇用に関する研究会」の調査[36]によれば、正社員である精神障害者の出勤状況が九割以上であるのは、全体の六八・〇%であった。安定性・持続性の点で障害があるのである。同じ調査ではさらに、精神障害者の職業能力について、「とっさの事態に対する判断力」「精神的タフさ」に問題があるとしている。先に述べた認知機能障害から、これらの問題は説明できるだろうが、こうした障害を持つ人たちを支援するためには、どのようなシステムが必要であろうか。そしてわが国でも可能な、エビデンスの明確な支援を可能にするシステムとはどのようなものであろうか。

吉塚[43]はＮＰＯで精神障害者支援事業所を運営し、二〇〇二年の時点で約七〇名の精神障害者を最低賃金以上で雇用し、横浜市の斎場における清掃や売店などのサービス業務を請け負っている。わが国での職業リハビリテーションのぶつかる壁を打破すべく、「働くためにはこれこれのことが出来るようになることが必要だと言われても、では実際にその職場がどこにあるのか、いやそれはこれから探すのだということでは、目標を持って努力しようという気力が持続しない。障害者を受け入れる職場があれば、そこで仕事を続けながら改善に向けた行動修正をすることも出来る」と述べている。この仕事から一般企業へと発展する人は非常に少数とのことだが、一般企業でのストレスに耐えることが難しい人は多く、援助付き雇用においても就労持続期間が課題として挙げられることから、こうした工夫がもっとわが国でも増えていくことが期待される。

紀南障害者就業・生活支援センター[34]では、障害者のための就労支援を行っているが、協力事業所を四五カ所以上持っており、仕事を希望して登録する障害者が常時六〇名程度おり、その約半数は精神障害者となっている。六年間で職場定着した人が一三七名と大きな成果を残している。ここでは「就労支援は生活支援の一部」という考え方から、まずセンターに付属する作業所などで対人関係や服薬、新しい場で緊張しやすいかなどの特性を見極めて、その後ジョブコーチ支援事業二カ月、トライアル雇用三カ月を行い、常用雇用となったら定着支援を行う。センターの職員七名はそれぞれ、職場訪問したり、同行支援を行ったり、職場開拓、グループ就労のマネジメントなどを行う。ここでは収入を得るために働きたいと希望する人の集まりなので、「調子が悪くても何とか仕事場に行く」ことが皆の共通理解である。スタッフも、「授産施設で何カ月やっても一緒。職場に出してみないとその人の本当の力はわからない」と述べている。わが国においては、先に述べた就労を目的とするデイケアと、この節で述べた障害者雇用を前提としたＮＰＯや生活・就労支援センターが実際的なモデルではないだろうか。これらはいずれもＩＰＳのように、生活支援と就労支援とが、同じ機関に所属するスタッフによって行われていることが共通していることに注目してほしい。

Ⅵ　残されている技術的課題および制度上の問題

1　どのような人が就労を目標とするのが適切だろうか

これまで述べてきたところから、統合失調症の人はすべて一般就労すべきであると主張したいわけではない。家庭で過ごすのか、作業所に行くのか、援助付き雇用に進むのかなど、選択の余地が広がってほしいわけであるが、障害者本人の選択を重視するとともに、専門家としてもアドバイスできる必要がある。熊野ら[24]は、治療を「人間のＱＯＬを考えての人間の心身の状態の最適制御」ととらえ、介入の過程を科学的に検証することを提案している。治療の帰結には治療手段、個体要因、環境要因、治療関係などさまざまな変数が関与していると考えられるが、事例ごとのデータを集積することで一定の関連を導くことが可能になるのではないかという主張である。就労支援がもたらすさまざまな個体への影響については、そうした視点からの解析も有用と思われる。

2　一般就労を目指して挫折する人にはどのような援助が必要だろうか

社会適応訓練が終了したときに、訓練修了者の生産性が最低賃金のレベルをなかなか上回らないことが現実に起こっている。また労働者としての保護策が受けられること、例えば雇用保険の被保険者になれるのは週三〇時間以上の労働時間が必要である。このために本人の希望に反して、共同作業所や授産施設などの福祉的就労に長くとどまらざるをえないケースも少なくない。専門家側の「職場さがしをするのが援助側の仕事であって、本当にだめなのかどうかは本人が決めるのだ」という考え方や、一度で簡単に成功するものではないことを前提とした試みの上に立って、一般就労にこだわらない、福祉的就労へのギアチェンジを行っていくには、本人も専門家もリカバリーの多様なモデルを経験し、幅のある選択肢を持つ必要があると考える。

3　就労支援をどう普及するのだろうか

心理社会的治療の普及の問題について筆者は以前論じたことがある。[20]そこでは明確なエビデンスがあるにもかかわらず、米国においてさえ十分普及できていない現状があった。ディクソン[14]（L. Dixon）は「インテンシィブな効果研究と異なる臨床現場で、はたして効果をあげうるのか」「人手と時間と技術が必要な介入がはたして普及するか」という問題点を提出している。この疑問は、さまざまな心理社会的介入に共通する命題である。リーマンら[25]（A. Lehman, et al.）が米国で行った調査でも、七一九名の統合失調症を調査して、二二％の外来患者のみが職業リハビリテーションを受けているか、または治療プランの中にそれが含まれていたと述べている。なぜ治療ガイドラインと臨床現場との乖離については、まず熟練した専門家を集めた人工的な効能研究と、現場での実践における効果研究（efficacy vs. effectiveness）は分けて考える必要があるだろうということである。第二点は、トレーニングを受けた就労支援の専門家が少なく、どう養成していくのかという問題である。第三点は精神医療サービスのコストの点である。キャラマットら[8]（M. Chalamat, et al.）はオーストラリアでＩＰＳを全国展開したとして、そのコストと得られる利益を計算している。彼らはオーストラリアで統合失調症や精神病性の障害を持つ人の中で一般雇用を希望してＩＰＳに参加する人の数を推定し、これまでの効果研究のデータからどの程度実際に就労できるかを推定した（ＩＰＳの援助を受けた人の一九％と推定）。そして就労したことによる個人的収入、政府の障害年金などの支出の減少と税収の増加を利益として算出した。一方で、援助付き雇用を展開する費用を算出したところ、利益・コスト比は〇・四六とコストが上回っていた。このコストの点は、広く国民的な合意が必要なことがらである。

四点目としては、現在の診療・福祉制度のもたらしている制約がある。現状では、何らかの労働対価を伴う行為は診療行為になじまないということから、就労経験を積むことを目的とした、デイケアや作業所などに通院中であることを開示して、スタッフが雇用の場を開拓し、複数のメンバーで同時に短期就労を行う集団アルバイトは、デイケアプログラムとは認定されない（デイケア料が払われない）。またハローワークへの同行や職場訪問などは、全く報酬の対象とならないばかりか、こうした行為によって人的基準が満たされなければ、デイケア料そのものも算定できなくなってしまう。そもそもマンパワーの少ないデイケアでは就労支援サービスは不可能となってしまう。それに対して、就労支援の専門機関をもっと創出すればよいという考え方もあるだろう。しかし、すでに述べてきたように、就労援助とリハビリテーションの緊密な連携を実現することが成功のカギであり、そのためには両者が同一の機関で行われることが望ましい。就労支援に成功している機関では、すでに自前で両者を行っている。どのような制度が、統合失調症の人にとって「当たり前に仕事ができる」ことを可能にするだろうか。議論が必要であるし、本論がそうしたことへの一つの階段となれば幸いである。

文　献

(1) American Psychiatric Association：Practice Guideline for the Treatment of Patients with Schizophrenia, Second edition. *Am. J. Psychiatry*, 161（suppl. 2）；1-57, 2004.

(2) Anthony, W.A., Blanch, A.：Supported employment for persons who are psychiatrically disabled：a historical and conceptual perspective. *Psychosocial Rehab. J.*, 11（2）；5-23, 1988.

(3) 浅井久栄「精神科デイケアにおける就労支援―実行委員会方式とＳＳＴの統合による就労支援―」安西信雄編『地域ケア時代のデイケア実践ガイド』金剛出版、東京、二〇〇六年。

(4) Becker, D., Drake, R., Farabaugh, A. et al.：Job preferences of clients with severe psychiatric disorders participating in supported employment programs. *Psychiatr. Serv*,. 47；1223-1226, 1996.

(5) Ｄ・Ｂ・ベッカー、Ｒ・Ｅ・ドレイク（大島巌、松為信雄、伊藤順一郎監訳）『精神障害を持つ人たちのワーキングライフ』金剛出版、東京、二〇〇四年。

(6) Bond, G.R., Drake, R.E., Mueser, K.T., et al.：An update on supported employment for people with severe mental illness. *Psychiatr. Serv.*, 48；335-346, 1997.

(7) Breier, A., Schreiber, J., Dyer, J. et al.：National Institute of Mental Health longitudinal study of chronic schizophrenia. *Arch. Gen. Psychiatry.*, 48；239-246, 1991.

(8) Chalamat, M., Mihalopoulos, C., Carter, R. et al.：Assessing cost-effectiveness in mental health：Vocational rehabilitation for schizophrenia and related conditions. *Aus. N. Z. J. Psychiatry*, 39；693-700, 2005.

(9) Cook, J.A., Rosenberg, H.：Predicting community employment among persons with psychiatric disability：A logistic regression analysis. *J. Rehab. Admin.*, 18；6-22, 1994.

(10) Cook, J.A., Razzano, L.：Vocational rehabilitation for persons with schizophrenia：recent research and implications for practice. *Schizophr. Bull.*, 26；87-103, 2000.

(11) Cook, J.A., Leff, S., Blyler, C.R. et al. : Results of a multisite randomized trial of supported employment interventions for individuals with severe mental illness. *Arch. Gen. Psychiatry*, 62 ; 505-512, 2005.

(12) Crowther, R.E., Marshall, M., Bond, G.R. et al. : Helping people with severe mental illness to obtain work : systematic review. *BMJ,* 322 ; 204-209, 2001.

(13) Crowther, R., Marshall, M., Bond, G. et al. : Vocational rehabilitation for people with severe mental illness. Cochrane Detabase of Systematic Reviews 2001, Issue2. Art. No. CD003080.

(14) Dixon, L., Adams, C., Lusksted, A. : Update on family psychoeducation for schizophrenia. *Schizophr. Bull.*, 26 ; 5-20, 2000.

(15) Drake, R.E., McHugo, G.J., Becker, D.R. et al. : The New Hampshire study of supported employment for people with severe mental illness. *J. Consul. Clin. Psychol.*, 64 ; 391-399, 1996.

(16) Evans, J.D., Bond, G.R., Meyer, P.S. et al. : Cognitive and clinical predictors of success in vocational rehabilitation in schizophrenia. *Schizophr. Res.,* 70 ; 331-342, 2004.

(17) 浜中利保、音田麻紗子、陸野肇「精神科診療所における就労支援の取り組み」Review、五〇巻、三〇―三五頁、二〇〇四年。

(18) Harrow, M., Sands, J., Silverstein, M. et al. : Course and outcome for schizophrenia versus other psychotic patients : A longitudinal study. *Schizophr. Bull.*, 23 ; 287-303, 1997.

(19) Hoffmann, H, Kupper, Z., Zbinden, M. et al : Predicting vocational functioning and outcome in schizophrenia outpatients attending a vocational rehabilitation program. *Soc. Psychistr. Epidemiol.*, 38 ; 76-82, 2003.

(20) 池淵恵美「統合失調症の心理社会的介入―ガイドラインづくりに向けて―」脳と精神の医学、一四巻、二三―二八頁、二〇〇三年。

(21) Keith, S.J., Regier, D.A., Rae, D.S. : Schizophrenic disorders. In : (eds.), L.N. Robins and D.A. Regier, *Psychiatric Disorders in America*. Free Press, New York, p.35-52, 1991.

(22)　Kern, R.S., Liberman, R.P., Kopelowicz, A. et al.：Applications of errorless learning for improving work performance in persons with schizophrenia. *Am. J. Psychiatry,* 159；1921-1926, 2002.
(23)　Knoedler,W.：Comments on "individual placement and support." *Community Mental Health J.*, 30；207-209, 1994.
(24)　熊野宏昭「心理療法の評価」精神科診断学、九巻、六一—六七頁、一九九八年。
(25)　Lehman, A., Steinwachs, D.：Patterns of usual care for schizophrenia：Initialresults from the Schizophrenia Patient Outcomes Research Team（PORT）survey. *Schizophr. Bull.*, 24；11-20, 1998.
(26)　Lehman, A.F., Kreyenbuhl, J., Buchanan, R.W. et al.：The Schizophrenic Patients Outcomes Research Team （PORT）：Updated Treatment Recommendations 2003. *Schizophr. Bull.*, 30；193-217, 2004.
(27)　Liberman, R.P., Mintz, J.：Psychopathogy and the Functional Capacity for Work. Final report submitted to the Social Security Administration, June 30, 1998.
(28)　Lysaker, P.H., Bryson, G.J., Davis, L.W. et al.：Relationship of impaired processing speed and flexibility of abstract thought to improvements in work performance over time in schizophrenia. *Schizophr. Res.*, 75；211-218, 2005.
(29)　松為信雄「証拠に基づいた就労支援」精リハ誌、七巻、一四五—一五一頁、二〇〇三年。
(30)　McGurk, S.R., Mueser, K.T., Harvey, P.D. et al.：Cognitive and symptoms predictors of work outcomes for clients with schizophrenia in supported employment. *Psychiatr. Serv.*, 54；1129-1135, 2003.
(31)　McGurk, S.R., Mueser, K.T.：Cognitive functioning, symptoms, and work in supported employment：a review and heuristic model. *Schizophr. Res.*, 70；147-173, 2004.
(32)　McGurk, S.R., Mueser, K.T., Pascaris, A.：Cognitive training and supported employment for persons with severe mental illness：one-year results from a randomized controlles trial. *Schizophr. Bull.*, 31；898-909, 2005.
(33)　Mueser, K.T., Clark, R.E., Haines, M. et al.：The Hartford study of supported employment for persons

with severe mental illness. *J. Consul. Clin. Psychol.,* 72；479-490, 2004.
(34)　永井亜紀「紀南障害者就業・生活支援センターに行くと元気がもらえます」Review、五〇巻、二一―二五頁、二〇〇四年。
(35)　Rosenheck, R., Frisman, L., Sindelar, J.：Disability compensation and work among veterans with psychiatric and nonpsychiatric impairments. *Psychiatr. Serv.*, 46；359-365, 1995.
(36)　精神障害者の雇用に関する調査研究会「精神障害者雇用のための条件整備のあり方について」労働省、一九九四年。
(37)　Sergi, M.J., Kern, R.S., Mintz, J. et al.：Learning potential and the prediction of work skill acquisition in schizophrenia. *Schizophr. Bull.*, 31；67-72, 2005.
(38)　Vauth, R., Rusch, N., Wirtz, M. et al.：Does social cognition influence the relation between neurocognitive deficits and vocational functioning in schizophrenia? *Psychiatry, Res.*, 128；155-165, 2004.
(39)　Vauth, R, Corrigan, P.W., Clauss, M. et al.：Cognitive strategies versus self-management skills as adjunct to vocational rehabilitation. *Schizophr. Bull.*, 31；55-66, 2005.
(40)　Waghorn, G., Chant, D., King, R.：Work-related subjective experiences among community residents with schizophrenia or schizoaffective disorder. *Aus. N. Z. J. Psychiatry*, 39；288-299, 2005.
(41)　Wallace, C.J., Tauber, R., Wilde, J.：Teaching fundamental workplace skills to persons with serious mental illness. *Psychiatr. Serv.*, 50；1147-1149, 1999.
(42)　Wexler, B.E., Bell, M.D.：Cognitive remediation and vocational rehabilitation for shizophrenia. *Schizophr. Bull.* 31；931-941, 2005.
(43)　吉塚晴夫「精神障害者の就労支援のために」精リハ誌、六巻、一三―一五頁、二〇〇二年。
(44)　全国精神障害者家族会連合会「精神障害者・家族の生活と福祉ニーズ'93」全国地域生活全国調査、一九九三年。

［池淵恵美、精神神経学雑誌、一〇八巻、四三六―四四八頁、二〇〇六年］

知識・専門技能・治療（援助）態度・倫理の伝達

Ⅰ　はじめに

私たちは、新しく職場に迎えた新人に、何を・どのように伝達して、よき後輩として育成していくのだろうか。医学領域においては平成十六年度から新研修医制度の導入が行われ、精神科専門医制度の導入が決定されるなど、新人教育を見直す気運が高まっており、さまざまなカリキュラムが提案されている。ここでは、何を教育するのかをその内容によって四水準に分け、それぞれ伝達方法が異なることを述べることで、社会からの高い期待がある精神科臨床サービスの、対人援助としての新人教育の有り様を整理してみたい。

II　知識・専門技能・治療（援助）態度・倫理

専門家として習得すべきものとして、より具体的・明示的なものから、より抽象的・暗示的な内容まで、以下の四水準が考えられる。すなわち、専門的な知識、知識を実際の援助に移す上での専門的な技能、サービスの有り様をどう長期的視点から一貫性を持って行うかを裏づける治療（援助）態度、そして職業的倫理である。野中[4]は、知識（何を提供するか知っている）、技能（それを提供することができる）、態度（提供者の持つ価値観）について紹介している。それぞれの四水準は、その伝達方法において、短時間・直接的・言語的に行えるものから、より長期間を要し、しかも体得するとしか表現できないものまであるように思われる。

中川ら[3]はその所属する三つの大学・短期大学部の平成十四年度卒業生が看護師として就職した二〇施設の教育担当者にアンケート調査を行い、新卒看護師の問題を整理した。それらは、社会人として期待された行動がとれない、職業人・組織の一員として期待する行動がとれない、学習意欲と既習知識の不足、時間に対する感覚のなさ、コミュニケーションスキルが未熟、職場での関係形成が困難、患者・家族との関係形成が困難、基礎教育で修得する看護基本技術と現場で要求する技術の差、医療依存度の高い状況で必要な技術が困難、安全性に問題がある、関連性をふまえた観察・判断が困難、アセスメント能力の不足、看護記録が困難、教育背景による能力の差、気づきや配慮の不足、倫理・プライバシーへの配慮不足、身体面・精神面の弱さ、自信を持って仕事ができない、リアリティショックであった。これらの項目をつぶさに眺めると、看護師という社会から高い要請のある職業と、個々人の素質や特性や能力との桎梏《しっこく》としてとらえざるを得ない、すなわち「新人教育」という比較的短い期間の問題だけで片づけることができないように思われる項目も含まれる。しかし総じてここに挙げられた項目は、精神科臨床サービスの領域の各職種が共有する新人の教育必要性が指摘されているように思われる。これらの項目は、具体的・明示的な知識教育の問題よりも、妥当な治療（援助）態度や倫理のもとで専門技能を運用する能力に問題が大きいことを指し示している。

III　知識教育

先に、知識不足は新人の持つ問題の小部分であろうことを述べたが、もちろん十分な専門知識は専門家の必要条件である。知識教育についてあらためて述べることは少ないが、次の二点を指摘したい。

まず一点目は、「何が必要な知識か」について、明確なガイドラインを示し、そのためのカリキュラムも提示されることが一般に行われるようになっていることが挙げられる。これで専門教育の期間や内容が外からわかりやすくなったし、また知識を獲得・更新する上での準拠枠となる、すなわち中からもわかりやすくなったことになる。

二点目は、知識そのものもさることながら、知識を獲得・更新する態度や技能の養成が重要だという点である。学生時代の教科書的な知識と違って、現場の援助者としては個々のケースから学んで「取り出して活用できる」知識体系に再編していかなければならない。筆者は研修医になって診療に携わるようになったとき、「教科書から組み立てられた知識の枠組みを一度壊して、現場の体験とのすりあわせを行いながら新しいフレームワークを作る仕事」であることを実感した。能動的知識と言っていいかもしれない。そしてケースとの体験を通して得たことを、先輩からの教えやケースレポートや研修会への参加や文献学習などを通じて、他者にもわかりやすく伝達できる生きた知識として整理することが、専門家としての熟練につながる。したがって教える側から言えば、新人から聞かれたことにすぐ答えるのではなく、「どうしたらその答えが得られるの？」と答えを入手する方法について考えてもらうことが必要であろう。またそうした能動的学習を励まし、動機づける働きかけが求められる。もちろん、援助したケースから返ってくる肯定的なフィードバックがもっとも大きな報酬であろうけれども。より具体的には、リーディングリストの紹介や文献検索技術など、知りたい情報を入手する技術の手引きを行うことは、新人を教えていく上で必須のものと思われる。

Ⅳ　専門技能の形成

筆者は精神科臨床サービスの領域においては、その職種によらず、共通する基本的なコアスキルズ（core skills）[1]があると考えている。それは以下の四点である。

(1)　援助を受ける人と、あたたかく支持的で適切な関わりを持つ姿勢・技術

ヒューマニズムに基づくあたたかな共感や、援助を受ける人の主体性・意思を尊重し、そのひとの「人生の回復」を援助する姿勢・技術。これを実行するためには、対人援助のための基本的な技術が必要である。たとえば、相手の話を傾聴し、意見や気持ちを引き出すためのコミュニケーション技術や、相手の心の中で起こる葛藤や感情の変化を認識できる心理学的な知識と技術、さらに「相手と自分」の間で起こることや、相手によって専門家自身の中に引き起こされる感情や葛藤について理解し対処できる精神療法的な知識と技術などである。「人との関わり方」は誰しも成長の過程で学んでいることだが、素朴な好意や普段からの当たり前のコミュニケーションだけでは、容易に壁にぶつかることになり、専門的なトレーニングが必要である。

（2）対象者の状態や置かれている状況を把握し、援助のためのプランを作成し、その実行を評価するための技術

アセスメント、プランニング、援助効果の評価は、「相手に何を援助することができるだろうか」という素朴な疑問から出発して、実効ある援助に結びつけるために必要な技術である。対象者自身の持っている力や問題点と、周囲の環境、そして本人と環境とのダイナミックな相互作用を視野に入れて行う必要がある。専門家としてのアセスメントの視点は、持っている援助技術にかなり規定される。専門的な技術の強みと限界を認識しておかないと、援助される人のニーズではなく、援助する人の持っている資源に規定された援助になってしまうだろう。専門家のアセスメントと、援助を受ける人の希望をどうかみ合わせていくか、プロセスそのものが援助の始まりであり、専門家の腕の見せ所といえる。

（3）必要な援助を実行するための技術

さまざまな援助技術は発展してきた土壌や基盤となる理論が異なり、すべてに精通することは難しく、また統合して実施するように開発されてきたわけでもない。しかしこれらのアプローチがそれぞれの重要性を持つことは明らかで、それぞれの方法、適応、有用性と限界について知識を持つことが望ましいと考える。ミューザーら[2]（K.T. Mueser, et al.）は精神障害リハビリテーションについての総説の中で、「それぞれのリハビリテーション技術は、たとえば就労援助など社会生活を

送る上で必要なある領域には効果をもたらすけれども、その他の領域（たとえば友人とのつきあい）への効果の波及は限られたものである」と述べている。薬物療法などの治療との協働や諸制度の活用も念頭におきたい。

(4) ほかの専門家や社会資源と連携し、そのネットワークを形成・維持していく技術

さまざまな立場の人が援助にはかかわる。その間の連携、つまり援助を受ける人と家族や近所の人や専門家との連携、さらに援助する人同士の連携をどう形成・維持するかは、重要な技術である。なかでも、立場やよって立つ理論の違う専門家同士の連携は、現実には難しい課題となっている。さらにネットワークを持つことは、専門家自身が燃え尽きるのを防ぐことでもある。孤立や独りよがりの抱え込みを避けること、自分を支え励ましてくれる存在を持つことが、ことに障害への援助という、短期決戦ではなく持久戦の領域では重要である。

以上の「コアスキルズ」のほかにも、エンパワメントの技術、集団の活用方法など付け加えるべきものがあるかもしれない。こうした専門技能はどのように形成されるだろうか。知識と異なりこうした技能は、「先輩から模倣学習し、自分で試みて、その結果や周囲の評価を受けて修正する」過程の繰り返しによって学ばれるものであると考えられる。医師で言えばオーベン・ネーベン制度、看護師ではプリセプターシップなどのマンツーマンの教育法がとられるのはそのためである。たとえば「目の前のクライエントにとって役立つ援助は何か」を確かめていく上で、熟練した専門家は

適切な質問や安心感が持てる共感の言葉を用いながら、相手の表情、行動などの外顕的な観察、伝えられる言語内容、どんなコミュニケーションを行っているのかというメタコミュニケーションなどを通して、アセスメントを進めていく。新人はしばしば、語られる内容に拘泥しやすく、狭い知識のためにさまざまな可能性に敏感ではなく、最初にとらえられた印象に左右されやすい。こうしたことの学習は、「徒弟制度」による体験学習がもっとも向いている領域と思われる。

また専門技能を習得する上では、これまでも個人及び集団でのスーパービジョン、ケース検討、面接の陪席など専門技能の見学、実施技能のビデオによる評価などさまざまな工夫が行われてきた。いずれも新人の体験学習を支援する工夫である。マンツーマンに限らず、研修会でもロールプレイを用いたり、ケース検討を行うなど体験的学習を行う工夫によって、多くの技能を学ぶことができる。というよりは、徒弟制度で限られた数の先輩から学びうる技能には限りがあるために、その限界を補うために積極的に研修会などを活用することが、専門家としての成熟の上では必須であろう。筆者も研修会の講師をするときは、まずケースを提示したりして問題点を参加者に気づいてもらい、何を学習するべきかを明確にしたあとで、ロールプレイなどを用いた技能の学習を行うように心がけている。精神科臨床サービスの領域での専門技能の重要性を鑑みてのことである。

V　治療（援助）態度の形成

筆者は医療の現場に身を置いているが、しばしば実際の治療（援助）態度が、専門家自身が意識しているかどうかは別として、教科書的な知識と乖離することがあり、たとえば救急医療などではそうしたことが起こりやすいと感じている。きわめて厳しい状況（普段知らない患者との遭遇、病態の急変、応援する人が夜間はほとんどいない心理的孤立感、肉体的疲労等々）の中で、教科書に書かれてある鑑別診断や経過観察が行われずに、簡単な診察のあとで鎮静作用のある薬剤を投与して、帰宅させることなどが起こりうる。隔離・拘束もまた、そうした乖離が起こりやすい。インフォームドコンセントの重視が叫ばれる中、医療の現場では「シビテラ（より厳しい予後予測を口頭で説明すること）」が横行している。これは医療従事者が身を守る工夫にほかならない。では福祉の現場ではどうだろうか。障害者の人権重視は誰でも知っていることだが、年若い援助者が年輩の知的障害者の人格を否定するような発言をしているのを最近も筆者は目撃した。作業所のスタッフが、「本人の希望を重視する」といいながら、本人が「仕事したい」といったところ、「遅刻ばかりするし、とても面倒見きれない」といって怒るのを同席面接で見たこともある。

教科書的な知識との乖離は、教科書の提供する知識が現場の要請を反映していない場合も多いだろうが、明確には意識されない治療（援助）態度が、明らかに言葉の上での知識と乖離している場合があるように思われる。たとえば人格障害について、精神療法や認知行動療法の知識がたとえあったにせよ、「しばしばやっかいなことを引き起こす人たちなので、深く関わらない方が安全」という雰囲気が職場にあって、援助を要請されても投薬だけでお茶を濁そうとするなどがその例である。こうした治療態度（観）は、恩師に色濃く影響されるし、職場の雰囲気にも規定されるし、各職種の持っている文化にも左右されるし、また援助している現場の状況によっても影響される。短時間で大勢の患者さんを診察することが要求される外来では、人格障害の人に対して上記の態度をとってしまいがちなどがその例である。統合失調症の長期的な転帰についても、教科書の知識とは別に、どの程度回復可能性を信じて関わるか、専門家本人が自覚しないままに援助内容が規定されていることも多い。いわば治療（援助）態度は専門家としての人格を表しているといえるかもしれない。

治療（援助）態度をどう新人に伝達していくことができるだろうか。たとえば、リカバリーやエンパワメントやノーマライゼーションなど、優れた概念を、どうしたら知識の上だけでなく実質の行為として実を結ぶようにすることができるだろうか。生物―心理―社会モデルといいながら、薬物療法以外には時間を割かない医師はどうだろうか。

筆者はやはり、月並みだが人であれ、組織であれ、制度であれ、優れたモデルの存在が大きいように思われる。そこにふれて、時間をかけて価値観が醸成されることが必要だと思う。感情的な価値観と絡めて学習されるものだと思うので、「すばらしい」と感じる中で、学習の契機が生まれる。よい援助を行っていると感じるスタッフや施設やそこの利用者にふれて、生の声を聞いてみることが大切だろう。また職場で、行っている援助について率直に話し合う中で、明言されない援助の規範や価値観についても、話し合えることが必要だと思う。こうしたことはしばしば、職員同士の私語や愚痴や飲み会の中で、あからさまに語られることが多いように感じられる。治療共同体の理念と方法は、現在にも生きる部分がたくさんある。コンシューマーがサービスの評価者となるシステムも、もっとわが国では導入される必要があると思われる。また乖離が起こることを個人の問題だけにせず、環境や制度の改善に目を向ける姿勢も必要だが、そうしたこともまた、知識だけでは実行できず、よきモデルを通して学ばれることのように思われる。

Ⅵ　倫　理

専門家の倫理については、わが国では系統的な教育が乏しく、そこが今後新人教育の上で大切ではないかと筆者は感じている。精神科臨床サービスを行う上で、法的・倫理的な知識が必要と感じる場面は多い。以下はいずれも筆者自身が経験したことがらである。

・統合失調症の患者で病識が乏しい。大腸ガンになったが、手術を拒否している。どうすべきか。認知症の人が放射線治療を拒否した場合もあった。
・病院の受付で興奮して怒鳴っている新患がいる。対応してほしいと精神科に要請がきたが、話し合いにならず受付の職員を威嚇する。
・自殺企図したが、「借金を返すために保険金が欲しくてやった。ほっておいてほしい」と治療を拒否する。
・救急外来で腹痛を訴えて来院した患者が覚醒剤を乱用中であることが判明した。通報するのか、守秘義務を優先するのか。
・アルコールで酔った患者が転んで打撲し、救急外来を訪れた。しかし検査しようとすると暴言をはいて、協力しない。
・エイズの診断を受けている知的障害の女性。今まで時折町で知り合った男性と性交渉を持っており、感染防止の処置はとっていないらしい。家族が入院させた方がいいかどうか相談に来た。
・めまいの精査のために入院した高齢の女性。同居家族に食事を満足に与えてもらえないという。しかし「引き取ってもらえなくなるから黙っていてほしい」という。
・整形外科に入院中、既婚の男女が親密になり、病室で性行為を行った。
・「うつが強くて一人では生活できない。入院費用はいずれ生活保護を受けて返すから、とにかく今すぐ入院させてほしい」と懇願された。

以上は医療現場での事柄だが、医療以外の場でも、専門家として知り得た情報をほかの専門家と共有することができるかなど、サービスネットワークが広がりつつある現在ではなおさら難しい問題である。基本的な人権と治療・援助の必要性（緊急性）をどう勘案するのか、触法行為をどう扱うのか、サービスを提供する義務、守秘義務の問題、コンシューマーの判断能力と専門家の決定権限など、迷うことは多い。これらの点について、関連法規を新人が十分学習する必要があるし、判断能力をどう判定するか、ほかの専門家にどうコンサルトするかなど、知識と技能の体系的教育が、わが国では立ち後れているように思われる。最近、心の専門家向けに、わかりやすい関連法規の解説書[5]が出版された。一読をおすすめしたい。

また職業倫理を実効あるものとする上では、やはり前述した専門技能が重要である。たとえば情報提供であるが、治療・援助を行う上で、十分に患者と家族に情報提供し、その上で患者が治療の選択肢を納得して選ぶことができるようにすることは、職業的倫理の面だけからではなく、援助効果に直結する。精神障害だけでなく、身体障害においても安心して積極的に治療を受けるのか、不安や不満があるかによって、さまざまな影響がある（プラセボ効果、ガンの延命への心理面の影響など）。これは明確な倫理観のもと、知識教育と技能形成を体系的に行わないと実行できない。なるべくわかりやすく、具体的に図や資料なども使う、タイミングが大切で、相手が疲れているとき、こちらに余裕がないときや疲労しているときなどは、重要な情報提供は避けた方がよく、節目節目でこまめに説明することが大切、相手に質問させたりして、理解の程度を確かめながら話す、ゆっくり丁寧な口調で、厳しい状況を伝えざるをえないときも、必ず「こちらもやれるだけのことはいたします」など、孤立感を与えないように配慮する等々、情報提供ひとつとってもさまざまな技能がある。明確な職業倫理の提示と、よきモデルと、たゆまぬ技能研修の機会がないとこうしたことは達成できない。新人教育の要諦であろう。

文献

（1）池淵恵美「地域ケア―ノーマライゼーションに向けて」Schizophrenia Frontier、一巻、二九―三五頁、二〇〇〇年。
（2）Mueser, K.T., Drake, R.E., Bond, G.R.: Recent advances in psychiatric rehabilitation for patients with severe mental illness. *Harvard Rev. Psychiatry*, 5 ; 123-137, 1997.
（3）中川雅子、明石恵子「新卒看護師に対する教育の実態と課題」看護、五六巻、四〇―四四頁、二〇〇四年。
（4）野中猛「精神障害リハビリテーションにおける人材育成の重要性」精神障害とリハビリテーション、八巻、四―八頁、二〇〇四年。
（5）津川律子、元永拓郎編「心の専門家が出会う法律―臨床実践のために」誠信書房、東京、二〇〇四年。

［池淵恵美、精神科臨床サービス、五巻、一一―一六頁、二〇〇五年］

第二部　臨床研究編

精神科デイケア治療論の今日的課題

Ⅰ　はじめに

精神科デイケアの運営については、わが国に精神科デイケアを紹介した国立精神衛生研究所（現・国立精神・神経センター精神保健研究所）の加藤、石原らによる成書[46,83]があり、最近では、尾崎[71]のデイケア論や、宮内[57]によるデイケアマニュアルなどが出版され、優れた総説も発表されている。[8,9,10]しかし、精神科デイケアの現場では、「何を目的に、どのようにデイケアを運営すべきか」をめぐって混乱があるように思われる。一九九四年十一月に行われた精神障害者リハビリテーション研究会で、精神科デイケアについての検討が行われたが、デイケアによって治療目標や実践される治療内容に、隔たりが大きいことが改めて認識された。

このようなデイケア治療論の混乱は、米国においても同様に見いだされる。ホッジら（M.A.

Hodge, et al.）は、「部分入院（partial hospitalization）の将来―再評価」と題する論文[33]で、「米国でデイケア設置施設が増えてはいるが、デイケアが果たして有用であるのか、外来での濃厚なケアとの比較を検証する必要がある。デイケアの特異的な適応や効果が明確ではない」と述べている。この論文はその後、複数の反論が寄せられるなど反響を呼んだ[14、15、74、78]。米国においては、伝統的な入院治療や外来治療と比較してデイケアの有効性がほぼ確立されている[28、51]。しかしながら、ホッジらの論文に限らず近年発表された[24、58、72、95]総説で、デイケアが十分に活用されていないとの報告が目立つ。その理由として、デイケアの適応、治療目標、治療技法の選択、利用期間などが不明確なままに実施されていることが指摘されている。

デイケアが初めて施行された頃には、「デイケア治療の多くは治療体制や技法が確立されないままに、やむにやまれぬ必要から出発」し、「デイケアに固有の治療技術は存在しない」とされてきた。現状はどうであろうか？　デイケア運営について、ある程度の施設ごとの特色は当然あってしかるべきであるが、最良の治療を受けたいと希望する患者の立場からすれば、本来デイケア治療は対象の治療的ニーズに対応して、もっとも効果的に実施されるべきであろう。わが国におけるデイケア実践は、大学病院から精神病院、保健所、そしてクリニックへと急速に広まりつつある。こうした中、筆者らは、今の時点で精神科デイケア治療論の検討を行うことが重要な課題であると考えるに至った。本稿は、以上の問題意識に基づき、わが国における精神科デイケアの現状を分析し、その発展方向を探ることを目的とするものである。

II　デイケアの定義

初めにデイケアの定義について簡単に触れたい。在宅の慢性精神障害者に対して、外来治療では提供できない、医学的・心理社会的治療を包括的に実施する場は、デイケア、デイホスピタル、デイトリートメントなどと呼称される。米国では部分入院と総称され、精神科医療の枠外にあるソーシャルクラブなどとは区別されている。デイホスピタルは、診断や急性期治療などを在宅ベースで実施し、より医学モデルの色彩が強いもので、デイケアは慢性期の心理社会的治療や維持療法に焦点があるものとされる。[21] 包括的な定義として、以下に the American Association for Partial Hospitalization（アメリカ部分入院協会：AAPH）の掲げる定義[16]を紹介する。「部分入院は、時間の限定された、通院形式の治療プログラムであり、そこでは安定した治療的環境のもとで、治療的に濃厚で、適切に調整された、構造化された臨床的サービスが提供される。部分入院は、昼間（day）、夕方（evening）、夜間（night）、週末（weekend）の治療プログラムを包括する用語であり、（途中略）部分入院プログラムは連続性を持った包括的な精神保健サービスと連携し、その一翼を担うものとしてとらえるべきである」

わが国では、急性期治療をデイホスピタルで行う試みはなされていない一方、保健所など医療の枠外で行われる心理社会的治療や維持療法も、広くデイケアと呼んでいる。保健所デイケアはわが国の精神保健の取り組みの中で、重要な社会資源のひとつとなっている。本論文では、議論の焦点を明確にするために、精神科デイケア（医療機関で実施される医療行為としてのデイケア）を主な対象とするが、保健所など医療の枠外のデイケアを軽視するものではないことをお断りしておきたい。岡上[69]によれば、精神科デイケアには医療行為としての一般的な制約や注意義務があることになる。デイケアの治療対象としては慢性精神障害者、ことに統合失調症が主であったが、近年では思春期や老年期、アルコール依存や境界性人格障害[47,48]などを対象としたデイケアが報告されている。しかし議論の拡散を避けるために、本稿では主に治療対象が統合失調症であるデイケアについて述べていくこととする。

Ⅲ　精神科デイケア発展の経過と現状

精神科デイケアは第二次大戦後に欧米で研究的に開始されていたが、薬物療法の進展に伴い一九五〇年代から一九六〇年代にかけて臨床実施で行われるようになった。英国では、この頃入院に代わる地域での医療が模索されており、一九五九年の精神保健法の施行もあって、一九七〇年代までに国営の保健医療サービスによるデイホスピタルの普及をみた[94]。また一九七一年に社会福祉部門が設立されたのをきっかけに、保護、作業、社会活動を目標としてデイケアセンターが各地に設置されるようになった。米国では、一九五八年にデイケアが八カ所設けられたが、その後脱施設化運動の促進や地域精神保健センター設立政策により普及が進み、一九七八年には一五八一施設（精神科関連三七五一施設の四二・一％）に増加した。しかしその後の伸びは鈍化し、一九八八年で一七九八施設（五五・一％）が存在しているという[88]。

わが国では浅香山病院などで先駆的にデイケアが試みられたが、本格的な精神科デイケアは一九五八年に国立精神衛生研究所で研究的に開始され、一九六三年に正式に発足した[46]。一九六五年には群馬大学病院で、精神科デイケアの試みが開始された[42]。一九七〇年代初めには、厚生省（当時）の認可施設としては、大学病院として初めて福岡大学で開始され[64]、次いで、民間病院として初めて福間病院で始まるなど[90]、本格的な導入が開始された。また東京都立世田谷リハビリテーションセンターが開設された[30]。

その後、一九七〇年代後半から一九八〇年代にかけて各地に精神保健センターが設置され、デイケアの実施や指導が行われるようになり、保健所にデイケアを設置するものが増えた。一九七六年に佐々木[77]が病院外における精神障害者社会復帰活動について全国調査を行ったが、保健所を中心にデイケアが急速に増加していることが示された。一九八二年に吉本[100]が長崎県デイケア研究協議会の発足にあたっての全国アンケート調査を行ったが、民間病院のデイケアが相変わらず伸び悩んでいる実態が問題となった。同時に開催日数が週一回であるところが数の上では主流であるなどの質的な問題点が認識された。

一九八〇年代半ばから、社会保険診療報酬による経済的裏づけが次第に整う中で、民間施設で大規模デイケアとして認可されるものが増えている。一九九二年度の厚生統計協会の資料(50)によれば、精神科デイケアないしナイトケア設備を有する病院は、全国で二六五カ所と報告されている。認可施設以外でも、デイケア活動を行っている施設は全国で二〇〇カ所以上といわれ、さらに八五二保健所のうちの七一二カ所でデイケアが行われており、地域ケアの基本形態として広まりつつある現状である。西園(65)はわが国の精神科デイケア施設取り扱い患者数を、総計一万六七〇〇〜二万一二〇〇人程度と見積もり、デイケアも量的な発展とともに、質的な展開が要請される時代に入っていると指摘し、効果的なデイケア・プログラム作りを提案した。

Ⅳ　デイケア治療の効果

筆者らは長年デイケアの仕事に携わっているが、デイケアでの効果は、通院患者が生き生きしてきたり、周囲との交流を楽しみながら活動するようになったり、疲れなくなったりといった微妙なところに現れてくることを経験した。[34] したがって、日々の活動をいくつかの評価尺度に置き換えることはかなり困難であり、本質を置き去りにする危険性もあるだろう。しかしながら、デイケアの治療効果を再検討しようとするとき、客観的な効果判定の重要性は大きいと思われる。これまでの効果研究においては、さまざまな指標（評価方法）が用いられている。主なものを表1に掲げた。デイケアはその設置場所や対象によってかなり内容に幅があり、またデイケアの目的によっても、適切な評価方法は異なるであろう。表1にそって効果研究を整理すると、次の諸点が指摘できる。

①デイケアの効果として、転帰の改善、全般的な社会的機能の改善[44,53]、陰性症状の改善[40,84]、再発率／再入院率の低下[7,91]を挙げることができる（表2参照）。デイケア終了直後の社会的な転帰についてはこれまでにわが国で多くの報告が見られる。施設ごとに対象の質が大きく異なる可能性があること、それぞれの施設で判定基準が異なると考えられることから、単純な比較はできないが、文献で報告された数字を整理したのが表2である。精神科デイケア終了後、ほぼ二〇〜三〇％の患者

表1　効果判定の指標（評価方法）

- 特定の生活障害（disability）
  対人関係，作業能力など
- 全般的な社会的機能／自立生活の機能
- 精神症状
  陰性症状，自覚症状など
- 再発率／再入院率
- 医療サービスからの自立度
- 自己価値観／自己効力感
- 本人の満足度／期待の充足度
- 家族の満足度／期待の充足度／負担軽減
- 費用・効果比較（cost-benifit）

表2　終了直後の社会的な転帰

①就職・復学，②家庭内適応・就職準備，③共同作業所などそのほかのリハビリテーション施設，④中断または再入院（掲載は発表年度順）

1.	群馬大デイケア	① 61% ② 10% ③ 0 ④ 26% N＝168
2.	東大デイホスピタル	A，B 23% C 39% D 2％ E 15% N＝155 転帰は江熊の分類によっているが，A，Bはほぼ①に，Cは②に，Dは②または③に，Eは④に相当。
3.	仙台市デイケアセンター	① 25% ② 26% ③ 15% ④ 31% N＝237
4.	浅井病院	① 28% ② 28% ③ 5％ ④ 38 * N＝165
5.	小阪病院	① 22% ② 12% ③ 14% ④ 50% N＝148
6.	城西病院	① 28% ② 3％ ③ 2％ ④ 53% N＝85
7.	昭和大学付属烏山病院デイケア	① 37%（主婦を含む）② 17% ③ 0 ④ 40% N＝122
8.	宮城県立名取病院	① 32% ② 18% ③ 9％ ④ 48%（交通が不便）N＝172

が就職・復学を果たしている。作業所などへの移行の率が低いことは、精神科デイケア以外の社会資源の乏しさや連携の不十分さを表しているものと思われる。中断率は施設によって異なるが、どの施設でもかなりの数に上り、半数以上がデイケアになじむ以前の初期の脱落例であることが指摘されており[4,6,36,63,90]、導入の工夫の重要性が示唆される。

②入院治療との効果比較では、大規模な無作為統制研究で、デイケアがその後の社会的機能の改善などの点で優れているとの報告が見られる[22,23,31,96,97]。

③外来治療との比較では、再発率、社会的機能の改善などの点でデイケアのほうが優れているとの報告が多い(28)(51)。

④入院治療や外来治療との比較を通じ、必ずしも好成績ではないデイケア・プログラムがあり(51)、両者の違いを明らかにすることが必要である。

⑤デイケアの目的に見合った、標準的な評価方法の開発が重要と思われる。ことに効果判定の標的として、生活障害が取り上げられることが少なく、生活障害を把握していくための体系的な方法論に乏しい現状である。

⑥ユーザーとしての患者本人や家族の視点からの研究も充実が必要である。

⑦短期的なデイケア治療の効果だけでなく、デイケア治療継続の必要性の判断や、治療終了後の地域でのケアのあり方を模索する必要がある。社会的な機能が改善するために必要な治療期間の検討が必要であろう。

⑧わが国においても、多数例について、対象の無作為振り分けによる効果判定研究が望まれる。

V　デイケアの治療内容と役割についての検討

1　治療構造・治療プログラムの検討

効果研究に比べて、対象や治療プログラムなどの治療構造については、実証的研究が乏しいと思われる。治療構造の優劣を検討する研究では、対象の均質性の問題をはじめ、さまざまな要因を統制することが困難であるために、理想的な実験デザインを実現することはほとんど不可能といってよい。浅野[7]が述べるように、表のプログラムのみならず、個人面接、スタッフ・ミーティングなど裏のプログラムが重要との指摘もあり、こうした点を踏まえた治療構造の有用性や効率を検証するための方法論[81]の確立が必要であると思われる。以下に、量的に不十分ではあるが、治療構造についての研究を紹介する。

(1)　プログラム

オースティンら[11]（N.K. Austin, et al.）は、行動療法を主体としたプログラムのほうが転帰が良いことを報告した。クリツェックら[49]（J.P. Klyczek, et al.）は二カ所の精神科デイケアセンターのプログラムを分析したところ、作業療法が多い精神科デイケアセンターでは、出席率が高く卒業までの期間が短く、精神症状の改善の面で優れていたが、再発率はむしろ高かった。これは、急速に元の役割機能に復帰するため、負荷がより高くなるのではないかと説明されている。リンら[51]（M. Linn, et al.）の研究で、一〇施設のうち六施設では、精神症状や対人関係の改善、再発までの期間の延長の点で外来治療よりもデイケアのほうが優れていたが、これらのデイケアでは作業療法が多く、保護的で、不安を引き起こす度合いが少ない治療内容であったという。一方で成績の良くなかったデイケアは、スタッフの数が多く、集団療法を多く実施しており、治療期間の短縮を目標としていたという。ミルン[55]（D. Milne）も二カ所のデイケアを比較しているが、良い成績を残したデイケアでは社会生活技能訓練をはじめ、技能の形成に焦点が当てられていた。これらの報告からは、プログラムの内容と治療効果との間の一律な関連を見いだすことは困難であるが、統合失調症患者を主体としたデイケアでは、インテンシブな短期間の治療はかえって再発率を高める可能性のあることが推測される。

一律なプログラム内容の検討ではなく、対象者によるプログラムの適応の違いについて検討した報告が見られる。たとえば、自由な集団交流を主とするプログラムに親和性の高い患者と、作業など課題性の高いプログラムに親和性の高い患者が存在することが報告されている[68]。城西病院デイケア[45]、宮城県立名取病院[41]などでは、メンバーの主体性を重視したプログラムと作業部門との並立が行われている。さらに、大規模デイケアの中では、一般的なデイケア・プログラムのほかに、職業前訓練を目的とする作業主体のプログラムや、地域での維持を目的とした開催頻度や治療構造の緩やかなプログラムに分けて、その目的や適応とする患者を別にしているところが見られる。今後、プログラムの内容の検討は、対象となる患者の特質や、治療目標に即して、検討する必要があるものと考える。

(2) 適応例

精神科デイケアの適応例については、それぞれの施設ごとに判断基準があるものと思われるが、実証的な研究に乏しいと言わざるをえない。転帰の良くない例の特徴として、リンら[51]は不安が強い、精神運動抑制、引きこもりを挙げている。五一九名の精神科デイケア通所者を対象として、デイケア後の治療転帰と患者の属性との関連を調査した研究[92]では、過去の入院回数の多い者、発病年齢の若い者、遺伝負因のある者で転帰が悪いとの結果であった。転帰を予測する患者側の要因として、ほかにも、デイケア開始以前の入院回数[73]を指摘する報告がある。良い転帰の目安としては、社会的な機能の自己評価が治療者の評価と相関していること[87]が挙げられている。これらの特徴は、デイケアでの治療に一定の困難（または成功）が予想されるという目安であり、対象により治療プログラムやプロセスを工夫することの必要性を示している。

(3) 集団の規模とスタッフ数

社会保険診療報酬表の大規模デイケアの認可の基準では、専任職員三名と兼任の医師一名となっているが、このスタッフ数からすると、適当なメンバー数は三〇名程度、または二五名程度[90]とする意見がある。ＡＡＰＨの「部分入院の標準(21)」によれば、適当なスタッフ数については、急性期のデイホスピタルで一：四、リハビリテーションを主眼とする精神科デイケアでは一：六、維持療法を目的とする精神科デイケアでは一：八を推奨している。

占有施設がない、専従職員がいないなどの理由で、精神科デイケアの参加人数が平均一〇人前後のところを、ここでは小規模な精神科デイケアとしてくくると、やや古い統計になるが、一九八一年の実態調査(67)では、通所患者数が一五名以下の施認が全体の八五％を占めており、一～一〇名の施設がもっとも多かった。国公立病院や大学病院などでも、医師以外の専従職員がいなかったり、ごく限られた施設でデイケアを運営しているところも多い(93)。診療所付設の精神科デイケアも、精神科デイケアの認可基準を満たしているものは二五％であり、一日平均参加人数は約一〇名となっている。小規模なデイケアは集団サイズが小さいために、デイケアの中で豊富な対人交流の場を用意することに限界があり、プログラムの選択の幅が狭いことも、運営上の工夫を要する点である。一方で、上野ら(93)は小規模の長所として、スタッフの側からは実施しやすさを、メンバーの側からは参加しやすさを挙げている。また患者の自助的な動きを利用することで、統合失調症患者を在宅で支える方法として有効との指摘がある(39)。小規模なデイケアはデイケア全体の中でもリハビリテーションの底辺を支えるものであり(62)、今後小規模なデイケアを場とした活発な臨床研究が望まれる。

（4）治療期間

集団になじんで自信を回復し、社会生活に必要な技能を獲得するまでに必要な治療期間として、経験的に一年半程度、または二年といったことが述べられている[64]。治療期間を設定することで、終了までに必要な通院実日数とデイケアからの脱落が減少したとの報告[1]がされている一方で、長期間デイケアでの治療を続けることで効果があがった症例も報告されている[29]。プログラム内容と同様に、対象の特徴や治療目的によって、適切な治療期間を検討することが望ましいと考える。

2　治療理論

一九四六年にロンドンとモントリオールとで精神科デイケアが開始されて以来、精神科デイケアは何らかの形で治療共同体の理論を取り入れた集団運営を行うところが多かったとされる[72]。これは、メンバー同士が病者としての役割を離れて対等で自主的なかかわりが持てることを保証する集団作りを目指す中で、メンバーの帰属感・安心感を保証し、治療的な集団の「文化」を背景に、自我の強化や不適応行動の改善を狙うものである。国立精神衛生研究所（精研）付属デイケアでも、ロンドンで精神科デイケアを創設したビエラ（J. Bierer）の原則に基づいて、プログラムの参加は自主的に行うことを原則として、自己決定を重視した[83]。

その後のわが国の精神科デイケアは、精研方式に学びながら、治療理論や構造について、さまざまな工夫と考察が行われている。北九州市デイケアセンター[76]では、一〇人程度の家族的情緒的集団を作り、その中から、デイケア全体の課題プログラム——体育、音楽など——に参加する方式で、大規模デイケアのひとつの基本スタイルとなった。家族的集団を重視し、患者も親も発病によってもたらされる喪失体験とともに、それぞれの悲哀の仕事に取り組んでおり、デイケア場面で現実対象を提供することで、新たな同一性を目指すとした。仙台デイケアセンター[6]は、移行のモデル——デイケアは入院という単調、保護的な集団から、社会の刺激が多く変化に富んだ環境へと移行していく過程であるとした。小山内[70]は、病者への承認のメッセージを伝えることが必要とした。尾崎[71]は、デイケアは自己・生活の回復のために、他者による自己規定を排除して、回復過程を援助する場であるとした。

近年は、精神科デイケアを核として、地域での生活の向上を図る動きが活発に見られる。先駆的試みとして、群馬大学精神科デイケア[42、43]は、狙いを明確にした手軽で実効のあるデイケアを標榜して、生活臨床の技法による患者ごとの働きかけが行われた。東大病院精神神経科デイホスピタルでは生活臨床と治療共同体とを統合した治療理論の実践を行っている[56]。一九九〇年代に入り社会生活技能訓練（Social Skills Training）がデイケアのプログラムとして実施されるようになってきている。デイケアで主体性が回復するとともに、対人関係や仕事をさがす技能などさまざまな生活障害も明らかになり、改善のための治療プログラムが求められるようになったためと考えられる。再発防止の視点が明確である点も社会生活技能訓練の特徴であろう。

3　治療的役割

浅井ら(5)は、終了後の転帰を比較した結果、発病後の社会適応が不良でしかも治療を中断した群のみが、就労期間率が有意に低く、この結果は五年間の追跡調査によっても変化がないと報告している。このことは、精神科デイケアでの治療経験がその後の社会適応に大きな影響を持つことを示している。サリバンら(87)（C.W. Sullivan, et al.）も、デイケア・プログラムを終了したものは、中断したものに比べてその転帰が良いと報告している。池淵ら(35)も、自己啓発型(57)の患者が精神科デイケアでの集団体験を十分に積むことが、その後の社会転帰の改善につながることを報告した。さまざまな精神科デイケアで初期脱落例がほぼ三〇～四〇％に上ると報告されていること、また集団が苦手である多くの患者にとって卒業まで乗り切れることがその後の転帰を改善することから、精神科デイケアの集団の場が安心してのびのびと過ごせ、本来の生活を回復する場、社会参加への意欲を改善する場である必要があると考えられる。

終了後の転帰にかかわる要因として、さらに生活類型（能動型／受動型）が報告されている。(5)生活類型は再発時の行動パターンによって判定され、ストレスへの一種の対処スタイルであると考えられる。また社会生活技能（social skills）の不十分さがその後の転帰を左右することが報告されており、デイケアに求められる機能として、安心できる帰属集団の提供と同時に、メンバーと治療者とが共同して適応的でない行動パターンの修正や社会生活技能の（再）学習を行う場である必要があると考えられる。[2] ホッジら[33]は精神科デイケア利用者やスタッフへの半構造的な面接を通じて、精神科デイケアの治療的な役割を、次の五点にまとめている。すなわち、①急性症状の軽減、②喪失感の救済、③社会への再参加の促進、④教育と生活技能の形成、⑤地域の社会的資源との連携である。

VI　デイケア発展のための今後の課題

わが国のデイケアは開始されてから三十五年を超える歴史を持つ。その経過を考えると、いまだにわが国においてデイケア治療実践は未成熟な部分を残しているが、それは下記の要因の解決にかかっているものと思われる。

1　精神科デイケアの治療理論の発展

精神科デイケアの治療理論の重要な枠組みとして、まず包括的なリハビリテーションモデルが重要であると考える。つまり、薬物療法とともに、支持的な精神療法、社会生活技能訓練、家族介入などを一定の治療計画のもとに有機的に連関して実施すること、また患者自身の治療への可能なかぎりの参加を促すというものである。

薬物療法については、①五～二五％の患者が薬物抵抗性で[54]、②また五～二五％の患者が副作用などの理由で治療量を維持できず[54]、③再発防止効果というよりは再発延長効果といったほうが適切で、転帰の改善は短期的なものであること[99]、④陰性症状への効果がほとんど認められず、⑤長期維持療法には弊害のあることなど、限界が指摘されている。一方では、非定型抗精神病薬の開発、薬物抵抗性と判定するまでに必要な手続きの明確化[18]、少量維持療法や間欠的標的治療（intermittent target therapy）[20,32]の工夫、再発防止のための薬物療法ガイドライン[25,80,82]の開発などが行われ、再発防止のためにはもっとも効果的な治療法となっている。薬物療法との効果的な連携は、デイケアの効果を確かなものにしていく上では必須といえよう。

薬物療法との相補的な治療手段として、メルツァー[54]（H.Y. Meltzer）は社会生活技能訓練と住宅の供与が重要であると述べている。ブレスリン[19]（N.A. Breslin）は、支持的な精神療法と社会生活技能訓練の併用を挙げ、ブレナーら[18]（H.D. Brenner, et al.）は、異考障害や注意障害を前提として、適応的な行動の学習を目指して構造的体系的な行動介入が行われることや、年単位での治療継続の必要性、患者自身の治療への可能なかぎりの参加などが重要であるとしている。ベラックら[12,13]（A.S. Bellack, et al.）は、近年の心理社会的治療法で有望なのは、社会生活技能訓練と家族心理

表3　カリフォルニア大学病院精神科 成人デイ・トリートメント・サービスのプログラム

治療目標・治療理念
- ・問題解決の技能の習得
- ・対人的コミュニケーション技能の改善
- ・一日の計画を自主的に設定できる

<table>
<tr><th>時間</th><th>月</th><th colspan="2">水</th><th>金</th></tr>
<tr><td></td><td></td><td colspan="2"></td><td>各グループの合流日
Inter generation day</td></tr>
<tr><td>9：00</td><td>目標設定
Goal setting</td><td colspan="2">コミュニケーション技能
Communication skills</td><td>レジャーの計画
Leisure planning</td></tr>
<tr><td>10：00</td><td>創造的問題解決
Creative problem solving</td><td rowspan="2">集団療法
Group therapy</td><td rowspan="2">集団療法
Group therapy</td><td>自己主張訓練
Assertion training</td></tr>
<tr><td>11：00</td><td>職業カウンセリング
Occupational counseling</td><td>全体会議
Community meeting</td></tr>
<tr><td>12：00</td><td></td><td colspan="2"></td><td></td></tr>
<tr><td>1：00</td><td>健康な生活
Healthy lifestyles</td><td colspan="2">イメージ活動
Imagination workshop</td><td>対処技能
Coping skills</td></tr>
<tr><td>2：00</td><td></td><td colspan="2"></td><td></td></tr>
</table>

教育であるとしている。デイケアの効果的なプログラムを考える上で、従来からの集団参加体験を重視するプログラムに、社会生活技能訓練や家族心理教育などをどう組み込んでいくかを検討する必要があろう。表3に、そのひとつの例としてカリフォルニア大学病院精神科の成人デイ・トリートメント・サービスのプログラムを掲げた。

もうひとつの治療理論の枠組みとして、ストレス―脆弱性―対処技能モデルが重要と考える。このモデルは生物学的知見とリハビリテーションの橋渡しとして、再発防止への道筋を開くものと考えられる。統合失調症の脆弱性に関しては近年研究が進んでいるが、そのひとつの試みが認知機能障害の研究である。スキルの形成の点では、陽性症状や陰性症状よりも、認知機能障害の影響のほうが大きいとする研究が報告されている[13,17,59]。また、リハビリテーションの効果の予測性を向上させる試みとして、認知機能障害を指標として用いることが研究されている[60,98]。リハビリテーション全般の発展にとって、興味の持たれる分野である。

2　精神科デイケア治療技術論の整備
——適応例、目的、利用期間などを含む治療ガイドラインの設定

これまでのデイケアの発展から、現在はより具体的な治療技術論の検討が求められている段階にあると筆者らは考えている。技術論の課題として、集団運営の方法、プログラム構成、精神科チーム医療の技術論などがある。さらに、現実的な動機づけが持てない、集団への参加が困難などの理由で、デイケアの治療が困難な例も多く、治療の動機づけと導入方法の向上が必要である。スタッフのメンバーへの対応の仕方についても、科学的な視点からの検討が望まれる。これらの課題をまとめる上で、適切な学術団体が中心となり、デイケアに経験の深い専門家の協議によって、治療ガイドラインが作成されることを、筆者らは提案したい。ガイドラインに盛り込む項目の案を表4に

示した。ガイドラインの作成過程を通じて、初めに触れた治療現場の混乱が止揚され、新たなデイケア論が発展することを望むものである。

表4　デイケア治療ガイドライン作成のための検討課題

①精神科リハビリテーションの中でのデイケアの役割と目的
②対象選択：効果が期待できる対象の選び方
③デイケア治療の動機づけと導入の方法
④デイケア治療目標の設定
⑤集団運営の方法とスタッフの関与の仕方
⑥デイケアにおけるプログラムのあり方と活用の方法
⑦社会生活における機能の障害（生活障害）に対するデイケア治療の方法
⑧再発予防におけるデイケア治療の方法
⑨家族へのアプローチの方法
⑩デイケア終了後のアフター・ケアの方法

3　精神科デイケアの機能の明確化

長期慢性病棟で生活していた患者層が退院して地域で生活するようになり、その生活の拠点をデイケアに求めるようになれば、デイケアは、より重症の患者層への対応も求められることになり、こうした患者層を地域で支える体制と支援・治療技術の発展が要請される。デイケアの適応基準の拡大が求められ、デイケア機能の複線化、多様化が不可避となる。機能分化にあたって考慮すべき三つの軸を、表5に掲げた。

デイケアの機能を急性期治療、リハビリテーション、維持療法に分ける考え方がこれまでに提案されている[26,51,80,81,86]。西園[66]は、入院治療に代わって、あるいはそれに引き続いて積極的に治療するもの（大学精神科、精神病院）、退

表5　デイケアの機能を考える上での軸

次元1：病状の特性
- 急性期対応デイケア
- 回復期対応デイケア
- 維持期対応デイケア

次元2：年齢の特性
- 青年期デイケア（35歳未満）
- 中高年対応デイケア

次元3：目標の特性
- 再発防止と生活安定
- 就労・就学などのステップアップ
（作業所や職親，授産施設などへの移行を含む）

院から社会への移行的ケアと職業訓練（精神病院、公的精神科デイケア、施設）、長期慢性患者の「憩いの場」的ケア（保健所デイケア）の三種類を挙げている。機能分化の力点は、リハビリテーションのためのデイケアまたは生活障害対応型のデイケアと、維持療法のためのデイケアまたは援助型のデイケアとの分化であると考えられる。それによって、デイケアのゴールや治療プログラムが明らかに異なってくるからである。

4　生活障害の評価方法の整備

具体的な治療目標を見通すことのできる、生活障害の評価方法が標準化されることは、デイケアのみならず今後の精神科リハビリテーションの発展にとって重要であろう。[37] ファルーンら[27]（I.R.H. Falloon, et al.）はロサンゼルス郡と南カリフォルニア大学が共同で運営する精神科デイケアで、八二名の患者（統合失調症、人格障害など）を対象に調査し、治療目標設定の時点でどの程度患者が自らかかわることができたかが、目標の達成に大きく関与していた

表6　デイケアの機能別の効果判定の指標（試案）

	回復期	リハビリテーション	維持療法
治療目標	機能障害からの回復 外来への円滑な移行	生活障害の改善	帰属集団の提供 生活の質の向上
治療プログラムの例	ストレスへの対処技能，家族療法	社会生活技能訓練 職業リハビリテーション	作業療法 レクリエーション 自助グループ
効果判定の指標	精神症状	特定の生活障害 陰性症状 再発率/再入院率	再発率/再入院率 医療サービスからの自立度
	自己価値観/自己効力感，本人の満足度/期待の充足度 家族の満足度/期待の充足度/負担軽減，費用・効果比較		

と述べている。ここでは、治療の標的を具体的に評価することと、患者を巻き込んでの目標設定が、その後の治療の成否にかかわることが示されている。治療開始時のアセスメントと並んで、治療の効果判定方法についても検討を要する。そこで回復期—リハビリテーション—維持療法の時期に沿った効果判定方法の試案を、表6に掲げた。

Ⅶ　おわりに

精神科デイケアが今後も発展を遂げ、精神障害者の生活の質の向上に役立っていくことが可能となるために、早急に検討すべき課題として、四点を取り上げた。いずれも、個々人の努力で簡単に結論が出る課題とは思われない。デイケアは、個人的経験の交流をすることからもう一歩進んで、実証的な治療論を真剣に検討することが可能な発展段階に達していると、筆者らは考えている。しかるべき専門家の集団の中で、治療論について、また治療を検討する方法論について、活発な議論が行われることが望まれる。今回の総説が、そうした議論のきっかけとなることを、願うものである。また、訪問看護、共同作業所、グループホーム、援助付き雇用などの労働支援施策などが実施されるようになっているが、地域精神医療の中で、どこをデイケアが分担していくことが患者の利益につながるか、早急な検討が必要といえる。さらに、卒前・卒業教育の中に精神科デイケアを取り込んでいくことで、医療関係者がデイケアの利用法について習熟することも、リハビリテーションの発展の上で重要であると考える。

文献

(1) Althoff, J.G.: Time limits in and leave from a day treatment program. *Hosp. Community Psychiatry*, 31; 841-844, 1980.
(2) 安西信雄、平松謙一、宮内勝ほか「大学病院におけるDay Hospital—その役割と可能性」臨床精神医学、一〇巻、二八五—二九三頁、一九八一年。
(3) 安斎三郎「精神科デイケアの現状と将来への展望—診療所併設型デイケアの立場から」精神経誌、九一巻、八七九—八八四頁、一九八九年。
(4) 浅井邦彦「精神科デイケアの現状と問題点—民間病院併設型デイケアの経験から」精神経誌、九一巻、八八五—

八九六頁、一九八九年。

(5) 浅井歳之、小澤道雄、土井永史ほか「精神分裂病の社会適応に対するDay Hospitalの治療的役割」精神医学、二六巻、八四一―八四九頁、一九八四年。

(6) 浅野弘毅「精神科デイケアの実際と課題―独立施設における経験を通して」精神経誌、九一巻、八七一―八七八頁、一九八九年。

(7) 浅野弘毅「地域リハビリテーションとしてのデイケア―これからの課題と行政の役割」日精協雑誌、一〇巻、一二―一六頁、一九九一年。

(8) 浅野弘毅「精神科デイケアの意義と限界（上）」精神医療、一四巻、七―一九頁、一九八五年。

(9) 浅野弘毅「精神科デイケアの意義と限界（中）」精神医療、一四巻、四六―五九頁、一九八五年。

(10) 浅野弘毅「精神科デイケアの意義と限界（下）」精神医療、一五巻、七五―八五頁、一九八五年。

(11) Austin, N.K., Liberman, R.P., King, L.W. et al. : A comparative evaluation of two day hospitals. *J. Nerv. Ment. Dis.*, 163 ; 253-261, 1976.

(12) Bellack, A.S., Mueser, K.T., Morrison, R.L. : Remediation of cognitive deficits in schizophrenia. *Am. J. Psychiatry,* 147 ; 1650-1655, 1990.

(13) Bellack, A.S., Mueser, K.T. : Psychosocial treatment for schizophrenia. *Schizophr. Bull.,* 19 ; 317-336, 1993.

(14) Bell, C.C. : Partial hospitalization (Letter ; comment). *Hosp. Community Psychiatry,* 43 ; 742, 1992.

(15) Best, L., Braun, P., Cuyler, R.N. et al. : Partial hospitalization (Letter ; comment). *Hosp. Community Psychiatry,* 43 ; 741-742, 1992.

(16) Block, B.M., Lefkovitz, P.M. : American Association for Partial Hospitalization : Standards and Guidelines for partial hospitalization. *Int. J. Partial Hospitalization,* 7 ; 3-11, 1991.

(17) Brenner, H.D. : The treatment of basic psychological dysfunctions from a systemic point of view. *Br. J. Psychiatry,* 155 (suppl. 5) ; 74-83, 1989.

(18) Brenner, H.D., Dencker, S.J., Goldstein, M.J. et al : Defining treatment refractorinessin schizophrenia. *Schizophr. Bull.*, 16 ; 551-561, 1990.

(19) Breslin, N.A. : Treatment of schizophrenia : Current practice and future promise. *Hosp. Community Psychiatry*, 43 ; 877-885, 1992.

(20) Carpenter, W.T., Heinrichs, D.W. : Early intervention, time-limited, targeted pharmacotherapy of schizophrenia. *Schizophr. Bull.*, 9 ; 533-542, 1983.

(21) Casarino, J.P., Wilner, M., Maxey, J.T. : American association for partial hospitalization (AAPH) standards and guidelines for partial hospitalization. *Int. J. Partial Hospitalization*, 1 ; 5-21, 1982.

(22) Creed, F., Black, D., Anthony, P. et al. : Randomised controlled trial of day patient versus inpatient psychiatric treatment. *BMJ*, 300 ; 1033-1037, 1990.

(23) Creed, F., Black, D., Anthony, P. et al. : Randomised controlled trial of day patient versus inpatient psychiatric treatment. 2 : Comparison of two hospitals. *Br. J. Psychiatry*, 158 ; 183-189, 1991.

(24) Cuyler, R.N. : The challenge of partial hospitalization in the 1990s. *The Psychiatric Hospital*, 22 ; 47-50, 1992.

(25) Donaldson, S.R., Gelenberg, A.J., Baldessarini, R.J. : The pharmacologic treatment of schizophrenia : A progress report. *Schizophr. Bull*, 9 ; 504-532, 1983.

(26) Edwards, M.S. : Psychiatric day programs : A descriptive analysis. *JPNMHS*, 20 ; 17-21, 1982.

(27) Falloon, I.R.H., Talbot, R.E. : Achieving the goals of day treatment. *J. Nerv. Ment. Dis.*, 170 ; 279-285, 1982.

(28) Guy, W., Gross, G.M., Hogarty, G.E. et al. : A controlled evaluation of day hospital effectiveness. *Arch. Gen. Psychiatry*, 20 ; 329-335, 1969.

(29) 濱田龍之介、宮内勝、安西信雄ほか「デイケア治療における長期化を予測する患者側要因の抽出」集団精神療法、九巻、三七―四三頁、一九九三年。

(30) 蜂矢英彦「東京都立中部総合精神衛生センターの目指すもの」臨床精神医学、一五巻、一三一九—一三二四頁、一九八六年。
(31) Herz, M.I., Endicott, J., Spitzer, R.L.：Brief hospitalization of patients with families：Initial results. *Am. J. Psychiatry*, 132；413-419, 1975.
(32) Herz, M.I.：Recognizing and preventing relapse in patients with schizophrenia. *Hosp. Community Psychiatry*, 35；344-349, 1984.
(33) Hodge, M.A., Davidson, L., Hill, W.L. et al.：The promise of partial hospitalization：A reassessment. *Hosp. Community Psychiatry*, 43；345-354, 1992.
(34) 今井充、佐々木千鶴子、尾崎新ほか「病院デイケアの機能と役割—井之頭病院デイケアにおける実態調査から」精神科治療学、七巻、四〇三—四一三頁、一九九二年。
(35) 池淵恵美、宮内勝、安西信雄ほか「精神分裂病圏患者に対する役割啓発的接近法—集団精神療法と個人精神療法の併用の効果」集団精神療法、八巻、一五—二二頁、一九九二年。
(36) 池淵恵美、宮内勝、安西信雄ほか「デイケア治療における初期中断例の分析」集団精神療法、八巻、一六七—一七三頁、一九九二年。
(37) 池淵恵美「生活技能訓練とその評価」精神科診断学、五巻、一七三—一八四頁、一九九四年。
(38) 池淵恵美、岩崎晋也、宮内勝ほか「生活障害と精神症状との関連について—精神障害者社会生活評価尺度(LASMI)を用いた分析」精神医学、三七巻、一〇四一—一〇四八頁、一九九五年。
(39) 生地新、森岡由紀子、田中武ほか「大学病院における小規模デイケアの治療効果について」精神分裂病研究の進歩、二巻、一九七頁、一九九一年。
(40) 池内慶公「慢性精神分裂病の臨床症状に対するデイケアの効果」精神経誌、九三巻、五一五—五二六頁、一九九一年。
(41) 猪股好正「病院付設型デイケアを考える」日精協雑誌、一〇巻、一七—二一頁、一九九一年。
(42) 伊勢田堯、石川辰夫、中沢正夫「昼間病室における精神分裂病治療の経験—生活臨床の立場から」精神医学、一八巻、二四五―二五二頁、一九七五年。
(43) 伊勢田堯、渡会昭夫、宮真人ほか「精神分裂病に対するデイケアの経験―実用的デイケア活動の前進をめざして」臨床精神医学、一〇巻、二六七―二七四頁、一九八一年。
(44) 岩波明、安西信雄、原田誠一ほか「作業能力の低下した精神分裂病患者の社会復帰の実態とその治療技法」精神医学、三〇巻、一一三三―一一四〇頁、一九八八年。
(45) 種山幸子「城西病院のデイケア活動」日精協雑誌、一〇巻、五六―六三頁、一九九一年。
(46) 加藤正明、石原幸夫、吉川武彦ほか『デイ・ケアの実際』牧野出版、東京、一九七四年。
(47) Kennedy, L.L. : Treatment of the borderline patient in partial hospitalization. *The Psychiatric Hospital,* 22 ; 59-67, 1991.
(48) Kiser, L.J. : Treatment-effectiveness research in child and adolescent partial hospitalization. *The Psychiatric Hospital,* 22 ; 51-58, 1991.
(49) Klyczek, J.P., Mann, W.C. : Therapeutic modality comparisons in day treatment. *Am. J. Ocup. Ther.,* 40 ; 606-611, 1986.
(50) 厚生統計協会「地域医療基礎統計」一三二―一三三頁、一九九二年。
(51) Linn, M., Caffey, E., Klett, J. : Day treatment and psychotropic drugs in the after-care of schizophrenic patients. *Arch. Gen. Psychiatry,* 36 ; 1055-1066, 1979.
(52) McCreadie, R.G. : Scottish survey of chronically ill day patients : 3-year follow-up. *Br. J. Psychiatry,* 153 ; 174-177, 1988.
(53) McGuire, R.J. : Rehabilitation status-dysfunction and treatment outcome in a psychiatric day hospital. *Health Bull.,* 47 ; 21-30, 1989.
(54) Meltzer, H.Y. : Treatment of the neuroleptic-nonresponsive schizophrenic patients. *Schizophr. Bull.,* 18 ; 515-542, 1992.
(55) Milne, D. : A comparative evaluation of two psychiatric day hospitals. *Br. J. Psychiatry,* 145 ; 533-537,

1984.

（56）宮内勝「分裂病の長期経過とリハビリテーション―東大病院精神神経科のリハビリテーションモデルの紹介」臨床精神医学、二一巻、一〇二三―一〇三〇頁、一九九二年。

（57）宮内勝『精神科デイケアマニュアル』金剛出版、東京、一九九四年。

（58）Mostert, M.A., Herz, M.I.: The role of partial hospitalization. In: (ed.), M.I. Herz, S.J. Keith, J.P. Docherty: *Handbook of Schizophrenia, Volume 4: Psychosocial Treatment of Schizophrenia.* Elsevier, New York, p.297-316, 1990.

（59）Mueser, K.T., Bellack, A.S., Douglas, M.S. et al.: Prediction of social skill acquisition in schizophrenic and major affective disorder patients from memory and symptomatology. *Psychiatry Res.*, 37; 281-296, 1991.

（60）Mueser, K.T., Kosmidis, M.H., Sayers, M.D.: Symptomatology and the prediction of social skills acquisition in schizophrenia. *Schizophr. Res.*, 8; 59-68, 1992.

（61）村田信男「デイケアの治療的機能と回復過程の指標」精神科治療学、一巻、三八三―三九三頁、一九八六年。

（62）仲本晴男、山本和儀「市町村を母体とした『地域型デイケア』の現状とコミュニティーケアにおける役割」精神経誌、九一巻、八九七―九〇二頁、一九八九年。

（63）中里均「分裂病デイケア『中断者』の病理とデイケアの技法」集団精神療法、六巻、一九―二五頁、一九九〇年。

（64）西園昌久「大学におけるリハビリテーション」心と社会、四七巻、二七―三三頁、一九八七年。

（65）西園昌久（代表研究者）「精神科デイケアの効果」厚生省平成元・二年度精神保健研究「精神科デイケアと精神疾患の再発頻度及び入院期間に関する研究」、一九九一年。

（66）西園昌久「デイケア活動の評価―予後調査より」精神医学、三七巻、三七―四三頁、一九九五年。

（67）日精協・施設整備委員会「精神科デイケアの手引き」一九八一年。

（68）納戸昌子、鈴木久恵、富田真由美ほか「デイケアの開催日数の増加に伴う患者集団とその行動の変化」日本集団精神療法学会第一一回大会抄録集、三〇―三一頁、一九九四年。

（69）岡上和雄「精神科デイケアの制度的概念およびわが国におけるこの領域のデイサービスユニット数について」臨床精神医学、一〇巻、三二七―三三〇頁、一九八一年。
（70）小山内實「分裂病者の主体性と集団精神療法」集団精神療法、七巻、二九―三三頁、一九九一年。
（71）尾崎新『臨床・精神科デイケア論』岩崎学術出版、東京、一九九一年。
（72）Parker, S., Knoll, Ⅲ J.L.：Partial hospitalization：An update. *Am. J. Psychiatry,* 147；156-160, 1990.
（73）Perconte, S.T.：Predictors of long-term outcome for veterans participating in a day-hospital program. *Int. J. Partial Hospitalization,* 6；95-102, 1990.
（74）Riggs, R.K.：Partial hospitalization（Letter；comment）. *Hosp. Community Psychiatry,* 43；1042-1043, 1992.
（75）Russel, V.：Patient satisfaction with a psychiatric day treatment program. *Int. J. Partial Hospitalization,* 7；109-118, 1991.
（76）坂口信貴「慢性期分裂病者の社会復帰」精神経誌、八七巻、四四四―四五一頁、一九八五年。
（77）佐々木雄司「病院外における精神障害者社会復帰活動の現状―全国調査（一九七六）をふまえて」精神医学、一九巻、七七六―七九五頁、一九七七年。
（78）Santos, A.B.：Partial hospitalization（Letter；comment）. *Hosp. Community Psychiatry,* 43；1042, 1992.
（79）皿田洋子「精神分裂病を対象とした生活技能訓練とその効果」精神経誌、九四巻、一七一―一八八頁、一九九二年。
（80）Schene, A.H., van Lieshout, A.H., Mastboom, J.C.M.：Different types of partial hospitalization programs：Results of a nationwide survey in the Netherlands. *Acta Psychiatr. Scand.,* 78；515-522, 1988.
（81）Schinnar, A.P., Kamis-Gould, E., Delucia, N. et al.：Organizational determinants of efficiency and effectiveness in mental health partial care programs. *Mental Health Partial Care Programs,* 25；387-420, 1990.
（82）Schooler, N.R.：Maintenance medication for schizophrenia：Strategies for dose reduction. *Schizophr.*

Bull., 17 ; 311-324, 1991.
(83) 精研デイ・ケア研究会編『精神科デイ・ケア』岩崎学術出版、東京、一九八九年。
(84) 染矢俊幸、安西信雄、池淵恵美ほか「精神分裂病の陰性症状と社会適応経過」精神医学、二八巻、一二二九―一二三六頁、一九八六年。
(85) Stein, L.I., Test, M.A. : Alternative to mental hospital treatment. I. Conceptual model, treatment programs, and clinical evaluation. *Arch. Gen. Psychiatry*, 37 ; 392-397, 1980.
(86) Stein, H.H., Hirsch, B., Breman, S. et al. : The three phases of time-limited dayhospital treatment. *Int. J. Partial Hospitalization*, 6 ; 25-37, 1990.
(87) Sullivan, C.W., Grubea, J.M. : Who does well in a day treatment programs? : Following patients through 6 months of treatment. *Int. J. Partial Hospitalization*, 7 ; 101-107, 1991.
(88) Sunshine, J.H., Witkin, M.J., Atay, J.E. et al. : Partial care in mental health organizations : United States and each state. *Ment. Health Stat. Note*, 205 ; 1-15, 1992.
(89) 鈴木丈「精神病院における生活技能訓練の実践と精神分裂病患者の行動改善」臨床精神医学、一九巻、一三四五―一三五一頁、一九九〇年。
(90) 高柴哲次郎、佐々木勇之進「地域精神医療への提言―デイケア運営の視点から」社会精神医学、一一巻、三―一六頁、一九八八年。
(91) 武田俊彦、大森文太郎「慢性精神分裂病患者に対するデイケアの再入院防止効果」精神経誌、九四巻、三五〇―三六二頁、一九九二年。
(92) Thompson, C.M. : Characteristics associated with outcome in a community mental health partial hospitalization program. *Community Ment. Health J.*, 21 ; 179-188, 1985.
(93) 上野武治「大学病院と地域ケア」社会精神医学、一一巻、三六―四一頁、一九八八年。
(94) Vaughan, P.J. : Developments in psychiatric day care. *Br. J. Psychiatry*, 147 ; 1-4, 1985.
(95) Weiss, K.J., Dubin, W.R. : Partial hospitalization : State of the art. *Hosp. Community Psychiatry*, 33 ; 923

-928, 1982.
(96) Weldon, E., Clarkin, J.E., Hennessy, J.J.：Day hospital versus outpatient treatment：A controlled study. *Psychiatry Q*, 51；144-151, 1979.
(97) Wilder, J., Levin, G., Zwerling, I.：A two-year follow-up evaluation of acute patients treated in a day hospital. *Am. J. Psychiatry*, 12；1095-1100, 1966.
(98) Wykes, T., Sturt, E., Katz, R.：The prediction of rehabilitative success after three years：The use of social, symptom and cognitive variables. *Br. J. Psychiatry*, 157；865-870, 1990.
(99) 八木剛平、神庭重信、稲田俊也「分裂病の長期予後と薬物療法」臨床精神医学、二一巻、一〇一三—一〇二一頁、一九九二年。
(100) 吉本静志「デイケアの現況と問題点—長崎県デイケア研究協議会の発足にあたっての全国アンケート調査より」臨床精神医学、一一巻、八九九—九〇五頁、一九八二年。

［池淵恵美、安西信雄、精神医学、三七巻、九〇八—九一九頁、一九九五年］

精神科リハビリテーションの治療・支援技法の現状と課題

I　はじめに

わが国の精神科リハビリテーションは、新しい変化の時を迎えつつある。一九七二年に江副の編集により精神科リハビリテーションのそれまでの集大成ともいうべき著作(23)が世に出されたが、そこでは昭和三十年代より病院精神医学が盛んになり院外作業療法とナイトホスピタルが試みられ、またデイケア、家族会など地域医療の萌芽的な試みが行われた様子がまとめられている。当時は病院を起点として精神科リハビリテーションが組み立てられたと言うことができるが、現在では共同作業所やデイケアの普及、さらにグループホーム等の広がりにより、視点を地域に移さなければ全体の動向を理解することができない。職業リハビリテーションの分野も、新しい発展をとげつつある。近年、精神科リハビリテーションの成書(5、28、36、38、47、65、76)が次々と出版されており、英米の教科書(2、54、85、86)の訳出も盛んであるが、これらは今後の精神科リハビリテーションの発展のための模索の試みの中から生まれているもののように思われる。

精神科リハビリテーションの技法も、いくつかの分野の発展により豊富になってきている。社会生活技能訓練（ＳＳＴ）や家族心理教育の普及はめざましく、これらは患者・家族の精神障害観を変えるのみならず、支援者の側の障害観の変容ももたらしつつある。こうして、身体障害のリハビリテーションの中で発展してきた「障害論」との接点が拡大し、生物学的精神医学との接点も広がりつつある。生物学的な視点からの障害の本質の解明は、リハビリテーションの科学的な基盤を明らかにするであろう。

現在では全国各地のさまざまな施設で創意をこらしたリハビリテーションが展開されつつあり、これを先達による努力や業績——たとえば統合失調症の再発防止と社会生活の改善を目指した生活臨床[81]の発展と実践——をぬきにして語ることはできない。各地での意欲的な試みの紹介だけでも大いな意義があるが、本論文では以下の二点に的を絞って論を進めていきたい。本論文の目的の第一点は、最近発展してきた精神科リハビリテーションの治療・支援技法を概観して、この分野が狭義の精神科治療学とは相対的に独立した学問的な内容を持つものに発展してきたことを示すことにある。リハビリテーションは実学の色彩が色濃いが、これまでの実践の中で批判に耐えうる実証的な研究も蓄積されてきたと筆者らは考えている。目的の第二点は、こうした実証的な成果の検討を通じて、精神科リハビリテーションの発展のための課題を明らかにすることである。この課題の検討には、リハビリテーションの歴史や医療制度の変遷を含む包括的な検討が必要であるが、紙数に限りもあり、統合失調症を主な対象とし、主として英米で研究の進んでいる介入の効果研究の側面からその到達点を明らかにしたい。

II　精神科リハビリテーションの概念

1　発展の歴史の概略

精神科リハビリテーションの源流は十九世紀の環境療法（milieu therapy、英国では social therapy と呼ばれることが多い）にさかのぼるが[53]、わが国においても諸先達により生活療法として社会参加への意欲や障害の改善が試みられた[5]。一九五〇年代にまず英国で、次いで米国で始まった脱施設化の動きの中で積極的な退院促進が進められた結果、諸制度の整備やリハビリテーション体系の発展を促した。同じ一九五〇年代からファウンテンハウスを嚆矢とするソーシャルクラブなど、心理社会的リハビリテーション（psychosocial rehabilitation）が発展し、それまでの大規模な精神病院での入院医療へのアンチテーゼとしての側面があった。その特徴をバクラハ[7]（L.L. Bachrach）は、個別性の重視、環境と個人の能力との相互作用の重視、健康な部分への働きかけ、当事者による自己ケアの重視、職業・社会・余暇の重視などにあるとしている。「心理社会的リハビリテーション」と「精神科リハビリテーション」の呼称はほぼ同義語として用いられているが、このあたりのくわしい事情は野中の解説[22]を参照されたい。ここでは精神科リハビリテーションに統一して記載していく。

2　精神科リハビリテーションの概念

一九六〇年に精神神経学会で初めて社会復帰がシンポジウムで取り上げられたとき、「社会復帰とは、精神障害者に対して身体的治療、狭義の心理療法などの、いわゆる精神医学的治療を施すことをもって治療を完了したものとして退院などをさせるだけではなく、（中略）精神障害者が病院外の社会に復帰して、（中略）その社会適応と経済的独立を支持するプロセスである」と定義された。この定義の中に先進性とともに時代の制約を見ることができる。精神科リハビリテーションの定義として、ラム[53]（H.R. Lamb）は「精神障害に苦しむ人に対してその能力に焦点を当てて職業生活や社会生活の能力を改善し、障害のある人が置かれている環境を調整し、自信や達成感や希望を醸成する」としている。アンソニー[2]（W. Anthony）は「長期精神障害をかかえる人の機能回復を助け、専門家による必要最小限の介入によって障害者自身の選択する環境で、定着し生活に満足できるようにする」と述べている。これらの定義をまとめると、①社会生活と職業生活における生活技能（スキル）の改善・再獲得と、②環境への適応の援助、③適切な環境の提供の三側面が必須の要素として挙げられる。社会参加（復帰：resettlement）は、障害のある人がその人の希望する、または帰属すべき社会集団に参加して一定の役割と地位を獲得することであるが、精神科リハビリテーションは精神障害者の特性に対応し、その社会参加を援助するプロセスと考えられる。精神科リハビリテーションのプロセスとして、米国ではより能力障害の改善に力点を置き、英国ではより環境調整に力点を置いているといわれる[53]。環境調整に力点を置く立場からは、障害のある人が社会にどう適合するかはその人の持っている能力障害と環境とのダイナミックな相互作用に基づくと考える。身体障害のある人に車椅子や傾斜路が提供されるのと同様に、精神障害のある人に、ケア付き住居など適切な環境調整を行うことに力点を置く。一方能力障害の改善に力点を置く立場からは、必要な社会生活技能の回復により環境から要求される役割が遂行できるようになると、社会的不利を軽減することができると考える。リハビリテーションの実践においては、能力の回復を期待するあまりに過剰な負荷をかけることは再発のリスクを犯すことになるが、現状の能力障害に見合った生活支援に力点が置かれ過ぎると本来あるはずの発展可能性の芽を摘むことになるだろう。バランスのとれた介入のためには、能力障害や環境との相互作用や社会資源の適切な評価の必要がある。

精神科リハビリテーションの対象として、「精神的または情動的障害に加えて、日常生活の三つまたはそれ以上の基本的領域の障害――すなわち、身だしなみ、身辺自立、対人関係、社会的問題の処理、学習とレクリエーション――があり、その結果経済的自立が妨げられている人[30]」が考えられている。

Ⅲ　代表的な援助技法についての検討

近年精神科リハビリテーションの治療・支援技法として発展が目立つものには、社会生活技能訓練、心理教育、家族への支援プログラム、居住プログラムなどがある。これらの治療・支援技法に共通する特徴として、①ストレス―脆弱性―対処―能力モデルにそった包括的アプローチ、または障害改善と環境調整の同時的な実施、②当事者（ユーザー）の意思を重視しリハビリテーションへ最大限の参加を求めること、③入院と地域での生活を包含するアプローチ、④多職種によるチームアプローチ、⑤集団の活用、⑥アセスメント、評価の重視などの諸点が挙げられる。社会生活技能訓練などは統合失調症の治療についてのいくつかの総説[9,15]でも、その効果と有用性が指摘されている。ここでは、これらの治療・支援技法についての実証的な研究を取り上げて、主にその効果を検討したい。

1　社会生活技能訓練（SST）

社会生活技能訓練はわが国においては一九八〇年代終わりより急速な普及を見ている[3]。社会生活技能が社会的予後に大きな影響を与えることが報告され[79]、改善のための治療・支援技法が開発されてきた背景がある。効果としては、一九八〇年代以後に行われ、対照群を置き評価方法も信頼性や妥当性の高いものであるなどデザインの優れた六つの統制研究[9]と、二つのメタ分析[18,34]から、社会生活技能の獲得、維持、治療場面以外への般化のいずれにも、社会生活技能訓練は有効であることが結論できる。一方で精神症状や再発率や全般的な機能水準の点では、他の治療法との比較で有意差を認めない報告が見られる。他の治療法といかに連携して実施するかと、状態に応じた継続的な治療を提供することが重要と思われる[40]。わが国においても社会生活技能訓練の前後での効果の検討をコホートを用いて行った研究があり[4,75]、対人技能の獲得、全般的な社会機能、精神症状の客観評価および自己評価、認知機能や自我機能などが改善したことが報告されている。今後の課題については別に述べたので[44]、ここではふれない。

2　心理教育および家族への援助

服薬や症状についての心理教育はユーザーとしての家族や当事者の意識の高まりとともに、障害者自身が積極的に病気と取り組む試みの有用性が根拠として挙げられる。たとえば、ハーツら[37]

(M.I. Herz, et al.) によると、一四五名の統合失調症と八〇名の家族に二年間の再発状況を調査したところ、患者の七〇%および家族の九三%が前駆症状を自覚していた。中込ら[62]は四五名の統合失調症患者の再発状況を調査し、再発したもののうち七九%が再発のほぼ一週間前に前駆症状を経験していた。エックマンら[21] (T.A. Eckman, et al.) は四一例の男性統合失調症患者を服薬及び症状自己管理を目的とする社会生活技能訓練群とコントロール群に無作為に振り分け、社会生活技能訓練群が有意に服薬及び症状自己管理技能の成績が良く、その効果は一年後まで持続していたと報告している。池淵ら[42]は服薬自己管理モジュールの実施前後をロールプレイテストにより比較して、技能の有意な向上が見られたことを報告している。薬物維持療法の質の向上と組み合わせて、薬物療法や前駆症状の知識や対処能力の改善を図ることで、再発率を減少させる可能性があるといえよう。

地域で精神障害者を支える試みの一方で、退院した患者の多くが家庭に戻るところから、「家族の重荷[34]」への援助が重要な課題となっている。家族は実際的なアドバイスや専門家との時間をかけた接触や情報を求めており、これまでの専門家のアプローチへの不満が指摘されている[74]。こうした家族の要請に応えるものとして、情報提供を主な目的とする教育的な介入、対人技能の開発を目的とする介入、ストレスへの対処を援助する支援介入が開発されてきている。

家族心理教育の学問的な裏づけとして、感情表出 (expressed emotion) についての一連の研究がある。感情表出が統合失調症の再発に関して、文化の違いを超えて優れた予測因子であることはあまり異論のないところであろう。[46, 71, 72] ファルーンら[25]（I.R.H. Falloon, et al.）は、三六人の統合失調症患者を家庭で行う行動療法的家族援助と支持的個人療法とに振り分け二年間の追跡調査を行った結果、再発率が行動療法的家族援助は一一％、個人療法は八三％と有意な差があり、さらに社会適応の水準、就労率なども有意に改善し、家族の負担がより軽減していた。

カイパースら[51]（L. Kuipers, et al.）は高い感情表出と統合失調症の再発率との関連を検討した一四研究を総説して、一一研究において高い感情表出は高再発率と関連していたと述べている。感情表出の高い家族への治療的なアプローチについて、対照群をおいた実証的な研究の結果は以下のようにまとめられる。

①感情表出の高い家族では、伝統的な外来治療よりも、家族心理教育のほうが患者の病状がより改善する。[25] これは再発を遅らせる効果であるとホガティら[39]（G.E. Hogarty, et al.）は述べている。

②①の結果は、薬物療法や服薬遵守率の違いによるものではない。[25]

③数カ月程度の短期間の家族心理教育のみでは再発防止効果は不十分。

④行動療法的家族援助（behavioral family management）[26] や心理教育的家族マネジメント（psychoeducational family management、ホガティら[39]）はいずれも、障害者と家族への精

神障害に関連する知識の提供、家族間のコミュニケーション練習、問題解決技能訓練を取り入れている。有効な共通の要素を明らかにする必要があろう。

⑤家族心理教育によって感情表出の高い（high EE）家族が、低い（low EE）家族へと変化したが[20]、患者の対処技能に変化は見られなかった[73]。これは家族のほうがより学習能力が豊かで適応的な行動を学習しやすく、患者の場合にはより長期間の学習が必要なためと考えられる。

⑥家庭訪問して当事者を交えて実施する方法の一方で、複合家族療法の方がより有効であるとの報告[58]がある。それぞれの適応を明らかにする必要があろう。

わが国でも高い感情表出を持つ家族への介入の試みが紹介[52,84]されている。また入院している障害者の家族のための長期間の複合家族療法[31,32]や、保健所など地域を母体とする家族への介入研究[33]が盛んになりつつある。これらの家族グループは従来の病院や地域家族会を基盤にして、さらに心理教育を取り入れたものが多いと推測される。全家連保健福祉研究所の調査でも、全国の保健所の六八％で「家族教室」が実施され、家族会などに教育プログラムを組み込む形式のものが全体の約半数を占めていた。今後さらに、こうした家族への援助が地域での援助体制の重要な部分を担うことが予想される。

3　職業リハビリテーション

英国では作業（work）のもつ治療的な機能が早くから注目され、一九五〇年代から産業療法（industorial therapy）や作業所（sheltered workshop）の設置が行われていた。産業療法では段階モデルが取られ、障害の改善の程度に応じて豊富な種類と難易度の仕事を提供することの重要性が強調されてきたが、病院内での作業が退院後の雇用には直結しない問題点が報告された。その理由として、退院後の成功は作業能力だけでは予測できないこと[86]、就労の能力と地域で生活する能力や精神症状や対人技能とは、相関は高くなく、それぞれに独立した機能が含まれていると指摘されている[80]。重篤な精神障害を持っている人の雇用率が一五％以下で、また六カ月間の職業維持率も二五％程度と低い[1]ことは事実であり、これまでの職業リハビリテーションプログラムが十分な成果をあげてきたとは言い難かった。一九八六年にボンド[13]（G.R. Bond）は対照群を置いた二一の統制研究を総説して、約半数の研究では職業リハビリテーションによって雇用率の改善を見たものの、フルタイムの雇用の増加には至っていないと報告している。

米国では慢性精神障害者への職業援助プログラムがここ十年の間に大幅に変化してきている。それは、訓練したあとに就労させる方式から、実際の職場で訓練を行う方式への変化であり、過渡的雇用と援助付き雇用がその代表的な方法である。過渡的雇用（transitional employment）は、ファウンテンハウスで開発された就労プログラムで、一般企業との就業契約を結んで、プログラム参加者が期間を区切って（平均六カ月程度）実際の就労体験をする。その際に複数の者が一人分の仕事を請け負うことで障害者の就業時間や仕事量の負担を軽減することができる。初期の研究(8)では過渡的雇用プログラムの効果は明らかではないが、その後の研究でプログラム終了後の就職率の増加や、就職するまでの期間の短縮が見られるとしている。(12)援助付き雇用（supported employment）は契約した企業でリハビリテーションスタッフが雇用主と障害者双方への精神的な支援と技術的な援助を行うもので、訓練期間終了後にその職場で通常の雇用関係に発展することが期待されている。当初発達障害のある人のために開発されたが、慢性精神障害者への有効性も報告されるようになっている。ファビアン(24)（E. Fabian）はプログラムに参加した二四九名を追跡調査して、五九％が六カ月以上仕事を維持していたと報告している。別の報告(57)でも三五％の参加者が一般雇用を獲得できたとしている。ガーベイ(29)（R. Gervey）は四二人を就労前訓練プログラム群と、援助付き雇用群（さらにリハビリテーションスタッフによる職場内援助群と、職場の同僚による援助群に二分された）とに振り分けてその転帰を比較した結果、就労率が援助付き雇用群で有意に高い（それぞれ六％、六五％、七五％）一方で、再入院率には有意差を認めなかった。統合失調症の場合にはより長期間の訓練期間が必要であることや、獲得された良い適応が次の職場で必ずしも発揮されないところから、過渡的雇用との比較においても援助付き雇用の方が職場への定着期間がより長いとの報告がなされている。

新しい就労援助法として注目されているものに、さらに仕事探しクラブと、非営利組織による職業リハビリテーションを目的とする企業運営がある。仕事探しクラブ（Job Fin-ding Club）は仕事を見つけるための体系的な援助プログラムで、①求人情報の探し方、履歴書の書き方、就労面接の練習など技術的援助と、②電話や職業カウンセラーなど求職に必要な社会資源の提供と、③プログラム参加へのトークンや相互援助などの社会的強化の使用の三点が特徴である。アズリンら[6]（N.H. Azrin, et al.）の報告は物質依存などを含む精神障害全般が対象となっているが、仕事探しクラブのメンバーはプログラム参加開始後平均一四日で就労したが、従来の職業斡旋法では平均五三日であった。慢性精神障害者を対象としたブレントウッド仕事探しクラブ[49]でも、プログラム参加者の六五％がフルタイムの就労か職業訓練についたと報告している。非営利組織によるレストランの試み[54]では、①時間を守るなど仕事への順応を目的とする訓練期間、②ウエイターなどの職業技能訓練期間、③一般企業への就労援助期間の三段階に分けてプログラムを実施し、三年間に一三三名がプログラムに参加して、六二％が仕事を獲得し、二六％が学校や職業訓練に進んだと報告されている。

わが国では、通院患者リハビリテーション事業は一九七〇年から実施された東京都の職親制度を母体に、一九八二年に国の制度として整備されたが、この制度の利用者は不況のあおりもあって伸び悩んでいる。一九八八年の「障害者の雇用の促進等に関する法律」の改正によって精神障害者が職業リハビリテーションの法的な対象となったが、一九九二年のＩＬＯ一九五号条約批准により、その適用がさらに明確になった。地域障害者職業センターの職域開発援助事業として、援助付き雇用が制度として取り入れられ、専門職員により一般の職場の中での生活支援や技術支援が行われるようになった。さらに精神障害者の雇用や訓練を目的とした清掃事業などの企業運営が報告されるようになっており、仕事探しクラブの報告も見られるようになった。

わが国で実施されている新たな試みがさらに発展・普及するためには、まず環境の整備すなわち制度による構造的な支援が必須であるが、より基礎的な訓練を目的とする前職業的訓練で、何を獲得目標とすべきかという問題がある。就労可能性の予測と治療的な介入のために、野津[67]はどのような職業であれ欠かせない基本的な職業人としての機能をwork personalityの概念で捉えて評価することを試みた。松為[56]は個々人の職業人としてのキャリア発達の視点からの援助が必要であることを指摘している。獲得目標がより明細化されることによって、デイケアや作業所で実施される前職業訓練と、労働サイドでの職業能力の習得訓練が有機的にかみ合うようになることが望まれる。

4　地域での支援プログラムおよび居住プログラム

米国においては、一九七七年より国立精神保健研究所（ＮＩＭＨ）のプロジェクトとしてアメリカの全州で研究的なプログラムが開始された。このプログラムの目標は、これまでのシステムでは十分ケアできなかった重度の慢性障害者に焦点を当てることと、地域主導の精神保健システムを確立することである。代表的なプログラムには、マジソン郡での「地域における積極的な援助継続チーム」（Program of Assertive Community Treatment《PACT》または、Community-based Assertive Continuous Care Teams）がある。[78] スタインら[77]（L.I. Stein, et al.）は従来の入院およびその後のアフターケア群と比較して、病院の利用頻度の減少、就労による収入の増加、生活の満足度と自己価値観の増大、精神症状の減少が見られたことを報告している。たとえば再入院率は従来の治療群が八九％であったのに比して、ＰＡＣＴ群の場合は一八％であった。ＰＡＣＴは他の複数の地域でも追試され、同様の結果が報告されている。[41] 障害者自身の満足度は一貫して高い。[19] オルフソン[70]（M. Olfson）はこれまでの九つの研究を総説して、入院率の減少は一貫していること、ことに過去に繰り返し入院している対象の場合にその効果が明らかであることを指摘している。また多様なサービスを提供できるプログラムの方が良い効果をあげていた。すなわち、訪問などの積極的な働きかけと日常生活の場での援助があること、個別化されたプログラムであること、二十四時間の危機介入サービスをはじめ医療サービスがあること、ケースマネジメントサービスがあることである。デラリオら[19]（D.J. Dellario, et al.）は地域支援プログラムについての研究を概観して、問題点として実施方法や期間、効果の判定方法に相違が大きいことと、再入院率について報告されていた有意差は援助終了一八カ月後には消失すると報告している。これらの報告から、期間限定型の援助ではなくて、継続的な地域での支援システムが重要であることは明らかである。

地域精神保健システムの検討にあたっては、住居の問題を欠かすことはできない。自立のための社会生活技能の水準によって、いくつかの住居プログラムが必要であることが指摘されている。つまり、専門家の関与の程度や居住者の自由度によって、病院内住居、グループホーム、ハーフウェイハウス、専門家の指導を受けられるアパートなどの居住プログラムを選択できることが理想といえるだろう。

コミュニテイケアを支える技術としては、ケースマネジメントが重要である(61,66)。ケースマネジメントは、利用者の立場に立ってサービスの計画と調整を行う業務であるが、事例のアセスメント、サービスの調整とモニター、訪問指導、入院部門との連携などが共通項である。どの機能に力点を置くかによっていくつかのモデルがある(74)。米国カンザス州で地域での支援プログラムとケースマネージメントの効果をそれまでの州の精神保健システムと比較したところ、再入院率が年間三〇％から一五％に減少したことや、自立生活の技能が向上したことが報告されている(60)。また二年間のケースマネジメントを受けた群は、従来のアフターケア群に比べて、社会的機能、就業率などが有意に優れており、多くの参加者が満足感を表明したとの報告がある(87)。ケースマネジメントの効果研究についてはまだ一定の結果が得られていないが(16,27)、介入の内容が明確でない研究報告が多いことなど評価の方法論の問題があり(88)、今後さらに検討が必要と思われる。

わが国では、一九六〇年代に社会復帰活動の高まりを見せた時代から、病院の寮や民間アパートを利用した共同住居が試みられた。制度的に認められたのは一九八八年に精神保健法が施行されてからであり、援助活動も生活支援に力点が移ってきているといえる。ケースマネジメントなど地域での保健システムの統合の技術については、既存の社会福祉事務所や保健所などで実施するのか、新たな地域システムを構築してゆく必要があるのか、各国の諸制度を参照しながら、わが国にふさわしい方法を検討・吟味しつつある段階である。

5　デイケア

デイケアは通院形式で週数日以上の集団治療プログラムを提供することを特徴とし、入院治療と劣らない濃厚なプログラムを提供できると同時に、生活環境と切り放されないところから過度の退行を防ぎ、生活に必要な能力開発や援助が容易である。わが国でも特にここ十年急速に実施施設数が増加し、認可されたデイケア施設が全国でほぼ四百カ所となっている。わが国のリハビリテーションの諸技術の中では、デイケアはその歴史や普及状況や利用者数からして、今後も中心的な役割を担っていく可能性が大きい。

すでに総説(43)の形で発表しているので細かくはふれないが、デイケアの効果としてはこれまでの欧米での多数例を対象とした統制研究から、従来の入院治療や外来治療と比較して、再発率や社会的な機能の改善が見られることが報告されている。またデイケア前後での効果比較からは、全般的な社会的機能の改善、陰性症状の改善、適応水準の向上、再発率の低下などが報告されている。問題は、施設によってその効果に差があることであり[55]、何がその差をもたらしているのかが明確になっていないことである。今後の課題としては、①治療プログラムなどの内容別の実証的な効果、②治療の質を保証するための治療ガイドラインの整備、③デイケアの機能、すなわち危機介入、入院から外来への移行機関、能力障害への対応や職業リハビリテーション、地域でのデイサービスを区別して利用者の個別のニーズに応えられるようにすること、④地域での支援システム内での役割分担の検討などがある。

6　共同作業所

一九八二年度の国際障害者年を契機として、地域ベースの支援活動として法定外施設の共同作業所が生まれているが、その後の伸びはめざましく各地の家族会などを母体に法内の社会復帰施設数をはるかに超える全国で一〇二三カ所（一九九六年一月現在の精神障害者小規模作業所数、全国精神障害者家族会連合会調べ）の施設が運営されている。環境的支援と就労援助活動が主体であり、また生活する場や生きがいの提供という側面も大きい。精神障害者の社会的ネットワークはその成員がほとんど家族であることが特徴であり、家族の消耗や疎外感を引き起こすが、共同作業所はネットワークの援助の役割を果たしているものと思われる。また一九四〇年代に始まったクラブハウスモデルも、一部の共同作業所の中に導入されて発展している。デイケア同様に、作業所の機能の明確化と分化、体系的な効果研究、地域での社会的役割の明示が今後求められているといえよう。

Ⅳ　精神科リハビリテーションの課題

これまで精神科リハビリテーションの概念と、主な治療技術の効果について述べてきた。精神科リハビリテーションは、①ヒューマニズムと②治療技術と③社会参加を支援する社会体制によって支えられており、それぞれ歴史的・時代的制約があるが、近年は後二者の発展が著しい。各論的技法はそれぞれ実証的な検証が行われ、有用性と課題とが明らかになってきている。今後は各論的な発展から進めて、さらに全体の統合的な実践をどう進めていくかが課題となってきているといえよう。統合的な実践を考えていく上で、鍵となる概念がいくつかある。ここではそれについて考察したい。

1　機能障害の明確化

リハビリテーションは主に能力障害と社会的不利とをそのターゲットとしてきたが、精神障害における機能障害の明確化と治療的アプローチの開発が、リハビリテーションの科学的基盤をより明確にするために重要な鍵となることを指摘したい。ミール[59]（P.E. Meehl）は、統合失調症素因[68,69]によって健常者と異なる作動特性を持った中枢神経系が形成され、神経心理学的検査などによって把握が可能な一時的認知障害（ほぼ機能障害にあたる）が形成され、さらに環境との相互作用によって二次的な認知・行動障害（能力障害にあたる）が形成されると考え、一次及び二次の障害へのアプローチを理論的に想定している。ブレナー[14,15]（H.D. Brenner）は認知機能障害によってストレスへの対処能力や支持的環境を維持する能力の低下を招き、さらにストレスによって認知機能障害が悪化する悪循環を指摘している。丹羽[64]は統合失調症の能力障害の背景には要素的情報処理の異常や短期記憶の再生障害などがあることを神経心理・生理学的なデータから示し、リハビリテーションを効果的に行うためには能力障害への直接的なアプローチだけではなく、機能障害を補うアプローチが重要であると指摘している。たとえば、思考・感情・行動の表出低下（陰性症状として把握されよう）に対するアプローチの例として、表出方法を教示するという意味で社会生活技能訓練で用いられる矯正的フィードバックやモデリングを挙げている。理論的には、①統合失調症の特定の認知機能障害をどう想定するか、②認知機能障害のいずれが改善可能で治療の対象となりうるか、③より要素的な認知機能の障害を改善すると複雑でより高次の機能の改善が見られるのか、その逆かの諸点が検証される必要がある。社会生活技能と認知機能との関連について解析する試みも報告されるようになっており[44]、理論的な解明を進めながら、機能障害を視野に入れたリハビリテーションを考えていく必要性があろう。

2　実践的な障害構造論の発展

精神科の領域で、上田のモデルを敷衍して、蜂矢英彦[35]によって精神障害の領域での障害構造論が展開され、リハビリテーションの理論や社会福祉面の拡大に多大な貢献をみた。一方で障害構造論は治療・支援技法の発展に十分貢献しているとは言い難い面がある。これは、中沢[63]が指摘するようにＷＨＯの障害モデルに代表されるこれまでの障害構造論では、再発による悪化など経過の不安定性がとらえられないことや、精神障害では中核というべき心理的側面が十分には整理されていないこと、精神障害では疾患→機能障害→能力障害→社会的不利という一方向性の線形モデルは適合しないことが理由として挙げられる。能力障害に加え、疾患の不安定性や心理的側面を含む生活障害の概念[82]は、臨床的実用性において優れているが、次元の違うものを包含するあいまいさが残る。理論の整理によって、身体障害や精神発達遅滞へのリハビリテーションと比較して、統合失調症をはじめとする精神障害のリハビリテーションの特質がより明らかになるであろうし、治療論の発展への貢献が期待される。

3　統合失調症の経過との関連

統合失調症の長期経過研究[17]によれば、慢性進行の予後不良型は少なく、再発寛解型が多数を占めることが報告されている。その経過においてはおよそ十年ほどの不安定期があり、病状の再燃・再発率は八割に及ぶ。特に前半の五年間にその傾向が強く、脆弱性および再発準備性が問題となる。また能力障害についても発病当初の五年間がもっとも悪化の危険性が高いことが指摘されている[11]。服薬や再発防止を援助するプログラムの重要性はいうまでもないが、早期からの能力障害の防止や改善の可能性についてもまだほとんど実証的な研究がなされていず、今後の発展が待たれる現状である。不安定期後の十余年間は安定期であり、ストレスと脆弱性への対処力量モデルが適切といえる。能力障害への介入に力点が置かれよう。安定期においては環境調整が威力を発揮するであろう。リハビリテーションの介入戦略は横断的なアセスメントと同時に経過に沿った縦断的な視点からも考慮される必要があり、今後の重要な課題といえよう。

4　リハビリテーション技術の普及

はじめにふれたように、精神科リハビリテーションの概念や技術体系はまだ残念ながらいまひとつ普及していない。その原因は、総論としての技術体系が十分教育されていないことに求められよう。精神科リハビリテーションの技術の教育方法や、コンサルタント技術の検討は重要な課題で、米国などではすでにリハビリテーションサービスを実施する組織作りの技術やサービスシステムを変えるためのコンサルテーション技術についても検討が進んでいる[50]。技術がどこまで活用されるかは、技術が明確に記述されていることと、それが入手しやすく実施しやすい形で提供されるかどうかによるといえ、今後の課題である。

5　評価方法の標準化

精神科リハビリテーションを体系的に行っていくためには、治療開始前のアセスメント（機能評価）、治療の進展を把握するためのモニタリング、治療の効果を明らかにするための効果測定のいずれも重要であり、その方法の標準化や普及が必要と考える。能力障害の評価方法についてはいくつかの尺度[48]が開発され、実用に供されているが、精神障害者における機能障害について、日常的に使用できる評価方法がほとんど開発されていない現状がある。その中で臺ら[83]の報告した方法は診察室で簡便に実施でき、しかも社会生活との関連性も高いものであり、興味深い。

精神科リハビリテーションの実証的な研究をさらに発展させるために、研究の質を保証するための条件を念頭に治験デザインが工夫されることが必要であろう。薬物療法の治験と比較して、プラセボにあたるものを工夫することが困難であるなど、心理社会的治療法の実証的研究に共通の問題があり、対照群をおいた統制研究が方法としてなじみにくい問題がある。ことに地域での支援プログラムやデイケアなど、治療内容が多岐にわたる場合の効果の測定について、より方法論が洗練される必要がある。

最後に、地域での支援プログラムおよび居住プログラムの項でふれたように、これまでのわが国の精神科リハビリテーションの到達点をふまえつつ、わが国の国民性や諸制度に適合した精神保健システムについてさらに活発な議論が行われ、合意づくりをしていくことの重要性をもう一度強調したい。

謝辞：本論文作製にあたりご指導いただきました臺弘先生ならびに広瀬徹也先生に深謝いたします。

文　献

（1）Anthony, W.A., Jansen, M.A.：Predicting vocational capacity of the chrinically mentally ill；Research and policy implications. *American Psychologist,* 34；537-544, 1984.

（2）W・アンソニー、M・コーエン、M・ファーカス（高橋亨、浅井邦彦、高橋真美子訳）『精神科リハビリテーション』マイン、神奈川、一九九三年。

（3）安西信雄「生活技能訓練と精神科リハビリテーション」『現代精神医学大系　年間版'90』中山書店、東京、一三一―一五七頁、一九九〇年。

（4）安西信雄「生活技能訓練による分裂病の再発防止」脳と精神の医学、三巻、一七五―一八三頁、一九九二年。

（5）　秋元波留夫『精神分裂病リハビリテーション—その前進のために』金原出版、東京、一九九一年。

（6）　Azrin, N.H., Phillip, R.A.：The job club method for the job hadicapped：a comparative outcome study. *Rehabilitation Counseling Bulletin,* 23；144-155. 1979.

（7）　Bachrach, L.L.：Psychosocial rehabilitation and psychiatry in the care of long-term patients. *Am. J. Psychiatry,* 149；1455-1463, 1992.

（8）　Beard, J.H., Pitt, R.B., Fisher, S.H. et al.：Evaluating the effectiveness of a psychiatric rehabilitation. *Am. J. Orthopsychiatry,* 33；701-712,1963.

（9）　Bellack, A.S. et al.：Psychosocial treatment for schizophrenia. *Schizophr, Bull.,* 19；317-336, 1992.

（10）　Benton, M.K. et al.：Social skills training with schizophrenics：a meta-analytic evaluation. *J. Consult Clin. Psychol.,* 58；741-747,1990.

（11）　Birchwood, M., Macmillan, F.：Early intervention in schizophrenia. *Aust. N. Z. J. Psychiatry,* 27；374-378, 1993.

（12）　Bond, G.R., Miller, L.D., Krumwied, R.D. et al.：Assertive case management in three CMHCs：A controlled study. *Hosp. Comm. Psychiatry,* 39；411-418, 1986.

（13）　Bond, G.R., Dincin, J.：Accelerating entry into transitional employment in a psychosocial rehabilitation agency. *Rehabilitation Psychology,* 1；143-155, 1986.

（14）　Brenner, H.D.：The treatment of basic psychological dysfunction from a systemic point of view. *Br. J. Psychiatry,* 155（suppl. 5）；74-83, 1989.

（15）　Brenner, H.D., Boker, W., Hodel, B. et al.：Cognitive treatment of basic pervasive dysfunction in schizophrenia. In：(eds.), S.C. Schulz & C.A. Tamminga：*Schizophrenia : Scientific Progress.* Oxford Press, New York, p.358-367, 1989.

（16）　Chamberlain, R., Rapp, C.A.：A decade of case management： A methodological review of outcome research. *Community Ment. Health J.,* 27；171-188, 1991.

(17) Ciompi, L.：The natural history of schizophrenia in the long term. *Br. J. Psychiatry,* 136；413-420, 1980.

(18) Corrigan, P.W.：Social skills training in adult psychiatric populations：A meta-analysis. *J. Behav. Ther. Exp. Psychiat.,* 22；203-210, 1991.

(19) Dellario, D.J., Anthony, W.A.：On the relative effectiveness of institutional and alternative placement for the psychiatrically disabled. *J. Social. Issues,* 37；21-33, 1981.

(20) Doane, J.A., Goldstein, M.J., Miklowitz, D.J. et al.：The impact of individual and family treatment on the affective climate of families of schizophrenics. *Br. J. Psychiatry,* 148；279-287, 1986.

(21) Eckman, T.A., Wirshing, W.C., Marder, S.R. et al.：Technology for training schizophrenics in illness self-management：A controlled trial. *Am. J. Psychiatry,* 149；1549-1555, 1992.

(22) M・G・イーゼンバーグ（野中猛、池淵恵美監訳）『精神科リハビリテーションのキーワーズ』岩崎学術出版、東京、一九九七年。

(23) 江副勉監修『精神科リハビリテーション』医歯薬出版、東京、一九七一年。

(24) Fabian, E., Wiedefeld, H.：Supported employment for severely psychiatrically disabled persons：A descriptive study. *Psychosocial Rehabilitation Journal*, 13；53-59, 1989.

(25) Falloon, I.R.H., Boyd, J.L., McGill, C.W. et al.：Family management in the prevention of morbidity of schizophrenia. Clinical outcome of a two-year longitudinal study. *Arch. Gen. Psychiatry,* 42；887-896, 1985.

(26) Fallon, I.：Behavioral family therapy with schizophrenic disorders. In：(eds.), M.I. Hertz, S.J. Keith, J. P. Docherty：*Handbook of Schizophrenia, vol.4 : Psycho-social Treatment of Schizophrenia.* Elsevier, Amsterdam, p.135-151, 1990.

(27) Franklin, J.L., Solovitz, B., Mason, M. et al.：An evaluation of case management. *Am. J. Public Health,* 77；674-678, 1987.

(28) 藤縄昭、高井昭裕編『精神分裂病の心理社会治療』金剛出版、東京、一九九五年。

(29) R・ガーベイ（熊谷直樹訳）「アメリカにおける精神障害者職業リハビリテーションの最新の動向―援助付き雇用

の効果に着目した研究計画の紹介」安西信雄編『精神障害回復者の職場適応の改善に関する研究II』日本障害者雇用促進協会、五－二九頁、一九九五年。

(30) Goldman, H.H., Gattozzi, A.A., Taube, C.A.：Defining and counting the chronically mentally ill. *Hosp. Comm. Psychiatry*, 32；22-29, 1981.

(31) 後藤雅博「長期入院患者を持つ家族に対する心理教育的複合家族療法」家族療法研究、八巻、一一－一九頁、一九九一年。

(32) 後藤雅博「慢性分裂病家族への集団的心理教育」藤縄昭、高井昭裕編『精神分裂病の心理社会治療』金剛出版、東京、五九－六四頁、一九九五年。

(33) 後藤雅博「地域ぐるみの心理教育」精神医学、三四巻、五九－六四頁、一九九五年。

(34) Grad, J., Sainsbury, P.：The effects that patients have on their families in a community care and control psychiatric services. *Br. J. Psychiatry*, 114；265-278, 1968.

(35) 蜂矢英彦「精神障害論試論―精神科リハビリテーションの現場からの一提言―」臨床精神医学、一〇巻、一六五三－一六六一頁、一九八一年。

(36) 蜂矢英彦編「精神分裂病者のリハビリテーション」精神医学レビュー、一五巻、一九九五年。

(37) Herz, M.I.：Recognizing and preventing relapse in patients with schizophrenia. *Hosp. Comm. Psychiatry*, 35；344-349, 1984.

(38) 昼田源四郎編『分裂病者の社会生活支援』金剛出版、東京、一九九五年。

(39) Hogarty, G.E., Reiss, D.J., Anderson, C.M.：Psychoeducational family management of schizophrenia. In：(eds.), M.I. Hertz, S.J. Keith, J.P. Docherty：*Handbook of Schizophrenia, vol.4：Psychosocial Treatment of Schizophrenia.* Elsevier, Amsterdam, p.153-166, 1990.

(40) Hogarty, G.E., Anderson, C.M., Reiss, D.J. et al.：Family psycho-education, social skills training and maintenance chemotherapy in the aftercare treatment of schizophrenia. II.：Two year effects of a controlled study on relapse and adjustment. *Arch. Gen. Psychiatry*, 48；340-347, 1991.

(41) Hoult, J., Reynolds, I.：Schizophrenia： a comparative trial of community oriented and hospital oriented psychiatric care. *Acta. Psychiatr. Scand.*, 69；359-372, 1984.

(42) Ikebuchi, E., Anzai,N.：Effect of the medication management module evaluated using the role play test. *Psychiatry and Clinical Neuroscience,* 49；151-156, 1995.

(43) 池淵恵美、安西信雄「精神科デイケア治療論の今日的課題」精神医学、三七巻、九〇八－九一九頁、一九九五年。

(44) 池淵恵美「生活技能訓練（Social Skills Training）についての文献総説」集団精神療法、一一巻、八九－一〇一頁、一九九五年。

(45) Ikebuchi, E., Nakagome, K., Tugawa, R. et al.： What influences social skills in patients with schizophrenia? Preliminary study using the role play test, WAIS-R, and event-related potential. *Schizophr, Res.*, 22；143-150, 1996.

(46) 伊藤順一郎、大島巌、坂野純子ほか「EE（expressed emotion）と再発」脳と精神の医学、三巻、一六三－一七三頁、一九九二年。

(47) 伊藤順一郎、後藤雅博、遊佐安一郎編『精神科リハビリテーション（Ｉ） 援助技法の実際』星和書店、東京、一九九五年。

(48) 岩崎晋也、宮内勝、大島巌ほか「精神障害者社会生活評価尺度の開発とその意義」精神科診断学、五巻、二二一－二三一頁、一九九四年。

(49) Jacobs, H.E., Kardashian, S., Kreinbring, R.K. et al.： A skills-oriented model or facilitating employment among psychiatrically disabled persons. *Rehabilitation Counseling Bulletin,* 12；87-96, 1984.

(50) Kelner, F.B.：A rehabilitation approach to programdiagnosis in technical assistance consultation. *Psychosocial Rehabilitation Journal,* 7；32-43, 1984.

(51) Kuipers, L., Bebbington, P.：Expressed emotion and research in schizophrenia.：Theoretical and clinical implications. *Psychol. Med.,* 18；893-909, 1988.

(52) L・カイパース、J・レフ（三野善央、井上新平訳）『分裂病のファミリーワーク』星和書店、東京、一九九五年。

(53) Lamb, H.R.: A century and a half of psychiatric rehabilitation in the united states. *Hosp. Comm. Psychiatry*, 45; 1015-1020, 1994.
(54) R・P・リバーマン（安西信雄、池淵恵美監訳）『実践的精神科リハビリテーション』創造出版、東京、一九九三年。
(55) Linn, M., Caffey, E., Klett, J.: Day treatment and psychotropic drugs in the after-care of schizophrenic patients. *Arch. Gen. Psychiatry*, 36; 1055-1066, 1979.
(56) 松為信雄「キャリア発達」日本障害者雇用促進協会、障害者職業総合センター編『精神障害者の職業リハビリテーション―「世界精神保健連盟'93世界会議」から』六七―七六頁、一九九五年。
(57) McDonald-Wilson, K.L., Revell, W.G., Nguyen, N.H. et al.: Supported employment outcomes for people with psychiatric disability. *J. Vocational Rehabilitation*, 1; 30-44, 1991.
(58) McFarlane, W.R.: Multiple family groups and the treatment of schizophrenia. In: (eds.), M.I. Hertz, S.J. Keith, J.P. Docherty: *Handbook of Schizophrenia, vol.4: Psychosocial Treatment of Schizophrenia.* Elsevier, Amsterdam, p.167-189, 1990.
(59) Meehl, P.E.: Schizotaxia revisited. *Arch. Gen. Psychiatry*, 46; 935-944, 1989.
(60) Modrcrin, M., Rapp, C.A., Poertner, J.: The evaluation of case management services with the chronically mentally ill. *Evaluation and Program Planning*, 11; 307-314, 1988.
(61) D・P・マクスリー（野中猛、加瀬裕子監訳）『ケースマネジメント入門』中央法規出版、東京、一九九三年。
(62) 中込和幸、染矢俊幸、安西信雄ほか「精神分裂病の再発における前駆症状と生活上の変化」精神科治療学、一巻、五三五―五四五頁、一九八六年。
(63) 中沢正夫「生活障害の構造化の試み」日本精神障害者リハビリテーション研究会報告書、一三九―一五三頁、一九九六年。
(64) 丹羽真一、伊藤光宏、竹内賢ほか「生理学的指標からみた『精神の障害』」精神科診断学、五巻、二〇三―二一〇頁、一九九四年。

(65) 野田文隆、蜂矢英彦編『誰にでもできる精神科リハビリテーション』星和書店、東京、一九九五年。

(66) 野中猛「精神保健領域におけるケースマネジメント」精神医学レビュー、一五巻、五〇−五九頁、一九九五年。

(67) 野津真「精神分裂病者におけるワークパーソナリティ障害の評価—医学的リハビリテーションにおける職業関連評価の試み」精神神経誌、九七巻、二一七−二三八頁、一九九五年。

(68) Nuchterlein, K.H., Dawson, M.E.：Information processing and attentional functioning in the developmental course of schizophrenic disorders. *Schizophr. Bull.*, 10；160-203, 1984a.

(69) Nuchterlein, K.H., Dawson, M.E.：A heuristic vulnerability/stress model of schizophrenic episodes. *Schizophr. Bull.*, 10；300-312, 1984b.

(70) Olfson, M.：Assertive community treatment：An evaluation of the experimental evidence. *Hosp. Comm. Psychiatry*, 41；634-641, 1990.

(71) 大島巌「精神科リハビリテーション領域における英米の家族研究の動向—ＥＥ研究の問題意識と研究方法をめぐって—」『精神科ＭＯＯＫ22　分裂病のリハビリテーション』金剛出版、東京、三〇五−三二一頁、一九八八年。

(72) 大島巌、伊藤順一郎ほか「日本におけるＥＥ尺度の適用可能性に関する検討」精神医学、三六巻、六九七−七〇四頁、一九九四年。

(73) Rea, M.M., Strachan, A.M., Goldstein, M.J. et al.：Changes in patient coping style following individual and family treatment for schizophrenia. *Br. J. Psychiatry*, 158；642-647, 1991.

(74) Robinson, G.K., Bergman, G.T.：*Choices in Case Management：A Review of Current Knowledge and Practice for Mental Health Programs.* Policy Resources Incorporated, Washington, D.C. 1992.

(75) 皿田洋子「精神分裂病を対象とした生活技能訓練とその効果」精神神経誌、九四巻、一七一−一八八頁、一九九二年。

(76) 島薗安雄、保崎秀夫、岡上和雄編『精神科ＭＯＯＫ22　分裂病のリハビリテーション』金原出版、東京、一九八八年。

(77) Stein, L.I., Test, M.A.：Alternative to mental hospital treatment, I：Conceptual model, treatment

program, and clinical evaluation. *Arch. Gen. Psychiatry*, 37 ; 392-397, 1980.

(78) Stein, L.I., Diamond, R.J., Factor, R.M. : A system approach to the care of persons with schizophrenia. In : (eds.), M.I. Herz, S.J. Keith, & J.P. Dochrty : *Handbook of Schizophrenia, vol.4 : Psychosocial Treatment of Schizophrenia*. Elsevier, Amsterdam, p.213-246, 1990.

(79) Strauss, J.S., Carpenter, W.T. : The prediction of outcome in schizophrenia : I. Characteristics of outcome. *Arch. Gen. Psychiatry*, 27 ; 739-746, 1974.

(80) Tessler, R.C., Manderscheid, R.W. : Factors affecting adjustment to community living. *Hosp. Comm. Psychiatry*, 33 ; 203-207, 1984.

(81) 臺弘編『分裂病の生活臨床』創造出版、東京、一九七八年。

(82) 臺弘『分裂病の治療覚書』創造出版、東京、一九九一年。

(83) 臺弘、三宅由子「慢性分裂病の機能的亜型—反応時間とストレス応答による」精神医学、三八巻、一二七—一三三頁、一九九六年。

(84) F・ウォルシュ、C・M・アンダーソン（野中猛、白石弘巳訳）『慢性疾患と家族』金剛出版、東京、一九九四年。

(85) F・N・ワッツ、H・ベネット（福島裕監訳、兼子直、伊勢田堯、蟻塚亮二訳）『精神科リハビリテーションの実際　①臨床編』岩崎学術出版、東京、一九九一年。

(86) F・N・ワッツ、H・ベネット（福島裕監訳、兼子直、伊勢田堯、蟻塚亮二訳）『精神科リハビリテーションの実際　②地域の実践編』岩崎学術出版、東京、一九九一年。

(87) Wasylenki, D.A., Goering, P.N., Lancee, W.J. et al. : Psychiatric aftercare in a metropolitan setting. *Can. J. Psychiatry*, 30 ; 329-335, 1985.

(88) Yank, G.R., Bentley, K.J., Hargrove, D.S. : The vulnerability-stress model of schizophrenia : Advances in psychosocial treatment. *Am. J. Orthopsychiat.*, 63 ; 55-69, 1993.

〔池淵恵美、安西信雄、精神医学、三九巻、一一八—一二九頁、一九九七年〕

地域ケア——ノーマライゼーションに向けて

I　地域ケアへの移行の経過

周知のように、欧米においては一九五〇年代より「脱施設化（deinstitution：入院中心の精神医療からの脱却）が図られた。その背景には、長期入院のもたらす弊害が実証的研究により明らかにされたこと、モラルトリートメントの時代からの保護的医療という価値観からの転換、医療経済上の要請などがある。その結果、退院した患者の五〇〜六〇%は地域での生活を二年と維持できず、年間再入院率が三〇%も増加[1]するなどの「回転ドア現象」がもたらされ、またナーシングホームなど劣悪な収容施設や路上生活者の増加が起こった。退院後の医療が不十分なことに加えて、精神疾患に罹患した人、とりわけ統合失調症の場合には、日常生活レベルでのさまざまな「障害（disablement)」があるために、長期入院による生活能力の低下やスティグマとあわせて、地域での生活が援助なしでは困難な状態になっていることに遅まきながら気づかれたのである。また家族などの関係者もまた何らかの援助が必要なことも気づかれるようになった。英国での試算[2]では何らかの精神疾患に罹患した人のうち、地域での援助が必要な「慢性精神障害者」は一％前後、さらに後述するＰＡＣＴなど、濃厚な援助が必要な人は慢性精神障害者の中の一％程度とされる。

このような脱施設化がもたらしたさまざまな問題を乗り越えるために、地域における援助プログラムが工夫されるようになった。米国精神保健研究所（ＮＩＭＨ）が一九七七年よりモデルケースとして全米数カ所で開始した地域ケアプログラムがその好例である。その中では次の十サービスが目的とされている。①地域ケアが必要な人数を把握し、利用をすすめる。②利用の申請を援助する。③危機介入サービス。④心理社会的リハビリテーションの提供。⑤サービスの利用期限を設けない。⑥医学的・精神保健サービスの提供。⑦家族・友人・近隣の住民の援助。⑧ボランティアの育成。⑨精神障害者の権利擁護。⑩ケースマネジメントの提供。このプログラムのうちもっとも有名でありその後各地で追試されたのは、後述するウィスコンシン州マジソンで実施されたＡＣＴ（もしくはＰＡＣＴ：The Program of Assertive Community Treatment）である。

翻ってわが国では、残念ながら現状は長期入院医療中心のケア体制が続いている。人口一万人あたりの精神病床数は、欧米では五〜一〇床であり（イタリアやスウェーデンで少なく、ドイツ、フランスで多い）、一方わが国では二九床となっている。ＷＨＯから繰り返し指摘された平均入院日数の長さとあわせて、文字通り世界一の入院王国になっている。その中で二十一世紀に向けてどのような地域ケアを模索すべきなのだろうか。そのためにまず、これまで行われてきた地域ケアについての実証的研究を手短に展望し、その上で望ましい地域ケアの要件について検討し、わが国で発展するためにはどのような理念と技術的な基盤が発展することが必要かを考察したい。もちろん地域ケアの有様は、それぞれの地域性、文化、医療・保健・福祉の整備状況、経済状況に大きく規定されるが、「どうあるべきか」の理念と、それを実行する上で必要な技術を明確にすることは可能と考えるからである。

II　近年の地域ケアについてのレビュー

1　米国におけるACTモデルの発展

先に述べたように、地域ケアの改革を目指して行われたプログラムのうち、成果がめざましかったのがウィスコンシン州で行われたACTであり、以後の地域ケアの雛形となった。ACTは生活の場に出向いての援助、多職種からなるチーム、継続的なケア、スタッフ一人あたりケースが一〇人前後、二十四時間・週七日間のサービス、短時間で頻回の援助が特徴である。スタインとテスト[3]（L.I. Stein & M.A. Test）による無作為振り分け統制研究では、入院治療が必要とされた精神障害者（約半数が統合失調症の診断）をACTと通常の治療（入院とその後のケア）に割り振って、一四カ月間追跡した。その結果、ACT群で入院期間が有意に少なく、入院した人の率が低く（一八％対八九％）、自立して生活している人や保護的就労している人の率が高く、精神症状も改善していた。コストもACT群の方が低かった。しかし一四カ月後従来と同じ地域ケアに移行したところ、両群の有意差は消失した。この結果はシドニーでも追試され[4]、入院が必要となった六五例を無作為に振り分けて追跡し、ACT群で有意に入院が減少し、陽性症状がより改善し、コストが低く、患者・家族の満足度が高かった。以上は地方での実施であるが、都会（シカゴ）での追試[5]では統制群を置いた研究ではないものの、ACT開始前に比べ開始後の方が入院日数が減少した。ミューザーら[6]（K.T. Mueser, et al.）はこれまでもっとも規模の大きなレビュー（七五研究）を行っている。対象となった研究のほとんどはACTタイプまたは、強力なケースマネジメントモデル（intensive case menagement model：ICM）であり、入院期間の短縮が明らかである一方、社会的・職業的機能の改善は研究により異なり、必ずしも明確でなかったとしている。またこうした濃厚な介入終了後にはその成果が失われやすいことを指摘している。

2　英国での実証的研究

英国の都市部においても、ACTプログラムの追試が行われた[7]。ベスレム・モーズレイ病院の受け持ち地域で重篤な精神障害のために入院が必要とされた一八九名を二群に無作為に振り分けて四五カ月の長期にわたって追跡した。一八カ月目までの比較では入院数に有意差がなかったが、ACT群では入院期間がコントロール群に比して八〇％減少し、低コストであった。一方で、社会適応度や就業率には有意差がなかった。ところがACT群の患者が妄想に基づいて殺人を犯した事件がマスコミに報道され、スタッフの権限が縮小されモラルも低下してからは、両群の差異は、患者や家族の満足度以外には失われてしまった。マークスら[7]（I.M. Marks, et al.）は「地域ケアが通常の入院と外来よりも多くのメリットがあるためには、スタッフが十分訓練され継続的に意欲を持って関わり、入院についての責任も地域スタッフが受け持つことや、財政的・経済的な強い援助が必要であるが、長期に継続することは容易ではない」と述べている。

ソーニクロフトら[8]（G. Thornicroft, et al.）はロンドン近郊で生活する精神病を持つ人に対し、ある地区（N＝253）ではACTモデルのサービス（危機介入チームとACTチームを併設）を実施し、もう一つの地区（N＝261）ではACTモデルではない地域ケアを実施し、二年間追跡した（PRiSM Psychosis Study）。その結果は両群ともにそれまでの地域ケアよりもいくつかの転帰指標で改善をみたが、両群の比較で入院回数、精神症状、能力障害、周囲の負担、客観的QOLには有意差がなかった。ACTモデルは援助の利用が多いためにコストが高く、またニーズが満たされる率が高く、社会的な活動が増加していた。一方ACTモデルではスタッフの交代が多く、負担感が大きいためと推察された。この研究はBritish Journal of Psychiatry誌上で論争を呼び、ACTモデルが地域ケアの現場で必ずしも優れた効果をあげないとの結論に対し、本来のACTモデルとは異なる部分があるなどの反論が寄せられ[9,10]、またPRiSM研究グループからのさらなる反論があった[11]。この研究は対象がこれまでのACTの実証的研究と異なり、特定の地区に生活する精神病患者全体であることから、ACTモデルがもっともその効力を発揮するSPMI（Severe and Persistent Metal Illness）のみではなかったことや、コントロール群もわが国の現状に比して良質な地域ケアを受けていたことが理由としてあるように思われる（地域ケア専門のチームがある、入院病棟と作業所などの地域資源との間の緊密な連携がある、家庭医との連携など）。同じような事情はほかの治療法においても見られ、たとえば家族心理教育でもカリフォルニアにおける先行研究では有意な再発防止効果があげられたが、アムステルダムでの追試では、コントロール群のケアが家族療法は受けないものの良質であったために、再発率において有意差を認めなかった[12]。チームアプローチではなくケースマネジメントについて、UK700と名づけられた報告では[13]、七〇八例の精神病と診断された人を無作為に標準的なケースマネジメント（マネジャー一人あたり三十数ケース）とより濃厚なケースマネジメント（十数ケース）に振り分けて二年間追跡したところ、入院日数、精神症状、社会的機能の面で有意差がなかった。この研究では、単に担当するケース数を減少させるだけでは効果が十分見込めないとの批判がされている。

精神病院を閉鎖したあとの入院患者の詳細な追跡調査も報告されている。レフら[14]（J. Leff, et al.）は精神病院閉鎖に伴って退院となった七三七例の追跡調査をしているが、精神病院にかかる経費と人員をそのまま地域での居住プログラムやサポートチームに投入するという前提での結論だが、再入院はあるものの九四・六％が地域での生活が可能であり、精神症状が入院中と比べてほとんど変化しない一方で、交友が増えるなどの変化があり、八〇％以上の人が退院後の生活の方がよいと答えている。自殺、ホームレスなどの問題は数％に過ぎなかった。これは大変重要な結論である。退院後五年間の追跡調査[15]では、地域での生活スキル、薬物の有用性の認識、友人数が増加し、精神症状などには変化がなかった。

英国では米国と異なり国営の地区割り医療が展開されているために、その質の向上（福祉分野との統合などが課題となっている）とともに、ＡＣＴを一部取り入れたより濃厚な地域ケアが限定した対象に提供されることになるのではないかと筆者は推察している。

Ⅲ　望ましい地域ケアの要件

1　地域ケアの理念

地域ケアを行う上ではノーマライゼーションの理念[16]が基盤にあり、目標を「人生の質：ＱＯＬ」

に置き、セルフケア能力を高めるとともに地域の環境づくりにも働きかける視点[17]が重要となる。つまり急性期疾患モデルから慢性疾患モデルへの移行であると同時に、狭義の医学モデルから医学・保健・福祉モデルへの転換である。医学教育の改訂をはじめとして、こうした理念についての社会的合意づくりが進むことが、地域ケアの発展に重要であろう。またストレングスモデル[18]が注目されており、「欠陥のある人への援助」から、「持てる力を発揮していくエンパワメント」への価値観の転換が必要と考えられる。さらに地域ケアが注目されたひとつの理由に、入院の減少により医療コストの減少が図れるという欧米での研究結果が貢献していると思われる。しかし近年ではていねいな地域ケアを行うことが必ずしも低コストではないとの報告が散見される[8、14]。筆者も同感で、質の高い、当事者の満足度の高いケアが低コストであるとは考えにくく、ましてや低医療費での長期入院が一般的なわが国ではなおさらであろう。やはり、「なぜ地域ケアなのか」との理念が重要であると思われる。

2　成果をあげている地域ケアの運営方針

バクラハ[19]（L.L. Bachrach）によれば成功している地域ケアは次の運営方法を行っている。①積極的な支援（outreach service）、②個別的なケア計画、③日常生活での援助、④当事者の長所を伸ばすサービス、⑤市民生活を行う権利と責任のある生活者として遇する態度、⑥危機介入体制、

⑦ほかの機関や家族などの諸資源の調整を行う、⑧医療・保健・福祉の統合的ケア、⑨家族や友人への援助、⑩ケースマネジメント。地域ケアの中でもより精神症状や生活能力の面で障害が重い人をケアするACTモデルにおける基準[20]は、①スタッフ一人あたりのケースは一三以下、②サービスは平日・休日とも二十四時間体制、③地域ケアチームは投薬も行う、④改善したケースはよりケアの程度の低いサービスに卒業できる、⑤チームには精神科医と看護師も含まれる、⑥ケースの経済生活にも直接かかわる、⑦チームの活動の約八割は地域で行われる、となっている。

3　成果をあげている地域ケアに共通の構成要素

地域ケアプログラムは以下の四点が含まれていることが必要とされる。[21]

(1) ケースマネジメント（ケアマネジメントと同義[17]）

一人のケースに継続的に責任を持ってかかわり、さまざまなサービスを統合して供給することが重要で、ケースマネジャーに休息入院や退院の権限や、さらに予算配分の権限などがあってケースについての重要な決定をすることが可能なことが、ケースマネジメントが効力を発揮する上では必要といわれている。どこまでマネジャーが実際の援助を行うか、いくつかのモデルが提案されているが、ACTモデルなど積極的な介入プログラムでは、マネジャーは「サービスの仲介と連携」のみではなく、現場での援助を行うことが求められており、またその方がより効果的とされている。

(2) 住居プログラム

地域ケアにおいては、期限の限定のない住居サービスが必須であり、また障害者の自立生活の能力に応じた段階的な住居が望まれる。国によりまた地域によっても住居についてのさまざまな呼び名があって混乱があるが、区分としては、一般のアパートでの一人生活（必要に応じてスタッフが訪問指導）、共同住居（スタッフが訪問するものから常駐するものまで）、ホスピタルホステルなどと呼ばれる二十四時間ケア体制の共同住居がある。ホスピタルホステルは入院に近いケアが受けられ、いわば「地域での入院」といえるが、病棟と異なる一般の住居であり、日課がないなど生活の自由度がより高い。「できうる限り普通の生活に近く」というポリシーに支えられてはじめてその存在意義が明らかになるものであろう。また自立生活能力、服薬や症状自己管理能力、逸脱行動の有無によって、これらの住居のうちなるべく拘束性の低い生活が選べる（移動が可能）ことが重要であろう。当事者の生活の満足度は住居によって規定される部分が大きく、また多くの人たちが通常の住居での生活を望んでいることがわが国の調査でもわかっている[22]。米国でかつてボーディングホームへの入居者の増加が指摘されたが、ケアのない多人数の収容施設は多くの批判を浴び、地域ケアに取り入れられなくなっている。

(3) 危機介入プログラム

慢性精神障害者はしばしば適応の幅が大変狭くなっており、ささいな生活の変化やストレスが引き金となって再発を引き起こす。地域ケアのほころびが危機を引き起こすともいえるが、地域ケアに危機介入体制（それも夜間・休日に、ソフト・ハードケースともに対応可能）が必須である。わが国でも、社会復帰関連施設からの退所者の約三割は再発によるものであることが知られている。電話での対応、家庭訪問、家庭でのミーティング、緊急宿泊施設、入院など緊急度に応じた対応が行われる。これはＡＣＴタイプのプログラム従事者に共通の問題であるが（そしてわが国でもグループホームの世話人などに共通の問題が認められるが）、こうしたプログラムは慢性の重篤な精神障害者に対し、長期間にわたって継続的な二十四時間サービスを提供することで、スタッフが疲弊し、モラルの低下や退職率の高さをもたらす[7, 8]ことが報告されている。二年間の期間限定など、実証的な研究ですぐれた効果をあげても、実際のシステムとしては問題が残ることになる。どのようなスタッフ配置が望ましいのか、モラルの低下を防ぐための工夫や、対処技術の改善など、克服すべき問題が残っている。

（4）日中の活動援助

生活の質を高める上で、日中の活動は重要であり、米国ではサイコソーシャルクラブハウスや就労援助プログラムなど、発展が見られる。なかでも一般の労働者と同じ職場で、一定の給与を受け取りながら就労支援を受ける援助付き雇用（supported employment）が成果をあげている。ボンドら[23]（G.R. Bond, et al.）は、援助付き雇用についてのこれまでの研究をレビューし、一六件すべての研究報告において、訓練後に就労させる従来の方法と比べて、一般就労にいたる率が高かった（コントロール群をおいた研究全体を平均して援助付き雇用五八％、従来の方法二一％）。ACTでは一般的な就労にいたる率が五〜二五％[24,25]であったのが、援助付き雇用を併用することで五〇％の就労率を確保したとの報告[26]がある。

4　英米での現状の紹介

筆者は平成十年秋に地域ケア視察の目的で、米国ニューハンプシャー州の大マンチェスター精神保健センターを訪れた。ごく普通のオフィスのようにしてセンターの各部門が八カ所に分かれて閑静な町中に点在しており、アクセスのしやすさとともにノーマライゼーションの実践を感じさせた。ちなみに近くの町にある州立病院はかつての三千床がいまは二百床になっている。精神保健センターは、ケースマネジメントとともに、短期間の急性期入院とデイホスピタルから、リハビリテーションや居住プログラムまで、幅広いサービスを提供しており、援助付き雇用のひとつであるIndividual Placement and Support（IPS）プログラムが成果をあげていた。筆者は実際に就労している人に数人会うことができたが、それらの人たちはわが国であればデイケアや作業所に通所しているであろう人たちであった。「とても充実している」という当事者の笑顔が印象的であった。

平成十二年春に訪れたロンドン南西部のパスファインダーメンタルヘルスサービスでは精神科病

床を三千床から六百床に減少させ、地域ケア困難な生活障害の重い人たちのためにリハビリテーションと継続ケアサービスを実施していた。一九九九年には一八九名が対象となり、急性期用病床とレスパイトケアベッド、居住プログラム（ケアの程度に応じて五段階用意されている）、ACT、部分入院と家庭訪問チーム（最も障害が重い人が対象）、危機介入チームが活動を行い、それぞれのチームは毎日スタッフミーティングを行い、また広範なアセスメントに基づく定期的なケース検討会議を行っていた。ケースに対しては、当事者や家族を交えた治療目標合意の会議が開かれ、現実的な治療者側の視点とともに、当事者側の意思の尊重と、本人の意欲や長所を伸ばす工夫が行われていた。運営会議や監査委員会にも必ず当事者や家族が参加するシステムになっており、最大限の協力体制を作る試みがされていた。また対象者の約八割が非定型抗精神病薬の投与を受けており、現場のスタッフの評価も「拒薬する人が減る、リハビリがやりやすい」と好評であった。

Ⅳ　わが国における地域ケアの発展——必要な技術は何か？

これまで諸国における地域ケアについて述べてきたが、これらは多く公立病院による地域分担制がシステムとして確立しており、公立病院の閉鎖に伴って、専門訓練を受けている医療スタッフが地域で活躍できるようになった基盤がある。ACTや強力なケースマネジメント（ICM）では

「通常のケアでは地域での生活の維持や改善が困難なケース」を対象とするが、わが国では治療が難しく問題を起こしやすいケースは病院でも保健所でもその他の機関でも受け取りたがらないのが現状ではないだろうか。マークスら[7]は「ケアしている患者が殺人を犯せば責任を問われるが、ケアからドロップした患者が問題を起こしても追及を受けない」と述べ、「地域ケアの皮肉に満ちたパラドックス」としている。こうした体制の全く異なるわが国では、どのような地域ケアが可能であろうか。いきなりACTモデルではなく、まず一般の慢性精神障害者を対象としてケースマネジメントのシステムを構築するとしても、ケースマネジャーには医療・保健・福祉にまたがる業務が期待されており、わが国でどのような職種がこうした業務を担いうるのか、またケースマネジャーに入退院の決定権を含む幅広い権限を付与できるシステム（ことに医療分野において）がそもそも日本で発展可能であるのか、難問が大きい。欧米の実践に学びながら、どうわが国のシステムを形作るのか、筆者にはまだ展望がない。

一方、地域ケアのバックボーンとなる、ノーマライゼーションの理念とそれを可能にするための技術を、これからの医療・保健・福祉技術者に教育していくことは、明日からでも取り組みうる課題である。大島ら[27]はこうした理念と技術の実体化として、精神障害者ケアガイドラインとケアアセスメント票を作成し、全国規模での実施結果を報告している。精神障害リハビリテーションに携わる各職種に共通のコアスキルズ（core skills）を抽出し、体系的な教育を行う試みも英国で行われている。[28] 筆者はコアスキルズを、①援助を受ける人とあたたかく支持的な関係を結ぶ技術（理念に裏打ちされたコミュニケーション技術）、②アセスメントや効果測定など評価の技術、③必要な援助を行うための技術（認知行動療法、心理教育、個人精神療法、集団を用いた活動の技術など）、④ほかの社会資源と連携するための技術、であると考えている。わが国では医師や看護師など医療関係者が特にこうした新しい教育の動向から取り残されているように思われ、重要な課題と感じている。

文　献

（1） Anthony, W.A., Blanch, A.：Supported employment for persons who are psychiatrically disabled：a historical and conceptual perspective. *Psychosocial Rehabilitation J.*, 11 (2)；5-23, 1987.

（2） Bachrach, L.L.：Research on services for the homeless mentally ill. *Hosp. Community Psychiatry*, 35；910-913, 1984.

（3） Bond, E.R.：An economic analysis of psychological rehabilitation. *Hosp. Community Psychiatry*, 35；356-362, 1984.

（4） Bond, G.R., McDonel, E.C.：Vocational rehabilitation outcomes for persons with psychiatric disabilities, an update. *J. Vocational Rehabilitation*, 1；9-20, 1991.

（5） Bond, G.R., Drake, R.E., Mueser, K.T. et al.：An update on supported employment for people with severe mental illness. *Psychiatr. Serv.*, 48；335-346, 1997.

(6) Burns, T., Creed, F., Fahy, T. et al.：Intensive versus standard case management for severe psychotic illness：a randomised trial. *Lancet,* 353；2185-2189, 1999.

(7) Deci, P.A., Santos, A.B., Hiott, D.W. et al.：Dissemination of assertive community treatment programs. *Psychiatr. Serv.,* 46；676-678, 1995.

(8) M・G・イーゼンバーグ（野中猛、池淵恵美監訳）『心理社会的リハビリテーションのキーワード』岩崎学術出版、東京、一九九七年。

(9) Hoult, J., Reynolds, I.：Schizophrenia：a comparative trial of community oriented and hospital oriented psychiatric care. *Acta Psychiatr. Scand.,* 69；359-372, 1984.

(10) 池淵恵美、後藤雅博「包括的リハビリテーションの中で—特にSSTとの関係」後藤雅博編『家族教室のすすめ方—心理教育的アプローチによる家族援助の実際』金剛出版、東京、一〇七—一一七頁、一九九八年。

(11) Leff, J., Psych, F.R.C., Trieman, N. et al.：Team for the assessment of psychiatric services (TAPS) project 33：Prospective follow-up study of long-stay patients discharges from two psychiatric hospitals. *Am. J. Psychiatry,* 153；1318-1324, 1996.

(12) Leff, J., Trieman, N.：Long-stay patients discharged from psychiatric hospitals-social and clinical outcomes after five years in the community. The TAPS Project 46. *Br. J. Psychiatry,* 176；217-223, 2000.

(13) Liberman, R.P., Fallon, I.R.H,, Wallace, C.J.：Drug-psychosocial interventions in the treatment of schizophrenia. In：(eds.), R.P. Liberman, C.J. Wallace, C.E. Vaughn, et al.：*The Chronically Mentally Ill：Research and Services.* SP Medical and Scientific Books, New York, 1984.

(14) R・P・リバーマン編（安西信雄、池淵恵美監訳）『リバーマンの実践的精神科リハビリテーション』創造出版、東京、一九九三年。

(15) Marks, I.M., Connolly, J., Muijen, M. et al.：Home-based versus hospital-based care for people with serious mental illness. *Br. J. Psychiatry,* 165；179-194, 1994.

(16) Marshall, M., Bond, G., Stein, L.I. et al.：PRiSM Psychosis study-Design limitations, questionable

conclusions. *Br. J. Psychiatry*, 175 ; 501-503, 1999.

(17) 三田優子、丸山由香、平直子ほか「精神障害者当事者の期待する生活支援のあり方―関東一都三県でのグループホーム調査結果から」日本精神障害者リハビリテーション学会第七回大会抄録集、一四六―一四七頁、一九九九年。

(18) Mueser, K.T., Drake, R.E., Bond, G.R. : Recent advances in psychiatric rehabilitation for petients with severe mental illness. *Harv. Rev. Psychiatry*, 5 ; 123-137, 1997.

(19) Mueser, K.T., Bond, G.R., Drake, R.E. et al. : Models of community care for severe mental illness : a review of research on case management. *Schizophr. Bull.*, 24 ; 37-74, 1998.

(20) 野中猛『図説　ケアマネジメント』中央法規、東京、一九九七年。

(21) 大島巌、赤木由嘉子「精神障害者の地域福祉サービスとケアマネジメント」精神科診断学、一一巻、四三―五九頁、二〇〇〇年。

(22) C・A・ラップ（江畑敬介監訳、濱田龍之介、辻井和男、小山えり子ほか訳）『精神障害者のためのケースマネージメント』金剛出版、東京、一九九八年。

(23) Sashidharan, S.P., Smyth, M., Owen, A. : PRiSM Psychosis Study-Thro's glass darkly : a distorted appraisal of community care. *Br. J. Psychiatry*, 175 ; 504-507, 1999.

(24) Stein, L.I., Test, M.A. : Alternatives to mental hospital treatment. *Arch. Gen. Psychiatry*, 37 ; 392-397, 1980.

(25) The Sainsbury Center for Mental Health : *Pulling Together-the Future Roles and Training of Mental Health Staff*. The Sainsbury Center for Mental Health, London, 1997.

(26) Thornicroft, G., Goldberg, D. : Maudsley Discussion Paper No.5 "Has community care failed?" Institute of Psychiatry, London, 1997.

(27) Thornicroft, G., Becker, T., Holloway, F. et al. : Community mental health teams : evidence or belief? *Br. J. Psychiatry*, 175 ; 508-513, 1999.

(28) Thornicroft, G., Strathdee, G., Phelan, M. et al. : Rationale and design-PRiSM Psychosis Study 1. *Br. J.*

Psychiatry, 173 ; 363-370, 1998.

（PRiSM Psychosis Study については、一から十まで十論文があり、同じ号に連続して掲載されているので、参照されたい。ここでは文献引用を省略する）

［池淵恵美、Schizophrenia Frontier、一巻、二九―三五頁、二〇〇〇年］

治療抵抗性統合失調症の心理社会的治療

Ⅰ　本論の目的

非定型抗精神病薬の登場により、統合失調症の治療は新たな展望が開けつつあるが、精神症状の改善にとどまらず疾病からの回復過程を援助する上では、生物・心理・社会的な視点から包括的な治療をすることの重要性はいささかも減じていないと思われる。本論は、稲垣ら[51]の治療抵抗性統合失調症についての優れた総説に触発されて、書かれたものである。治療抵抗性統合失調症の心理社会的側面に焦点を当て、その治療に的を絞って近年の動向を展望し、わが国において今後普及が望まれる治療法について提言したい。

これまで、薬物療法の導入に伴い長期転帰が改善していることが報告されている。一八九五年から一九九二年までの三二〇件のメタ分析を通じて、ホガティ[39]（J.D. Hegarty）は、二十世紀前半

（一八九五―一九五五）には平均六年間の追跡期間後に統合失調症改善率は三五・四％であったが、後半（一九五六―一九八五）には、四八・五％と上昇しており、診断基準が広くなった影響とともに、抗精神病薬導入が大きかったことを指摘している（なお、ここ十年は再び三六・四％に減少しており、ホガティらは診断基準が厳密になった影響ではないかとしている）。またワイアット（R. J. Wyatt）は薬物療法の経過との関係を解析した二二研究をレビューして、初発の統合失調症に早期から薬物療法を行うことで、長期的な改善が見込めることを指摘している。一方で従来型の抗精神病薬の限界も指摘されており、①五～二五％の患者が薬物抵抗性で、(73) ②また五～二五％の患者が副作用などの理由で治療量を維持できず、(73) ③再発防止効果というよりは再発延長効果といった方が適切であること、(94) ④陰性症状への効果が不十分、⑤長期維持療法には弊害のあることなどである。クロザピンをはじめとする非定型抗精神病薬によって、これらの限界のいくつかが克服されつつあるとはいえ、非定型抗精神病薬によっても本来の機能水準に回復しうるのはごく一部の人であるとの指摘がある。(55)

クロザピンを導入する上で、薬物抵抗性と判定するまでに必要な手続きの明確化を通じて「(従来型の抗精神病薬）治療抵抗性」の概念と出現頻度が明らかになり、治療上の工夫が提案されているが、薬物療法に限定しているか、もしくは心理社会的治療については部分的にふれられているものが多い。ここでは臨床上の重要性から治療抵抗性の概念を広くとらえることの意義についてまず述べ、次に治療抵抗性統合失調症の心理社会的治療について、これまで実証的な研究の多い治療法にとどまらず、筆者が重要と考える治療法も交えて、その概要、適用、効果について検討したい。

II 「治療抵抗性」概念の発展

「治療抵抗性」の患者が一定の割合で存在することは、以前より指摘されてきた[22]。かつて治療抵抗性は、慢性であるとか頻回の入院と同義と考えられ[86]、最近ではそれのみではなく持続的な陽性症状の存在と、全般的な症状の重症度が必要であるといわれる。現在広く使われている「治療抵抗性」の定義は、ケインら[55]（J. Kane, et al.）がクロザピンの効果についての多施設共同研究を行う上で採用したものであり、一定の重症度以上の持続的な陽性症状が持続すること、社会的な機能の低下が五年以上続いていること、少なくとも二種類以上の異なる系列の薬物を、クロルプロマジン換算で一〇〇〇ミリグラム以上かつ六週間以上投与したことがあることなどとなっている。M. G. Juarez-Reyesら[54]は無作為層別抽出した二九三例の統合失調症のうち、ケインの定義によれば一二・九%、より緩い基準に照らすと四二・九%が治療抵抗性に該当すると報告した。治療抵抗性統合失調症の詳細な定義および薬物療法の指針については、稲垣らの総説[51]を参照されたい。

治療抵抗性には、質の異なる二群のあることが知られている。シャイトマンら[83]（B.B. Sheitman, et al.）は、発症当初から薬物療法に反応しない群と、疾患の経過とともに反応性の低下する二群のあることを指摘し、その神経生理・生化学的なメカニズムについて考察している。メルツァーら[74]（H.Y. Meltzer, et al.）は、古典的な抗精神病薬に十分な反応を示さなかった二二三例に、クロザピンの投与を試みているが、発症当初から薬物によい反応を示さなかった一二四例と、経過とともに反応性の低下した九九例を比較すると、後者の方がクロザピンで改善する率が高かった。

ケインらの「（従来型抗精神病薬への）治療抵抗性」定義は、厳密な薬物療法の効果判定のために用いるものであるが、一方で治療抵抗性を同定する上で二〜五年程度の観察期間が要請されるため、日常の診療にあたって「治療抵抗性」を早期に同定して介入するには不向きであり、また観察期間中の心理社会的治療の内容については言及されていないことから、通常の診療の現状を反映していないと思われる。さらに、「治療抵抗性」概念の中に、心理社会的な側面があまり盛り込まれていないことも、日常の診療で用いるには不便である。「治療抵抗性」と判定された患者のうち、クロザピン投与によって改善が見込めない患者には、感情病の共存、薬物乱用、若年発症、陽性症状の増悪、再発の脆弱性増大、服薬非遵守、暴力行為や違法行為の合併などの特徴[2]が挙げられており、明らかに治療の困難さには心理社会的な問題が含まれるからである。こうした問題をふまえ、ダニエルら[19]（D.G. Daniel, et al.）は「治療抵抗性」を多面的な標的症状によって考えるべきであり、またより早期から、より緩い概念によって「抵抗性」を定義し、治療的介入の幅を広げていくべきであると述べている。ダニエルらの提案は、まず誤診やコモビディティの可能性を除外すること、その上で①陽性症状、②社会的な機能の低下を含めた陰性症状、③興奮と不眠、④薬物療法不耐性、⑤病識不足などによる服薬遵守不良の五つの軸を挙げている。ブレナーら[13]（H.D. Brenner, et al.）は、治療抵抗性には、陽性症状、陰性症状、（社会的な）機能障害、過剰な（問題）行動の四軸があり、それぞれ何らかの連関を持ちながらも、異なる軸であるとしている。その上で六段階の「治療抵抗性尺度」を作成し、重症度に応じた薬物療法と心理社会的治療を推奨している。ブレナーらは、治療的介入を念頭に置くのであれば治療抵抗性を連続したものとして、それぞれの難治のレベルに応じた治療メニューを工夫すべきであり、治療抵抗性の原因や疫学についての研究のためにも、カットオフポイントを明確にした二分法よりは、多軸による判断基準がより啓発的と示唆している。筆者も、治療抵抗性には、生物学的な側面と心理社会的側面を含む多元的な基準が望ましいと考える。リバーマンら[65]（J.A. Lieberman, et al.）は、「治療抵抗性」を未然に防止するためには、①治療抵抗性傾向の早期の発見と介入（クロザピン）、②再発防止と副作用の軽減、③なるべく低用量の維持療法を挙げている。このためには、階層的・段階的な治療抵抗性概念が必要であろう。

以上をまとめると、厳密な薬物治療の効果判定のための「治療抵抗性」基準とは別に、日常臨床で用いるべき基準、すなわち薬物療法と並行して早期から適切な心理社会的治療を行うための基準が必要であり、その基準には陽性症状のみではなく多次元からの判定が含まれるべきであること、二分法ではなく治療の進度に応じた段階的なものが望ましいということになる。ケインらの定義とともに並行して使用できる、標準的な基準作りが今後の課題であり、ブレナーらの試案がその進むべき方向を示していると思われる。

現状では、標準的な心理社会的軸を含む「治療抵抗性」判定基準がなく、したがって効果研究についても、対象選択やその効果判定の基準がまちまちである。しかし、標準的な薬物療法のみでは十分な効果をあげることができない症例について、心理社会的治療を併用した場合の効果研究を概観することは可能であり、それを通じて心理社会的な治療法の実施指針を検討することができるのではないだろうか。非定型抗精神病薬の登場がもたらしたインパクトから、治療法の進歩と、治療抵抗性概念や評価基準の明確化とが相伴って、合理的な薬物療法の体系が発展してきたように、あらたな治療抵抗性概念が提案され、それに基づく効果研究が行われることで、統合失調症の心理社会的治療の合理的体系へと発展することを期待したい。そこで次に、薬物療法や従来からの標準的な治療では統合失調症の回復が不十分である場合に、効果をあげうる心理社会的治療について、回復過程への導入、回復過程が十分進行しない場合、回復を維持できない場合の三段階に分けて概観し、その効果研究を検討する。

Ⅲ　回復過程への導入

1　治療関係確立の重要性

統合失調症の心理社会的治療にあたっては、まず治療者との個人精神療法が基軸となることを強調したい。筆者の経験から、その後の心理社会的治療の成否を握っていると感じるからである。たとえば内海[88]は、病初期における、安全保障による cryptic な治療関係確立の重要性を説いている。生活臨床でも、「すっかり信頼しきるのではない、ほどほどの信用関係」という言い方で、そのありようを表現している。侵襲性を避けつつ関係を作るための工夫は、ほかにも指摘されている[59]。フランクら[29]（A.F. Frank, et al.）は、一四三例の統合失調症患者と八一人の治療者を調査し、治療開始後六カ月でも三〇％しか良好な治療関係を確立できなかったと述べており、同一の治療者による息の長い関係作りの努力が必要としている。

治療関係の視点で考慮する必要があるものに服薬遵守の問題がある。服薬非遵守は、抗精神病薬を投薬された患者の五〇％近くに起こりうるとされる[3]。モリソン[77]（D.P. Morrison）は、外来統合失調症患者の四〇～六五％が六週間以内に服薬を中断すると述べている。メルツァー[73]は、彼の外来で一九％が非遵守であり、非遵守は「治療抵抗性」を判定する上で、隠された主題であるとしている。バーンズら[2]（T.R.E. Barnes, et al.）は、服薬遵守の重要な要因は治療関係であると述べ、服薬によりどのような利益があるか、きちんと合意することを強調し、この目的のためには認知行動療法の技法を用いた心理教育と同時に、治療チームによって生活の多方面への援助を行うことが有用と述べている。副作用の方が症状よりもつらいと感じる患者は結構多いはずである。定式化した集団での心理教育に先行して、もしくは並行して、個人精神療法の中で心理教育が試みられることが有用と筆者は感じている。心理教育を取り入れた個人精神療法としては、認知行動療法の技法を基盤にしたホガティら[44]の報告がある。コホートを用いた効果研究が報告されており[45,46]、一五一例の精神病院を退院した統合失調症または統合失調感情病の患者を対象に、個人精神療法、心理教育的家族療法、支持的精神療法をいずれかの群に無作為に振り分けて三年間追跡した結果、個人精神療法群は、有意に再発率、服薬非遵守率が低く、社会的な機能が高かった。

高い感情表出（high EE）の問題は、家族のみにとどまらない。ヘルツォークら[42]（T. Herzog, et al.）は、治療者の多くが患者に対して感情表出が高かったことを報告している。またワイクス[93]（T. Wykes）は、困惑させるような行動化、ことにその反復や注意を引くための行動と、意欲の低下や反応の遅さなどに批判が向けられるとした。こうした患者との関わりの上で、カイパースら[59]（A. Kuipers, et al.）は、①息の長い関係づくりの努力、②一人あたりの患者数の低減、③治療者をサポートする体制、④どこかに患者の良い点を見つけようとする姿勢が大切であると述べている。

2　回復遷延の視点と初期介入

リバーマンら[64]は初発の統合失調症もしくは統合失調感情病七〇例を調査し、一年後には八三％が寛解状態にあったが、寛解までの平均は三五・七週、中央値は一一週であった。この数値からは、三カ月程度でほぼ半数の人が寛解する一方で、回復が遷延する（prolonged recovery）人もかなり存在することがわかる。回復が遷延してその後に慢性的な障害を残す分水嶺として、マックグレシャン[72]（McGlashan）は約一年の期間を挙げている。エドワーズら[25]（J. Edwards, et al.）は、精神病の予防と早期介入センター（the Early Psychosis Prevention and Intervention Center：EPPIC）での治療的介入の試みの中で、二二七例の初発の精神病症状を呈する人を追跡調査しているが、統合失調症ないし統合失調感情病の場合、一年後にも回復遷延と判定されたものは八・九％であった。遷延した症例は、統合失調症もしくは統合失調感情病の診断、精神病症状の発現から治療開始までの期間、陰性症状の出現、陽性症状の出現していた期間などに特徴があった。安西ら[1]も、初発の統合失調症四八例を調査し、初期症状出現後一年以内に抗精神病薬の治療を開始したかどうかで、その後の再発率が異なることを報告している。初発に限らず、精神病症状出現から治療開始までの期間が長いほど、寛解まで時間がかかり、回復の程度が低く、再発危険性が高いことが指摘されている[83]。

回復が遷延する群は、複数の問題を抱えていることが多い[25]。薬物乱用、不安・抑うつの共存、人格障害、知的障害などである。また低い自己価値観や、疾病への否定的態度も危険因子といわれている。リバーマンら[64]は、錘体外路症状の出現や、陰性症状の増悪、服薬非遵守など、何らかの「治療抵抗性」のサインがあれば、非定型抗精神病薬の早期からの導入を推奨している。こうした早い段階から、「治療抵抗性」のサインをキャッチできることが重要であり、その後の経過を改善することが可能であると彼らは述べている。わが国では、初回エピソードの統合失調症の第一選択薬としてリスペリドンを投与する試みが、藤井[30]によって報告され、よい治療効果を得たことが報告されている。

遷延例の介入の例として、生物・心理・社会的な視点からの包括的治療プログラムが報告されている[52]。このプログラムは、①アセスメントと方針の決定、②心理教育と対処方法の検討、③認知行動療法による誤った信念の修正、④自己価値観の向上の順で、週二回、毎回四五分で、六週間にわたって行われる。どのような時期にこうしたインテンシブな介入を行うべきか、重要な臨床的判断であり、効果ともあわせ、今後実証的な検討が重要な分野と思われる。

3　心理教育

統合失調症では、後述する病識の問題に代表されるように、疾患の否認や不十分な認識によって治療中断に至り、再発を繰り返すことにより治療抵抗性に発展する例も少なくない。心理教育(psychoeducation)は、再発予防のために疾患についての適切な知識や対応を身につけることなどを目的としている。すでに二十年以上前から本人への服薬教育が行われていたが、これは服薬遵守率が主なねらいであり、いわば治療者側の視点から行われたものであった。近年の本人への心理教育には、以下のようにいくつかの特徴がある。

・インフォームドコンセントの観点から、疾患の症状と経過、薬物の効果と副作用、利用できる社会資源などについて、可能な範囲でできる限りの情報提供をすること。

・知識教育にとどまらず、障害と共に生活していくためのさまざまな対処技能の開発・学習にも焦点が置かれること。そのために、ＳＳＴや問題解決技能訓練が用いられる。

・慢性の精神病症状や、再発の前駆症状への対処の仕方も、心理教育に取り入れるようになったこと。これには精神病症状への認知行動療法の発展（後述）が背景にある。

・単発の知識教育ではなく、場合によっては年単位にわたる患者、家族などの援助者、治療者による持続的な交流のプロセスであることが望ましい[27]とされる。

心理教育の効果としては、ゴールドマンら[32]（C.R. Goldman, et al.）が六〇例の州立病院入院患者を無作為に心理教育群（週あたり二五時間で三週間に及ぶ総合的プログラムで、コミュニケーションスキル訓練を含む）と通常の病棟治療群に振り分け効果を比較したところ、心理教育群では疾患についての知識の有意な増加と陰性症状の有意な減少を見た。わが国では清水[84]が四〇例の入院患者に七回の心理教育を実施し、三三例の未実施群と比較して退院後の通院を規則的に実施するものの割合が増加したとしている。また連理[81]は五回の心理教育実施群二一例を対照群一八例と比較し、実施群は有意に知識度が上昇したとしている。心理教育と社会生活技能訓練（social skills training）とを組み合わせた服薬及び症状自己管理モジュールについても、その効果が報告[48]されている。今後の課題は、知識の増加など心理教育の効果が、結果的に再発の防止に結びつくかどうか検証するところにあろう。

Ⅳ　回復過程が十分進行しない場合

1　持続性精神症状への認知行動療法

薬物療法抵抗性の幻聴や妄想への認知的介入の試みは、一九五〇年代に、うつ病や不安障害で試みられた「誤った確信」へのアプローチを妄想に応用されたが、近年幻聴に対して、リラックスする方法や、他の活動に注意を振り向ける方法、イヤホンで音楽を聴く妨害法などのシンプルな注意の転換法（counter-stimulation or distraction techiniques）から、注意の焦点法[85]（focusing）などのより認知的な介入を目指すものなどが試みられている。転換法と焦点法を比較し焦点法が優れているとの意見[37]があるが、筆者の印象では、個々のケースによってやりやすく有効な方法は異なり、自分に合った対処方法を獲得することが実際的には有用と思われる。

コントロールをおいたコホート研究も近年開始されている。たとえばカイパースら[60]やガレティら（P. Garety, et al.）は、六〇例の薬物療法抵抗性の精神病症状を持つケースに維持療法とケースマネジメントを実施し、さらに無作為に選択した半数には九カ月間（当初は週一回、後には各週実施）の認知療法を実施した。認知療法群はBPRSが有意に改善し、脱落率が低く、治療への満足度が高かった。ただし認知療法群の約半数しか治療に反応しなかったため、その要因についても検討されている。

これらの技法は、症状そのものの軽減というよりは、症状に伴う不快感を軽減し生産的な活動も可能であることを示し、対処可能であるとの自信や意欲をもたらす効用が大きいように思われる。認知的介入単独での効果をねらうのではなく、包括的なプログラムが必須といえよう。「治療抵抗性」の精神症状を示す症例の中には、抑うつ・不安など気分障害圏の症状を示すものが約四〇％見られたという[53]。抑うつというよりは、慢性的な希望のなさという方が近いかもしれず、「自分は価値がない」「誰からも愛されない」などと感じていることがしばしばあり、不適切な行動や意欲の低下に結びつく。援助方法の工夫が必要と筆者は感じている。

2 「病識」

「治療抵抗性」を考える上で、病識の問題は避けて通れない。病識欠如は、統合失調症の九三％に見られる[91]もっともポピュラーな症状である上に、予後との関連が高く[66,71]、症状の改善に伴って必ずしも改善しない、いわば治療抵抗性のものだからである[71]。また治療への積極的態度や病識が服薬遵守ともっとも関連することが指摘されている[67]。病識論の発展については金[57]による優れた総説があるが、近年は病識をいくつかの異なった次元に還元して考える意見がある。たとえばデイビッド[20,21]（A.S. David）は、病識には治療遵守、病的体験の認識、精神疾患であるとの認識の三側面が相互にある程度独立していたことを報告している。

なぜ病識欠如が生じるかについては複数のモデルが提出されているが、いずれも実証的な根拠は必ずしも明確ではない。複数のモデルとは、①疾病否認という心理的過程によるとする精神力動モデル、②病態失認（anosognosia）に近い脳の特定の機能障害に基づくとする神経学モデル、③統合失調症の基本症状であるとする臨床モデル[18]、④認知機能障害モデル[7]、⑤知的能力を基盤とした体験学習モデル[66]などである。これらのモデルは、先に述べた病識の異なる次元の一部分の原因にすぎない可能性があり、病識概念の確立と評価尺度の精密化（両者は相伴って発展するものであるが）

をまって、さらに原因の解明が進むことになると考える。

問題は病識への治療的介入の可能性である。たとえば、服薬非遵守は統合失調症の病識欠如としてとらえられることが多いが、身体疾患においても約四〇%と、ほぼ同率に認められ[95]、教育と治療の重要性が指摘されている。これまでに述べてきた個人精神療法や、心理教育や、持続性精神症状への認知行動療法は、まさにデイビッドの述べる病識の三側面を標的にしているわけだが、これまでそうした視点からの効果研究は乏しかったと思われる。こうした治療によってどこまで病識が改善可能であるかについては、経過のどの時期に治療が行われたか、疾患の亜型、病識のどの側面が改善しうるのかなど、解明すべき課題が多く残されており、今後に待たねばならない。

3　「障害」への援助

急性期後に、本来の社会的機能がスムーズに回復してもとの社会生活に戻っていく場合もあるが、かなりのケースでは自信の喪失、日常生活レベルのさまざまな能力障害、休学や退職などによる社会的なハンディなどが相まって、本来の生活とは離れた人生のコースをたどっていくことになる。これを「統合失調症の陰性症状であるから改善不能」のみとは考えず、疾患と環境との相互作用によって生ずる障害ととらえ、こうした障害の改善を図る視点が重要と筆者は考える。難治性の陰性症状という視点から、生活のためのスキル獲得という立場へのパラダイムの転換である。非定型抗精神病薬は陰性症状への効果が期待されるものの、さらに実証的な検証を要するとの意見も見られる[16,76]。また非定型抗精神病薬により動作性記憶など、何らかの認知プロセスの改善が見られたとの報告[15,36,38,62]があり、新たな薬物の登場によって、障害への援助がしやすくなる可能性が期待される。

「障害」の背景に、認知機能障害を想定し、認知プロセスへの介入を試みる認知機能リハビリテーションが近年報告されるようになっている。認知プロセスの障害は状況依存性の部分と、精神・神経学的な脆弱性という意味での素因規定的な部分があると考えられ、後者は経験や治療によって変化しにくいと考えられる。認知プロセスと生活障害との関連を解析する研究が多数出されている[47,50]。こうした認知プロセスの障害は、たとえばウィスコンシン・カードソーティングテスト（WCST）の成績が訓練により改善することが報告[35]されている一方で、この改善が類似の問題解決能力を要する心理テストにおいては示されなかった（般化しなかった）との報告[6]がある。ブレナーら[14]（H.D. Brenner, et al.）は認知機能のトレーニング（カードの選別および社会的な状況把握）と、問題解決技能を重視したSSTを組み合わせた統合心理療法（IPT）を実施している。IPTは、伝統的な入院治療と比べて注意機能と精神症状が有意に改善したが、社会的な機能の改善は必ずしも明らかではない。筆者はこうした認知的リハビリテーションについてレビューしている[49]が、これまでのさまざまな報告からは、特定の認知プロセスをターゲットとした介入の効果は、生活障害に及ぶとは言い難いのが現状であろう。おそらくは伝統的なリハビリテーション技法との組み合わせによって、これまで「難治」であった生活障害に対しても、その効力が発揮されるのではないかと推察される。

V　回復を維持できない場合

統合失調症の長期経過研究[17]によれば、その経過においておよそ十年ほどの不安定期があり、病状の再燃・再発率は八割に及ぶ。特に前半の五年間にその傾向が強く、生活障害についても発病当初の五年間が最も悪化の危険性が高いことが指摘されている[9]。再発を繰り返すことで、治療抵抗性へと発展することが知られており、この時期においては再発防止のプログラムとともに、生活障害の改善が試みられる必要があろう。再発→生活障害の悪化→ストレス耐性の低下→さらなる再発の悪循環があるからである。ここではこの悪循環を防ぐ上で特に重要と筆者が考える、低用量維持療法、再発防止プログラム、家族援助プログラム、地域生活を支える援助について概観し、その効果についても検討したい。

1　低用量維持療法

維持量の服薬を継続可能にすることと、生活障害の防止の上で、（可能な範囲の）低用量維持療法の観点と技術を抜きにすることはできない。アキネジアなど副作用による生活障害への悪影響が減少し、心理社会的治療の効果を増幅[58]し、長期間抗精神病薬を服用することが可能となるからである。ここ十年の研究の中で、標準的な維持量と考えられているものと、より低用量の場合と比較して、再発率が同等で、しかも副作用が少なく服薬遵守率が高いことが知られてきた[11,87]。たとえば、ホガティら[43]は、七〇例の統合失調症患者を、無作為に標準量群（フルフェナジンデポ剤、25mg/2週間）と、低用量群（標準量の平均二〇％）に振り分けて、二年間追跡した。低用量群に振り分けられた患者は症状の増悪が多かったものの、全体として両群に再発率の有意差はなく、低用量群の方が社会的な改善が大きかった。間歇的な投与は今のところ再発防止の点では成功していない[82]。したがって、現在期待される維持方法は、低用量維持と、再発前駆症状のモニターと早期介入の組み合わせである[79]。マーダーら[69,70]（S.R. Marder, et al.）の報告がその例で、八〇例を全例低用量のフルフェナジンデポ剤で維持し、さらに無作為に四群に振り分けて二年間の追跡をしたところ、服薬及び症状自己管理モジュールを実施し、しかも前駆症状出現時に実薬を投与した群が、総合的によい成績を収めていた。

「治療抵抗性」と判断された患者に対し、体系的に投与量を減少することで、副作用の改善とともに、症状の軽減が見られる場合があることが指摘されている[90]。また至適用量で症状が悪化した場合には、増量よりも心理社会的治療が適用である場合もあるとの意見がある[89]。症例ごとに症状が安定しうる範囲での低用量は異なると思われ、①維持量調整の技術の明確化、②再発前駆症状モニターが可能な症例や条件の明確化、③治療抵抗性の発展を防ぐ上で、投与量を有効最低量に抑える視点を治療者が持ち続けることが、重要な課題であろう。

2　再発防止プログラム

再発の前駆症状の知識と対処方法を教育することで、再発率の低下を図るプログラムが報告されるようになっているが、ハーツら（M.I. Herz, et al.）の調査[40]はその学問的な根拠を提供している。すなわち、一四五名の統合失調症患者と八〇名の家族に二年間の再発状況を調査したところ、患者の七〇％と家族の九三％が前駆症状を自覚していたというものである。バーチウッド（M. Birchwood）は実際の再発には至らない擬陽性がさまざまな報告で二〇％程度あること、また逆に前駆症状を認識できない再発も同程度あることなどを指摘し、方法論の洗練の必要性を指摘している。前駆症状への早期介入によって再発防止が可能かどうかについては、ハーツ[41]がこれまでの四つの、対照群をおいた統制研究を総説して、再発率の低下が見込めると結論づけている。エックマンら[24]（T.A. Eckman, et al.）は四一例をモジュール実施群と支持的集団精神療法群に無作為に振り分けて比較したところ、モジュール群では対処技能、知識度ともに有意に増加し、この効果は一年後も持続していた。

再発の前駆症状のモニターが再発防止に結びつくためには、本人と、家族やケアを行う人に対して、個人によって異なる前駆症状の同定やモニター法を含む知識教育、治療者が頻回に接触を持ち、本人と関係者の努力を保証・強化すること、危機時の介入体制やストレス回避のための援助などが必要であり、救急体制の整備が必須といえよう。

3　家族援助プログラム

広く「治療抵抗性」を考える場合、直接本人に援助するのみではなく、生活する環境の調整を行うことは有力な介入手段と考えられる。置かれた環境によって、陰性症状が大きく影響を受けることは周知の事実であろう。環境への介入の中でも、心理教育的家族援助はもっともこれまでに研究が進んでいる技法であろう。一九八〇年代に英米を中心に心理教育的家族支援プログラムの効果研究が活発に行われ、明らかに再発防止（もしくは遅延）効果が実証されている[33,56]。その後日本を含む世界各地でもこの結果は追試されている。ディクソンら[23]（L. Dixon, et al.）は家族への心理教育的家族療法の効果について対照群を置いた研究（一九七八〜九五年）をレビューしているが、九研究のうち五研究で有意な再発率の低下を報告している。ペンら[88]（D.L. Penn, et al.）は一九七〇年代からの対照群を置いた効果研究をレビューしている。一四研究のうち八研究で、家族療法の方が有意に再発率が低下しており、その効果は一から二年継続する傾向が見られた。

心理教育は再発防止の観点で語られることが多いが、家族の負担感の軽減と生活の質の向上、患者の社会的機能の改善などが指摘されている。(59) 家族はしばしば患者との対応に疲れ果てていたり、周囲から責められると感じていたり、将来の絶望感に打ちひしがれている場合が多く、こうした家族は「要求がましい」「訴えが多い」「感情的」などの理由で、治療者から敬遠される場合が往々にしてある。家族の視点からの援助が重要であろう。

4　地域生活を支える援助

前節に引き続き、環境への介入という視点で見ると、欧米での脱施設化の流れから生まれた、地域でのリハビリテーション（community based rehabilitation）が症状や社会機能全般にもたらした影響(78)を忘れることはできない。精神病院閉鎖の影響について、レフら(63)（J. Leff, et al.）は退院となった七三七例の追跡調査を行った。精神病院にかかる経費と人員をそのまま地域での居住プログラムやサポートチームに投入するという前提があるが、再入院はあるものの九四・六％が地域での生活が可能であり、精神症状が入院中と比べてほとんど変化しない一方で、交友が増えるなどの変化があり、八〇％以上の人が退院後の生活の方がよいと答えている。自殺、ホームレスなどの問題は数％に過ぎなかった。

地域生活への援助が成功した例として、職業リハビリテーションがある。この分野では、実際の職場での職業訓練の方向、つまり従来のまず訓練してから就労させる「train-place」から、「place-then-train」へのアプローチの変更が進んでいる。この方法は、一般の労働者と同じ職場で給与を受け取りながら、精神保健ないしは労働サイドの専門家の就労支援を受けるものである。ボンドら[12]（G.R. Bond, et al.）は職場での職業訓練の代表的手法である援助付き雇用（supported employment）についてのこれまでの研究をレビューしているが、これまでに厳密な研究デザインによる効果研究六件と、その他の効果についての調査研究一〇件があったが、すべての研究報告において、訓練後に就労させる従来の方法と比べて、一般就労に至る率が高く（コントロール群を置いた研究全体を平均して援助付き雇用五八％、従来の方法二一％）、再発率は増加していなかった。実際に賃金が支払われることによる影響を検討したのが、ベルら[4,5]（M.D. Bell, et al.）の報告である。統合失調症または統合失調感情病と診断された一五〇名を、無作為に賃金が支払われる仕事（時給三・四ドル）と支払われない仕事に振り分け、六カ月後に両群を比較したところ、賃金が支払われた群で、全般的な症状の改善と再入院率の低下が有意であった。狭義の医療とともに、地域でのリハビリテーションを行うことによる相乗効果は、こうした研究によって明らかであろう。

Ⅵ　心理社会的な視点を含む治療抵抗性統合失調症の治療体系に向けた提言

　これまで、治療の上では、治療抵抗性概念を広く階層的ないしは多次元的にとらえることの重要性と、薬物を含む標準的な治療に十分反応せず、治療抵抗性となる可能性が高い場合に有用性が報告されている心理社会的治療について、回復の過程にそって述べてきた。

　今後の課題としては、まず第一に冒頭でふれたように、多次元的でかつ標準的な、治療抵抗性基準作りがある。

　第二に、心理社会的な視点を含む治療抵抗性統合失調症の治療体系作成の試みが挙げられる。これまでにもいくつかの提言がある。たとえばクパーバーグ[61]（G.R. Kuperberg）は、難治性の統合失調症に対して、病識をはじめとする服薬不遵守への対応、再発防止、持続性精神病症状への認知療法、陰性症状の認知的プロセスへの介入（cognitive remediation）、地域での生活を可能にするためのサポートシステムを挙げている。カイパース[59]は、家族介入、認知行動療法、治療者との適切な援助関係を挙げている。モリソン[77]は、治療抵抗性統合失調症への心理社会的な介入として家族への援助プログラムと地域での生活の援助を挙げている。ファルーンら（I.R.H. Falloon, et al.）は、一九八〇年から一九九五年までの、統制された効果研究一六件のレビューを行い、効果的な心理社会的治療として、心理教育、ストレスマネジメント、社会生活技能訓練をはじめとする認知行動療法を挙げ、また六カ月以下の短期間の治療は効果が乏しく、最低二年間は必要であること、一定の治療目標を達成した後も「維持療法」が必要であるとしている。一九八〇年の国際神経精神薬理学会で、ブレナーら一〇名の研究者が集まって、「治療抵抗性」についての研究会が発足し、一九九〇年にその成果を発表した[13]。その中でブレナーらは、これまでの治験から併用すべき心理社会的治療の指針をまとめた。表1が筆者による邦訳である。原文の表には、「この指針はこれまでの臨床と研究の集積からもたらされた知恵によって書かれており、今後さらに実証的な検証を待ちたい」旨の脚注がある。表1では、近年研究報告が多い治療法と並んで、支持的集団療法や環境療法も引き続き有用であると述べており、実践に裏づけられた臨床家の視点を感じさせる。ブレナーらの案を基盤に、これまで述べてきた効果研究を取り入れて、わが国の実状に見合ったガイドラインが提案されることを期待したい。

第三に、薬物療法と心理社会的治療の協同についての検討[26]がある。最近は非定型抗精神病薬との相乗効果について言及した報告が増えている。メンディットら[75]（A.A. Menditto, et al.）は、二二例の入院患者にトークンエコノミーシステム[79]と社会生活技能、服薬自己管理技能、職業リハビリテーションなどを実施したが、半数にはクロザピンを投与し、残りの半数には伝統的な抗精神病薬

表1　統合失調症の効果的な心理社会的治療の指針（ブレナーらの報告[18]より引用）

1．心理社会的治療は，社会的学習理論，治療共同体理論，教育的手法に基礎を置いており，24時間体制で，高度に構造化され，一貫性があり，適切に調整された社会的環境の中で行われる必要がある。
2．心理社会的治療の標的は，陰性症状，機能障害，より制限の少ない環境で生活する際の妨げとなる逸脱行動，家族の機能やストレスである。
3．治療は，行動の逸脱（たとえば不適応行動が過剰）の減少と，障害を代償するような適応的行動の強化を目的とする。社会生活技能訓練（SST）は，治療方法の中でもことに有用である。
4．治療は，思考障害や集中力障害があるため，学習能力に配慮する必要がある。したがって治療者は，（行動療法で用いられる）促しや強化と，肯定的な治療関係を作ることに習熟している必要がある。
5．治療者は反抗的であったり，退行していたり，拒絶的であったり，意欲が低下している患者と，良い治療関係を作っていく必要に迫られる。そのために，あたたかい肯定的な関係や，精神力動的理解や，忍耐や，専門家として患者と関わり合う安定した治療チームが必要であり，さらに戦略的ないし逆説的な介入がしばしば必要となる。
6．難治性の統合失調症患者では，長期間持続し反復して学習されている，症状や行動上の欠陥と過剰があり，これらは大変ゆっくりとしか治療的な環境の変化にも反応しない。改善は，数ヵ月ないし数年の，持続的で一貫した治療によってもたらされるだろう。
7．行動療法的介入は，周囲からの刺激への患者の耐性を配慮して進めるべきである。したがって，次の目標を目指す前に，治療で獲得したものを確固とするために，休養期間や，社会的刺激の調整や，引きこもりの期間を用意した方がよい。また，小さな，段階的な目標を目指し，いかなる進歩であっても，大いに肯定的な評価を行う。
8．治療目標の選択，維持，優先順位の選定にあたり，また進歩をモニターしたり評価するにあたり，可能な限り患者にも参加してもらうべきである。そのためには，治療チームは疾患の本態や，薬物療法，心理社会的治療の方針について，患者を教育する必要がある。
9．心理教育的家族療法をはじめとする行動療法が，統合失調症の（効果的な）心理社会的治療として報告されてきているが，支持的集団療法や環境療法も引き続き，包括的なプログラムの中で価値を有する。
10．有用で構造化された心理社会的治療の存在により，抗精神病薬は減量できる可能性がある。
11．治療効果が持続し，般化するためには，そのための協力や働きかけと，アフターケアしうる環境が必要である。そのために，スタッフがなすべきことは， ・治療のゴールとなる適応的な行動をモデルとして示す際には，多くの例を示したり，多くの治療者が改善を促したり，強化する。 ・治療の場は，患者の本来の生活の場になるべく近づけること。 ・少なくとも治療の一部は，患者の本来の生活の場で行うこと。 ・家族や関係者に治療への関与を求め，効果の般化に協力してもらうこと。 ・学んだスキルを，生活や労働の場で使う機会を提供し，それを励まし，強化すること。 ・セッションや援助の間隔をあけることで，治療そのものや，その構造をゆっくり減少させていくこと（fading）。 ・患者に一般的な問題解決技能を教えること。

＊（　　）内は，本論文の筆者による訳注。

を投与した。六カ月間の追跡で、両群とも複数の心理社会的な機能の面で改善したが、攻撃的行動の現象などの面でクロザピン投与群の方がより改善していた。これはクロザピンによる直接の効果である可能性が残るものの、この論文の筆者は、クロザピンにより同時に実施した心理社会的治療の効果が高められた可能性について考察している。グレースら[34]（J. Grace, et al.）は治療抵抗性の三一例に対して、クロザピン投与と精神科リハビリテーションを実施して三年間経過を追跡したが、陽性症状は最初の一年でほぼ改善し、陰性症状は二年間にわたってゆっくり改善した。これらの報告を、心理社会的治療のガイドラインに反映させていくことが望まれる。

第四に、治療抵抗性への発展を防止するために、発症から安定期まで、治療上の節目ごとに回復状況を点検し、薬物療法と心理社会的治療を総合した介入戦略を立てていくためのアセスメントの確立が課題であろう。時間と人手のかかるさまざまな心理社会的治療を、固定したプログラムとして網羅的に提供することは実現性に乏しく、個別に介入計画を練る必要があるからである。ファルーンら[28]は心理社会的な治療の要諦は、治療チーム全体で共有できる包括的なアセスメントであるとし、既往歴、現病歴の他、本人や家族のニーズ、本人をとりまく家族をはじめとする社会的状況などがそこに含まれるべきであるとしている。共同作業でアセスメントを行う中で、本人や家族の意思を反映した治療計画を策定することが、治療の成否に大いに関わると筆者は感じている。こうしたアセスメントを現場で行うためには、治療チームが共有する問題であるとの認識の普及や、多職種に共通した援助の構造、大切な臨床業務として時間的にも保証があることなどが、基盤として必要であろう。精神医療の基本的なあり方が問われる課題である。

以上、今後達成すべき課題について述べた。この総説が契機になって、これらの課題についての議論が活発になることを、筆者は願うものである。

文　献

（1）Anzai, N., Okazaki, Y., Miyauchi, M. et al.：Early neuroleptic medication within one year after onset can reduce risk of later relapses in schizophrenic patients. *Annual Report Pharmacopsychiatric Research Foundation*, 19；258-265, 1988.

（2）Barnes, T.R.E., McEvedy, C.J.B., Nelson, H.E.：Management of treatment resistant schizophrenia unresponsive to clozapine. *Br. J. Psychiatry*, 169 (suppl. 31)；31-40, 1996.

（3）Bebbington, P.E.：The content and context of compliance. *International Clinical Psychopharmacology*, 9 (suppl. 5)；41-50, 1995.

（4）Bell, M.D., Lysaker, P.H., Milstein, R.M.：Clinical benefits of paid work activity in schizophrenia. *Schizophr. Bull.*, 22；51-67, 1996.

（5）Bell, M.D., Lysaker, P.H.：Clinical benefits of paid work activity in schizophrenia：1-year follow-up. *Schizophr. Bull.*, 23；317-328, 1997.

（6）Bellack, A.S., Blanchard, J.J., Murphy, P. et al.：Generalization effects of training on the Wisconsin Card Sorting Test for schizophrenia patients. *Schizophr. Res.*, 19；189-194, 1996.

(7) Birchwood, M., Shepherd, G.：Controversies and growing points in cognitive behavioural intervention for people with schizophrenia. *Psychotherapy,* 20；305-342, 1992.

(8) Birchwood, M., Macmillan, F.：Early intervention in schizophrenia. *Aust. N. Z. J. Psychiatry,* 27；374-378, 1993.

(9) Birchwood, M.：Early intervention in psychotic relapse：Cognitive approaches to detection and management. In：(eds.) G. Haddock and P.D. Slade：*Cognitive-Behavioural Interventions with Psychotic Disorders.* Routledge, London, p.171-211, 1996.

(10) Birchwood, M., McGorry, P., Jackson, H.：Early intervention in schizophrenia. *Br. J. Psychiatry,* 170；2-5, 1997.

(11) Bollini, P., Pampallona, S., Orza, M.J. et al.：Antipsychotic drugs：is more worse?　A meta-analysis of the published randomized controlled trials. *Psychol. Med.,* 24；307-316, 1994.

(12) Bond, G.R., Drake, R.E., Mueser, K.T. et al.：An update on supported employment for people with severe mental illness. *Psychiatric Services,* 48；335-346, 1997.

(13) Brenner, H.D., Dencker, S.J., Goldstein, M.J. et al.：Defining treatment refractoriness in schizophrenia. *Schizophr. Bull.,* 16；551-565, 1990.

(14) Brenner, H.D., Hodel, B., Roder, V. et al.：Treatment of cognitive dysfunction and behavioral deficits in schizophrenia. *Schizophr. Bull.,* 18；21-26, 1992.

(15) Buchanan, R.W., Holstein, C., Breier, A.：The comparative efficacy and long-term effect of clozapine treatment on neuropsychological test performance. *Biol. Psychiatr.,* 36；717-725, 1994.

(16) Carpenter, W.T.J., Conley, R.R., Buchanan, R.E. et al.：Patients response and resource management：another view of clozapine treatment of schizophrenia. *Am. J. Psychiatry,* 152；827-832, 1995.

(17) Ciompi, L.：The natural history of schizophrenia in the long term. *Br. J. Psychiatry,* 136；413-420, 1980.

(18) Cuesta, M.J., Peralta, V.：Lack of insight in schizophrenia. *Schizophr. Bull.,* 20；359-361, 1994.

(19) Daniel, D.G., Whitcomb, S.R. : Treatment of the refratcory schizophrenic patient. *J. Clin. Psychiatry,* 59 (suppl. 1) ; 13-19, 1998.

(20) David, A.S. : Insight and psychosis. *Br. J. Psychiatry,* 156 ; 798-808, 1990.

(21) David, A.S., Buchanan, A., Reed, A. et al. : The assessment of insight in psychosis. *Br. J. Psychiatry,* 161 ; 599-602, 1992.

(22) Davis, J.M., Casper, R. : Antipsychotic drugs : Clinical pharmacology and therapeutic use. *Drugs,* 12 ; 260-282, 1977.

(23) Dixon, L., Weiden, P., Torres, M. et al. : Assertive community treatment and medication compliance in the homeless mentally ill. *Am. J. Psychiatry,* 154 ; 1302-1304, 1997.

(24) Eckman, T.A., Wirshing, W.C., Marder, S.R. et al. : Technology for training schizophrenics in illness self-management : A controlled trial. *Am. J. Psychiatry,* 149 ; 1549-1555, 1992.

(25) Edwards, J., Maude, D., McGorry, P.D. et al. : Prolonged recovery in first-episode psychosis. *Br. J. Psychiatry,* 172 (suppl. 33) ; 107-116, 1998.

(26) Falloon, I.R.H., Liberman, R.P. : Interactions between drug and psychosocial therapy in schizophrenia. *Schizophr. Bull.,* 9 ; 543-554, 1983.

(27) Falloon, I.R.H., Kydd, R.R., Coverdate, J.H. et al. : Early detection and intervention for initial episodes of schizophrenia. *Schizophr. Bull.,* 22 ; 271-282, 1996.

(28) Falloon, I.R.H., Held, T., Roncone, R. et al. : Optimal treatment strategies to enhance recovery from schizophrenia. *Aust. N. Z. J. Psychiat.,* 32 ; 43-49, 1998.

(29) Frank, A.F., Gunderson, J.G. : The role of the therapeutic alliance in the treatment of schizophrenia. Relationship to course and outcome. *Arch. Gen. Psychiatry,* 47 ; 228-236, 1990.

(30) 藤井康男「非定型抗精神病薬 risperidone による初回エピソード未治療分裂病患者への急性期治療と1年間の経過追跡」臨床精神薬理、二巻、五〇三―五一五頁、一九九九年。

(31) Garety, P., Fowler, D., Kuipers, E. et al : London-East Anglia randomised controlles trial of cognitive-behavioural therapy for psychosis. II : predictors of outcome. *Br. J. Psychiatry,* 171 ; 420-426, 1997.

(32) Goldman, C.R., Quinn, F.L. : Effects of a patient education program in the treatment of schizophrenia. *Hosp. Comm. Psychiatry,* 39 ; 282-286, 1988.

(33) Goldstein, M.J. : Psyochoeducation and relapse prevention. *International Clinica Psyochopharmacology,* 9 (suppl. 5) ; 59-69, 1995.

(34) Grace, J., Bellus, S.B., Raulin, M.L. et al. : Long-term impact of clozapine and psychosocial treatment on psychiatric symptoms and cognitive functioning. *Psychiatric Services,* 47 ; 41-45, 1996.

(35) Green, M.F., Ganzell, S., Satz, P. et al : Teaching the Wisconsin Card Sorting Test to schizophrenic patients. *Arch. Gen. Psychiatry,* 47 ; 91-92, 1990.

(36) Green, M.F., Marshall, B.D., Wirshing, W.C. et al. : Does risperidone improve verbal working memory in treatment-resistant schizophrenia? *Am. J. Psychiatry,* 154 ; 799-804, 1997.

(37) Haddock, G., Bentall, R.P., Slade, P.D. : Psychological treatment of auditory hallucinations : Focusing or distraction? In : (eds.), G. Haddock, P.D. Slade : *Cognitive-Behavioural Interventions with Psychotic Disorders.* Routledge, p.45-70, 1996.

(38) Hagger, C., Buckley, P., Kenny, J.T. et al. : Improvement in cognitive function and psychiatric symptoms in treatment-refractory schizophrenic patients receiving clozapine. *Biol. Psychiatr.,* 34 ; 702-712, 1993.

(39) Hegarty, J.D., Bardessarini, R.J., Tohen, M. et al. : One hundred years of schizophrenia : a meta-analysis of the outcome literature. *Am. J. Psychiatry,* 151 ; 1409-1416, 1994.

(40) Herz, M.I. : Recognizing and preventing relapse in patients with schizophrenia. *Hosp. Community Psychiatry,* 35 ; 344-349, 1984.

(41) Herz, M.I., Lamberti, J.S. : Prodromal symptoms and relapse prevention in schizophrenia. *Schizophr. Bull.,* 21 ; 541-551, 1995.

(42) Herzog, T.: Nurses, patients and relatives: a study of family patterns on psychiatric wards. In: (eds.), C.L. Cazzullo & G. Invernizzi: *Family Intervention in Schizophrenia: Experiences and Orientations in Europe.* ARS, Milan, 1988.

(43) Hogarty, G.E., McEvoy, J.P., Munetz, M. et al.: Dose of fluphenazine, familial expressed emotion, and outcome in schizophrenia. *Arch. Gen. Psychiatry,* 45; 797-805, 1988.

(44) Hogarty, G.E., Kornblith, S.J., Greenwald, D. et al.: Personal therapy: a disorder-relevant psychotherapy for schizophrenia. *Schizophr. Bull.,* 21; 379-393, 1995.

(45) Hogarty, G.E., Kornblith, S.J., Greenwald, D. et al.: Three-year trials of personal therapy among schizophrenic patients living with or without family, I: description of study and effects on relapse rates. *Am. J. Psychiatry,* 154; 1504-1513, 1997.

(46) Hogarty, G.E., Greenwald, D., Ulrich, R.F. et al.: Three-year trials of personal therapy among schizophrenic patients living with or without family, II: effects on adjustment of patients. *Am. J. Psychiatry,* 154; 1514-1524, 1997.

(47) 池淵恵美「分裂病の認知行動療法」丹羽真一編『精神疾患の認知障害』精神医学レビュー、二七巻、九七―一〇八頁、一九九八年。

(48) 池淵恵美、納戸昌子、吉田久恵ほか「服薬及び症状自己管理モジュールを用いた心理教育の効果」精神医学、四〇巻、五四三―五四六頁、一九九八年。

(49) 池淵恵美、安西信雄「精神分裂病を対象とした認知行動療法の効果」平成9年度厚生科学研究「精神疾患治療の現状と治療方針の作成に関する研究」報告書、一九九八年。

(50) Ikebuchi, E., Nakagome, K., Takahashi, N.: How do early stages of information processing influence social skills in patients with schizophrenia? *Schizophr. Res.,* 35; 255-262, 1999.

(51) 稲垣中、八木剛平「治療抵抗性分裂病」精神医学、三九巻、六八四―六九五頁、一九九七年。

(52) Jackson, H.J., McGorry, P.D., Edwards, J. et al.: Cognitively orientated psychotherapy for early psycho-

sis (COPE). *Br. J. Psychiatry,* 172 (suppl. 33) ; 93-100, 1998.

(53) Johnstone, E.C., Owens, D.G.C., Frith, C.D. et al. : Clinical finding : abnormalities of mental state and their correlates. The Northwick Park follow-up study. *Br. J. Psychiatry,* 159 (suppl. 13) ; 21-25, 1991.

(54) Juarez-Reyes, M.G., Shumway, M., Battle, C. et al. : Effects of stringent criteria on eligibility for clozapine among public mental health clients. *Psychiatric Services,* 46 ; 801-806, 1995.

(55) Kane, J., Honigfeld, G., Singer, J. et al. : Clozapine for the treatment-resistant schizophrenic : a double-blind comparison with chlorpromazine. *Arch. Gen. Psychiatry,* 45 ; 789-196, 1988.

(56) Keith, S.J., Matthews, S.M., Schooler, N.R. : A review of psychoeducational family approaches. In : (eds.), C.A. Tamminga & S.C. Schulz : *Schizophrenia Research. Advances in Neuropsychiatry and Psychopharmacology. Vol.1*, Raven Press, New York, p.247-254, 1991.

(57) 金吉晴「病識の諸相」精神科治療学、一三巻、一〇七三―一〇七八頁、一九九八年。

(58) Kuehnel, T.C., Liberman, R.P., Marshall, B.D. et al. : Optimal drug and behaviour therapy for treatment-refractory, institutionalised schizophrenics. In : (ed.), R.P. Liberman : *Effective Psychiatric Rehabilitation : New Directions or Mental Illness Services.* Josey Bass, San Francisco, p.67-77, 1992.

(59) Kuipers, E. : The management of difficult to treat patients with schizophrenia, using non-drug therapies. *Br. J. Psychiatry,* 169 (suppl. 31) ; 41-51, 1996.

(60) Kuipers, E., Garety, P., Fowler, D. et al : London-East Anglia randomised controlles trial of cognitive-behavioural therapy for psychosis. I : effects of the treatment phase. *Br. J. Psychiatry,* 171 ; 319-327, 1997.

(61) Kuperberg, G.R. : Advances in the treatment of schizophrenia. *Br. J. Clin. Pract.,* 50 ; 315-323, 1996.

(62) Lee, M.A., Thompson, P.A., Meltzer, H.Y. : Effects of clozapine on cognitive function in schizophrenia. J. *Clin. Psychiatr.,* 55 (suppl. B) ; 82-87, 1994.

(63) Leff, J., Psych, F.R.C., Trieman, N. et al. : Team for the assessment of psychiatric services (TAPS) project 33 : Prospective follow-up study of long-stay patients discharges from two psychiatric hospitals.

Am. J. Psychiatry, 153；1318-1324, 1996.

(64) Lieberman, J., Jody, D., Geisler, S. et al.：Time course and biological correlates of treatment response in first-episode schizophrenia. *Arch. Gen. Psychiatry,* 50；369-376, 1993.

(65) Lieberman, J.A., Sheitman, B., Chakos, M. et al.：The development of treatment resistance in patients with schizophrenia：a clinical and pathophysiologic perspective. *J. Clin. Psychopharmacology*, 18 (suppl. 1)；20s-24s, 1998.

(66) Macpherson, R., Jerrom, B., Hughes, A.：Relationship between insight, educational background and cognition in schizophrenia. *Br. J. Psychiatry,* 168；718-722, 1996.

(67) 前田正治、向笠広和、淡河潤子ほか「分裂病者に対する心理教育ミーティング」臨床精神医学、二二巻、一一九五一一二〇二頁、一九九三年。

(68) Marder, S.R., Van Putten, T., Mintz, J. et al.：Low and conventional-dose maintenance therapy with fluphenazine decanoate. Two year outcome. *Arch. Gen. Psychiatry,* 44；518-521, 1987.

(69) Marder, S.R., Wirshing, W.C., Van Putten, T. et al.：Fluphenazine vs placebo supplementation for prodromal signs of relapse in schizophrenia. *Arch. Gen. Psychiatry,* 51；280-287, 1994.

(70) Marder, S.R., Wirshing, W.C., Mintz, J. et al：Two-year outcome of social skills training and group psychotherapy for outpatients with schizophrenia. *Am. J. Psychiatry,* 153；1585-1592, 1996.

(71) McEvoy, J.P., Freter, S., Everett, G. et al.：Insight and the clinical outcome of schizophrenic patients. *J. Nerv. Ment. Dis.,* 177；48-51, 1989.

(72) McGlashan, T.H.：A selective review of recent North America long-term follow up studies of schizophrenia. *Schizophr. Bull.,* 14；512-542, 1988.

(73) Meltzer, H.Y.：Treatment of the neuroleptic non-responsive schizophrenis. *Schizophr. Bull.,* 18；515-533, 1992.

(74) Meltzer, H.Y., Lee, M., Cola, P.：The evolution of treatment resistance：biologic implications. *J. Clin.*

Psychopharmacol., 18 (suppl. 1) ; 5s-11s, 1998.
(75) Menditto, A.A., Beck, N.C., Stuve, P. et al. : Effectiveness of clozapine and a social learning program for severely disabled psychiatric inpatients. *Psychiatric Services,* 47 ; 46-51, 1996.
(76) Moller, H.J. : Neuroleptic treatment of negative symptoms in schizophrenia patients. Efficacy problems and methodological difficulities. *European Neuropsychopharmacol.*, 3 ; 1-11, 1993.
(77) Morrison, D.P. : Management of treatment refractory schizophrenia. *Br. J. Psychiatry,* 169 (suppl. 31) ; 15-20, 1996.
(78) Muser, K.T., Bond, G.R., Drake, R.E. et al. : Models of community care for severe mental illness : a review of research on case management. *Schizophr. Bull.*, 24 ; 37-74, 1998.
(79) Paul, G.P., Lentz, R. : *Psychosocial Treatment of Chronic Mental Patients.* Cambridge, MA, Havard University Press, 1977.
(80) Penn, D.L., Mueser, K.T. : Research update on the psychosocial treatment of schizophrenia. *Am. J. Psychiatry,* 153 ; 607-617, 1996.
(81) 連理貴司「精神分裂病患者に対する心理教育ミーティングの効果―疾病、薬物知識調査の結果から」精神医学、三七巻、一〇三一―一〇三九頁、一九九五年。
(82) Schooler, N.R. : Maintenance medication for schizophrenia : strategies for dose reduction. *Schizophr. Bull.*, 17 ; 311-324, 1991.
(83) Sheitman, B.B., Lieberman, J.A. : The natural history and pathophysiology of treatment resistant schizophrenia. *J. Psychiatric Research,* 32 ; 143-150, 1998.
(84) 清水博「サイコエデュケーションの導入による精神分裂病患者の外来通院の規則性に及ぼす効果」京府医大誌、一〇三巻、三八一―三八六頁、一九九四年。
(85) Slade, P.D., Haddock, G. : A historical overview of psychological treatments for psychotic symptoms. In : (eds.), G. Haddock, P.D. Slade : *Cognitive-behavioural interventions with psychotic disorders.* Rout-

ledge, p.28-44, 1996.
(86) Small, J.K., Kellams, J.J., Milstein, V. et al.：A placebo-controlled study of lithium combined with neuroleptics in chronic schizophrenic patients. *Am. J. Psychiatry,* 132；1315-1317, 1975.
(87) Teicher, M.H., Baldessarini, R.J.：Selection of neuroleptic dose. *Arch. Gen. Psychiatry,* 42；636-637, 1985.
(88) 内海健「分裂病の慢性化と治療―易刻印性の観点から―」精神科治療学、一四巻、五九七―六〇五頁、一九九九年。
(89) Van Putten, T., Marder, S.R., Wirsching, W.C. et al.：Neuroleptic plasma levels. *Schizophr. Bull.,* 17；197-216, 1991.
(90) Van Putten, T., Marhall, B.D., Liberman, R.P. et al.：Systematic dosage reduction in treatment resistant schizophrenic patients. *Psychopharmacology Bulletin,* 29；315-320, 1993.
(91) World Health Organization：Report of the International Pilot Study of Schizophrenia, vol.1. WHO, Geneva, 1973.
(92) Wyatt, R.J.：Neuroleptics and the natural course of schizophrenia. *Schizophr. Bull.,* 17；325-351, 1991.
(93) Wykes, T.：A hostel ward for new long-stay patients. In：(eds.), J.K. Wing：Long-term Community Care. *Psychol. Med. Monogr. Suppl. 2*；59-97, 1982.
(94) 八木剛平、神庭重信、稲田俊也「分裂病の長期予後と薬物療法」臨床精神医学、二一巻、一〇一三―一〇二一頁、一九九二年。
(95) Young, J.L., Zonana, H.V., Shepler, L.：Medication noncompliance in schizophrenia：codification and update. *Bull. Am. Academy Psychiatry Law.,* 14；105-122, 1986.

［池淵恵美、精神医学、四二巻、七八八―八〇〇頁、二〇〇〇年］

「病識」再考

I　なぜ「病識」か——本論のめざすもの

病識の用語は日常的に使用されているが、その内包する概念は個人差が大きいことと思われる。次項でくわしく議論することになるが、ここではとりあえずよく使われるヤスパース[21]（K. Jaspers）の定義「人が自己の体験に対し、観察し判断しながら立ち向かうことを疾病意識とし、そのうちの『正しい構えの理想的なもの』が病識とされる」（筆者による要約）のなかで、ひろくヤスパースのいう疾病意識について取り上げ、それに便宜上「　」をつけて「病識」と表現することとする。「病識」をめぐる問題は、不安障害でも、気分障害でも、器質性障害でも見られ、その重要性は統合失調症に劣らないであろう。しかし障害によってその性状（そしておそらくは成因）がさまざまに異なり、一律に論じることを困難にしている。またこれまでの実証的研究は主に統合失調症を対象としたものが多い。そこで本論では統合失調症に絞って論を進めることにする。

統合失調症においては、「病識」欠如はもっともよく観察される所見のひとつであろう。ここでは「病識」欠如をどう評価するか、そして統合失調症をどう診断するかという問題が基盤にあるが、たとえば一九七三年のＷＨＯによる国際的なコホート調査[71]では、病識の欠如が九七％に認められたと報告されている。そして「病識」欠如が治療者・患者関係のもっとも大きな障害となることは、誰しも同感するところである。近年はさまざまな社会的資源が整備されてきているが、「病識」が不十分な場合にはこうしたせっかくの資源も利用に至らず、結果として社会的孤立の道を歩むことになる。治療面でも、マックヴォイら[44]（J.P. McEvoy, et al.）が指摘するように、ほかの精神症状が改善しても、しばしば「病識」が一緒に改善しないことがあり、病識欠如は予後の悪さと関連性が高く[17]、いわば治療抵抗性である。このように、「病識」は統合失調症の長期転帰を考える上で、重要である。英米圏でも多数のレビューが出されており、古くから関心の高い領域であるが、近年では操作的基準による「病識」評価が提案され、実証的研究とともに概念の再考が行われるようになっている[2]。

本論ではまず、「病識」の概念と評価方法を整理して、より広く、疾病についての構えや考え方を取り上げていく必要性を提案したい。ついで「病識」の成因についてのさまざまなモデルを紹介した上で、筆者の考える多要因モデルについて説明する。そしてさまざまな成因によって、「病識」

の異なる側面が形成されているであろうことをふまえて、治療的アプローチの可能性について論じたい。その重要性に鑑みて、エビデンスがまだ不十分であることをおそれず、今後の可能性を探っていきたいと考える。今回の論考は、筆者の基盤が精神障害リハビリテーションであり、その援助の必要性から出発していることや、近年の認知心理学の蓄積、「病識」評価方法の発展、認知行動療法や心理教育の考え方と技術の発展などによっている。したがって、その関心が限られている点は了解いただきたい。

II 「病識」の概念

1 これまでの歴史

クレペリン（E. Kraepelin）が早発性痴呆について記載したときにすでに、疾患の重症度について自覚されないことが典型的であるとし、ブロイラー（E. Bleuler）も schizophrenie の呼称を定めた時点で、自己の病態の認識に欠けることを指摘している。英語圏でよく引用されるルイス[36]（A. Lewis）の定義（彼はとりあえずの、と注釈しているが）では、「自己の中に起こった疾病による変化への正確な態度」となっている。そして直接知覚できるもの（変化が起こっている）と、二次的なデータに基づくもの（変化があるに違いない）とに分けている。フロイト（S. Freud）

は、「Einsicht」の語を疾病であることの知識もしくは気づきの意味で用いたとされるが[41]、その後精神分析学の用語としては、自己についてのもっとも深い水準の洞察の意味で用いられるようになった。そしてその欠如は、「denial」「supression」などとされてきた。その後もさまざまな報告がなされており、その視点にしたがって呼称もまた、「lack of insight（poor insight）」「denial」「attitudes about illness」「awareness of illness」などとされてきた。英語圏の文献では、近年、insight と awareness とがあまり区別されずに使われているように思われる。「病識」概念が一定しないことから、大きなコホートを用いた研究でも、「病識」欠如が統合失調症患者の五〇％程度とするものから、八〇％以上とするものまで幅があり、たとえばアマドールら[4]（X.F. Amador, et al.）は、ほぼ六〇％に中等度から重度の障害が認められるとしている。

金[34]によれば、わが国において病識論が高まった時期が過去に二回あり、その最初は向精神薬の導入とともに外来地域医療の気運が高まった一九六二年前後であり、二度目は精神保健法が施行された前後の一九八〇年代後半であるという。一九六三年には精神医学誌において病識の特集号[29]が組まれており、島崎敏樹氏らが精神病理学の視点から症例を提示し、石川清氏が神経症との異同について論述し、西園昌久氏が力動的視点から治療可能性を論じ、大橋博司氏が器質性障害における疾病否認を論じるなど、すでに現在の論点がほぼ出尽くしている感がある。わが国において病識への関心が高まった時期とともに、ヤスパースの病識の定義は狭すぎるとして批判されている。社会参加が治療の焦点と考えられる時代には、病識の介入可能性を求めて、概念の広がりが要請されてきたといえよう。

一九九〇年代には後述するような、操作的基準による量的・多次元的評価尺度が発達し、実証的研究が活発となった。たとえば、陽性症状と「病識」の程度との間には関連性が乏しいこと、[3]服薬非遵守、[3,13,43]抑うつ症状もしくは不快気分と「病識」との間に関連があること、[3]強制的入院の患者では精神症状の総合的重症度に差がないが病識尺度で低得点であること、[43]希死念慮や自殺企図が反復される患者においては総合的な「病識」との関連はないが、陰性症状や特定の妄想に対する認識の程度とは関連がある、[3]統合失調症では統合失調感情病や単極性うつ病よりも「病識」が障害されるが、双極性気分障害とは差異がなかった、[53]などが報告されている。

2 評価方法の発展

アマドールら[2]や、マルコワら[42]（I.S. Markova, et al.）によれば、「病識」の評価方法は以下の五種類がある。①一九七〇年代までは患者の自由な陳述を臨床的に記載する方法で、「あり」「なし」に二分される。②一九八〇年代に開発され、一定の設問への応答を臨床的に記載する方法で、Mental Status Exam がその例である。③一九七〇〜八〇年代に用いられた、患者の自由な陳述を一定の評価基準に基づいて採点する方法。一九七三年に行われたＷＨＯによる国際研究もこの方法で行われた。④一定の設問への応答を評価基準に基づいて採点する方法。一九九〇年代に実証的研究に使われるようになり、ＳＡＩ[13,58]、ＳＵＭＤ[3]がその代表である。⑤一定の設問に対し、多項選択で回答するもの。なお近年報告の多い評価尺度の実際については、酒井ら[57]に詳しい。

これらの評価方法の発展は、測定尺度としての評価者間および経時的な信頼性を確保する目的で、評価刺激を一定にすることと操作的基準に基づいて判定する工夫が行われてきたと考えられる。またその他の変数との連関を数量処理できるように、量的評価が取り入れられるようになった。同時に前項でふれたように、「病識」が多次元的に考えられるようになったことを反映して、「病識」を包括的に評価するのではなく、いくつかの構成要素に分けて評価する方向へ、そして「病識」そのものがより幅広い概念へと変遷してきている。また「病識」は伝統的に患者の主観的評価と、治療者による他覚的評価との乖離を問題としてきたわけであるが、患者が主体としてどう精神障害を受けとめているか、という主観的体験（subjective experience）に興味の焦点が集まるようになり、自記式評価[6]も登場している。これは認知療法の発展とも無縁ではないだろう。

以上でわかるように、「病識」の評価方法は変遷しており、「病識」問題が長く取り上げられているにもかかわらず、議論が集約しにくかった歴史がある。そこで本論文で取り上げている実証的研究は、信頼性の問題については結論が明らかであるために、「病識」を操作的に定義し、数量的に評価したものに焦点を当てている。評価方法と概念の発展は密接不可分であるが、当然のことながら問われるのはその臨床的妥当性および有用性である。これは精神病理学の側面から、そして実証的研究を通じて検証されるべきものであるが、次項でとりあえずの「病識」の定義について議論したい。

3 「病識」をどう定義するか

中安[48]は、「病識」とは自分が病気であるとの患者自身の中に生じる心的事象、もしくは体験であり、それと異なり「病識あり・なし」は患者と向かい合う第二者の判断によるとの質的差異を指摘した。そして後者の判断の仕方は該当する症状によって異なり、妄想では蓋然性の誤判断が起こっていること、真性幻覚では実在性の誤判断が起こっていること、「自我機能異常」では偽自覚の不認知（させられ体験など、自己に生起した心的異常体験についての自覚が誤っていることを、患者自身が気づいておらず、そうと認識できない）であることが病識欠如の判断であることを述べた。金[34]は、疾病に影響された自己および他者との関係についての主観的な気づきと、医学的知識の客観的理解との二つの側面があるとしている。林[22]は、ヤスパースの定義に沿って、患者一般の側から見た疾病認識がまずあり、その一部として病識（精神医学の立場から見た評価）があること、疾病認識は一般の精神障害感や社会的偏見の影響を大きく受け、心理社会的要因が関わっていることを指摘した。マルコワら[41]は、knowledge about the self（自分自身の人格や、他者にどう思われているのかや、自己価値などの確信）と self-knowledge（自己に影響を与える事柄についての知識）を区別するハムリン（D.W. Hamlyn）の説を引きながら、「病識」は self-knowledge の一部であるので、単に精神障害についての知識や罹患したことに関わる事実の知識があるだけでは不十分で、外界および内界からの情報によって自己全体に与える影響について組み立てられるとしている。さらにマルコワらは、疾病によって自己に引き起こされた変化の気づきと、気づきによって二次的に形成される精神症状群を考えるべきであるとしている。

デイビッド[12,13]（A.S. David）はこれまでの文献に使用されている「病識」の概念を二分して、「何らかの疾患に罹患しており、それが精神障害であること」と、「特定の精神的な変化の体験を病的であると認識できる能力」とした。また両概念とも、「あり」「なし」の二分法では記述できないこと、両概念の相互関連性は必ずしも高くないことを示した。そしてこれまでのさまざまな研究における「病識欠如」の出現率は評価方法と、評価している時期に依存していることを指摘した。アマドールら[3]は、まず「病識」はひとまとまりの症状群ごとに検討されるべきものであること、またその「病識」は精神障害の症状や症候を認識できているかどうかと、その原因をどこに帰属しているかに分けられるとした。

酒井ら[57]は、近年開発された六種類の病識尺度について概説しているが、これらの尺度を構成する概念を筆者が整理すると、①評価の時期、すなわち急性期と寛解期の軸。回復後に、急性期の「病識」を問うやり方には懐疑的な意見がある。[12] また病初期や、回復の途上で、「半わかり」「double awareness」の時期があることもよく知られている。②精神障害によってもたらされる変化を、自覚できているかどうかという軸。③その帰属をどこに求めるか（正確な推定が行われているかどうか）によって評価する軸。精神障害によってもたらされるさまざまな変化をどのような領域に見ていくかという点では、精神障害の罹患、精神症状（陽性症状、陰性症状、そのほか）、精神障害によってもたらされた内的変化、精神障害による社会生活への影響、治療の必要性や効果などさまざまである。④患者からの陳述をもとにして検者が他覚的に評定（もしくは量的評価）を行うのか、主観的評価をそのまま採用するのかという軸。酒井らの紹介した六種類の尺度は、この四軸のどれを採用しているかが異なっている。したがって、現状ではいまだ標準的な尺度はないといってよいであろう。そのために、これまでのほかの指標との関連研究においても、必ずしも一貫した結果が得られていないことが指摘されている。[42]

さらに、近年の多次元的・操作的病識尺度の特徴として、「全体としてどう病識を認識するか」という視点を放棄していることが挙げられる。たとえばデイビッドら[13]は、その三つの下位尺度の間には、相互に関連性が低いと報告し、筆者ら[26]もほぼ同様の結果を得ている。またこうした操作的尺度は、患者が設定された設問に対してどう答えるかが前提となっているために当然のこととして、明言されなかったり、意識化されない気づきについては評価の対象から外されることとなる。また障害の操作的診断基準でも同様のことが起こっているが、他者から見て認識しやすく、評価者間の一致が得られやすい症状（たとえば幻覚）には光が当てられる一方で、自我障害などは等閑に付される傾向がある。

4　障害認識と病識

ここまで、標準化にはまだ道のりがあるこれまでの「病識」概念を振り返ってきた。これから先、病識欠如の成因や治療的介入の可能性を論じるにあたって、「病識」の用語を使うと何を指し示すかが曖昧になる可能性があるため、本論文でのとりあえずの枠組みを以下に述べる。まずヤスパースの見解を参照して、「精神障害によってもたらされる何らかの変化の気づき」、つまり主観的な変化の体験の自覚を広く障害認識と呼ぶこととしたい。そこには、精神症状の認識やその帰属や治療の必要性の認識なども含めることとする。そして、精神医学の立場から見た、障害認識についてそれが医学的に妥当であるかどうかを客観的評価したものを病識として、狭く規定することとする（図1）。障害認識の一部が、病識として専門家に認知されることになるが、両者に乖離が生ずるときに病識不十分、もしくは病識欠如と評価される。たとえば、「前よりも感情がわかず、喜怒哀楽が薄くなった」と感じるのは障害認識のレベルであり、それを何らかの精神障害に基づく症状として自覚できているかどうか、その正確さによって専門家が病識の程度を判定することになる。なお諸家の論述を引用する際には、今まで通り「病識」として「　」を付けることとし、その意味するところは諸家によって異なることを示すことにする。

英語圏では、障害認識は「subjective experiences」としてくくられることがあり、成因を規定したより狭い表現では、「basic symptoms」「subjective cognitive dysfunction」「subclinical symptoms」などと呼称されることがある。「Subjective experiences」は急性期の方がむしろ慢性期よりも高い頻度で観察されることが報告されている。[10] そして病識が不十分な例ではsubjective experiencesの体験が有意に少ないことが報告されている。[52] 安永[72]は、「何かどこかが変である」という病感のレベルと、そこから進んで、それを自分の中の問題と見なすことができるかどうかの「病覚」のレベルがあると表現している。

病識については、安永は「病覚」の次にくるものとして、「病」概念が一応常識的、妥当なイメージであることが狭義の病識のレベルであるとしている。ここでは中安が指摘したように、他者による妥当性の判定が行われていること

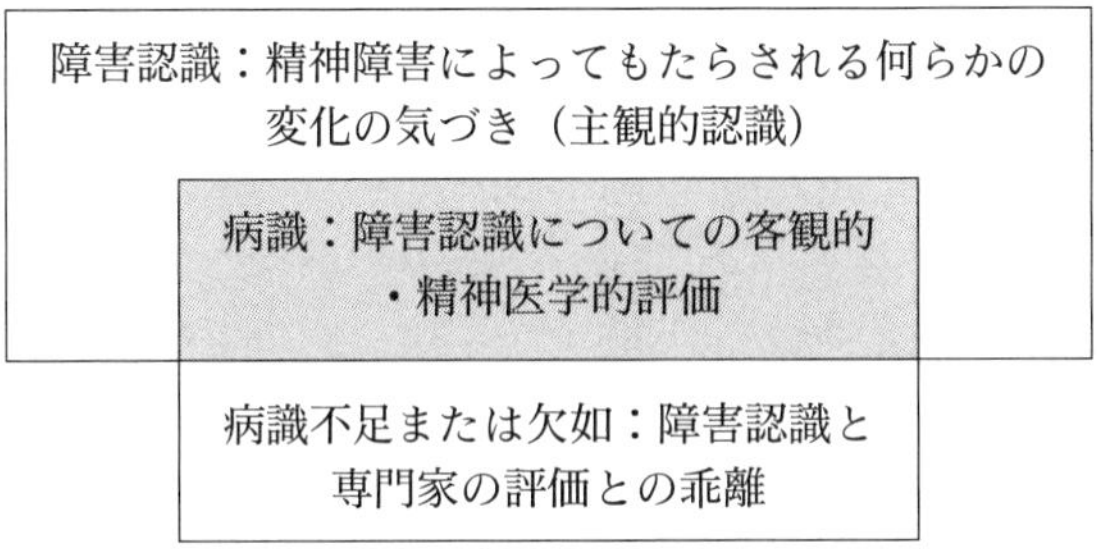
障害認識：精神障害によってもたらされる何らかの変化の気づき（主観的認識）
病識：障害認識についての客観的・精神医学的評価
病識不足または欠如：障害認識と専門家の評価との乖離

＊「病識」：これまでの諸家の論述の引用。障害認識を指し示すのか，病識を指し示すのか，それともその中間であるのかなど，内容は諸家によって異なる。

図１　障害認識と病識

になる。これまでの論述からわかるように、障害認識はあり・なしでは二分されない量的広がりを持ち、複数の領域（たとえば陽性症状の認識、生活障害の認識、治療の必要性など）にわたっている。今後「　」をつけない病識は以上の狭義の意味で用いていく。

III　障害認識および病識の成因

1　認知機能障害モデル

バビンスキーやゲルストマンが早くから記載しているように、主に左半身麻痺の人において、「麻痺があたかもないように振るまったり、麻痺の存在に関心を示さない」現象が観察されており、「anosognosia」「denial of illness」「lack of insight」「organic repression」などと呼称されてきた。この現象は、健常な知的能力でも発現し、またある障害については自覚しているが、ある障害については気づかないといった選択性があることも知られている。大橋[50]は病態失認「anosognosie」を「器質性患者による自己の身体機能欠損の否認」と定義し、左片麻痺の際の麻痺の否認や、アントン症状などの疾病否認を例示し、また関連する病態として、失語や失行の際に見られる機能欠損についての無関心（anosodiaphorie）や、半側無視症状などを紹介している。大橋の症例では、左片麻痺があるにもかかわらず認めようとしないが、現実に歩こうとはしない、多弁で医師に拒否的で疾病の話を受け入れない、否認を貫く間は多幸的であるなど、統合失調症と極めて相似の病識欠如の病態が示されている。

統合失調症の場合には、精神症状に関連した障害認識の乏しさだけでなく、遅発性ジスキネジアについても、七五%の人が自覚できていなかったとする報告[9]がある。またガンなどの身体疾患の併発に対しても、同様の現象が見られることは日常経験されることである。

これまで述べてきた現象はセルフモニターや自己認識の障害として考えることが可能である。精神病理学においても、障害認識の問題は自己の直接的な体験に対してそれを客観的に見るという別のパラダイムを並行させることが必要であることが、指摘されている。[34] セルフモニターや自己認識は前頭前野の機能であることが知られている。自分の意図を意識する(メタ表象)ためには、ある行動を行うときに一定の目標を自覚しつつ、途中経過を評価し修正することができる(現実の一次表象の照合作業)ことが前提とされ、作動記憶の中央実行系の機能であると考えられている。[30] そして中央実行系が障害されると、自発性の減少、保続、場当たり的な行動の増加が起こることが知られ、両側の背外側前頭前野の関与が大きいと考えられている。一方、前頭前野内側部が、自己の感情状態、思考、自己の性格特性など自分自身の主観的状態を含む内的表象と密接に関連していることから、[65] この部位の関与も推定できる。大橋の病態失認の症例で、ある障害については自覚しているが、ある障害については気づかないといった、選択性があることを指摘した。アマドールら[2]は、障害認識はひとまとまりの症状群ごとに検討されるべきものであるとし、ある特定の高次連合野の障害というよりは、言語、知覚、記憶などの機能の各単位と、作動記憶のような中心的な意識野との連合が不十分ではないかと推論している。

これまでの実証的研究では、ヤングら(74)（D.A. Young, et al.）は、三一例の統合失調症患者を対象に、前頭葉機能を反映すると考えられるウィスコンシン・カードソーティングテスト（WCST）、言語流暢性テスト、トレイル・メーキングテストを実施し、現在の症状に対する認識と誤った帰属（SUMDによる評価）とが、WCSTの成績低下と相関していたことを報告している。スミスら(61)（T.E. Smith, et al.）は四六例の統合失調症、または統合失調感情病の患者を対象に、SUMDと症状評価や神経心理学的検査を行い、抑うつ症状が悪いことと現在の症状の認識との間に有意な相関があることと、WCSTの成績と、過去の症状認識や現在および過去の原因帰属が有意な相関があることを見いだした。ライサカーら(38)（P. Lysaker, et al.）は、PANSSのG12項目（判断と病識欠如の項目）が三点以下の「病識良好群」六三例と、四点以上の「障害群」二九例を比較し、障害群ではWCSTの課題遂行数や保続エラー数ともに成績が有意に悪く、一年後にも成績不良は持続していたことを報告している。フランクら(15)（N. Franck, et al.）は、関係妄想のある患者とない患者とを、健常対照群と比較して、自身の右手の動きを鏡を通して見ながら判断する課題を通して、患者群は健常群と比較して右手の動きを正確に認識できる度合いが低く、関係妄想のある患者ではその度合いがより低い結果が得られた。動きの自己判断の障害を著者らは推定している。

これまで述べてきた前頭前野のセルフモニター機能障害で、認知しにくい症状群（たとえば陰性症状？）としやすい症状群を理論的に説明することが可能であろうか。モハメドら[47]（S. Mohamed, et al.）は、遂行機能の低下が陰性症状の認識の低さと関連していたが、陽性症状の認識の低さとは関連していなかったとしている。また相反する認識が同時共存している「二重の見当識」の問題もどう説明することができるだろうか。これらの点が今後の課題であろう。

2 防衛機制モデル

歴史的に見れば、英語圏ではマイアー＝グロース（W. Mayer-Gross）をはじめとして、障害認識ないしは病識は力動精神医学の視点からは防衛機制であり、防衛にはいくつかの側面があり、回復とともに変化すると考えられてきた。精神病後抑うつもその視点から解釈する考え方がある。また障害認識を表明するためには、ある程度の教育や知的能力、自己表現する言語能力、情動的な耐性などが必要であり、幻聴などのように単一症状として考えるべきではなく、人格と切り離すことはできないとの見解がある。[42]妄想を述べる患者がそれにしたがった行動はとらないなど、なんらかの乖離が現実にしばしば見られるところにも、防衛機制の存在を指摘する考え方が行われてきた。

西園[48]は、病識欠如が自己防衛的な意味を持つとの視点から治療を行い、回復に至った症例を報告している。その中では、自己愛的な未熟なパーソナリティの人が、葛藤を防衛できず妄想の世界で自己愛的な欲求を満たし続ける場合には、現実の世界でも甘えや依存が認められる必要があることや、症状否認と夢の二次加工のアナロジーなど、精神療法の手がかりとなる考え方が提示されている。そして、障害認識の段階として、①病であることを知らない（病識欠如）、②病であることは知っているがどんな性質のものであるか知らない（病感）、③病であることもその性質も知っている（病識）、④病を起こした背景の力動性も認識できる（情緒的洞察）の四段階を示している。

アマドールら[4]は、うつ病患者の方が健常者よりも正確に自己認識を示すことや[1]、誇大性と病識とは関連が深い[68]とのこれまでの報告をふまえ、健常な「認識のゆがみ」がうまく働かないと抑うつ気分が顕在化する一方で、「認識のゆがみ」が脱抑制状態に陥ると、障害認識の欠如と誇大感が出現するのではないかと考察している。こうした防衛機制の考え方は、実際のケースを理解し治療的関わりを行っていく上で、現在でもいわば羅針盤の役割を果たすものであろう。

3　「誤った認知」モデル

認知療法を統合失調症に適用する過程で、整理されてきた考え方であり、幻覚や妄想への誤った認知がその後の不快な感情や問題行動をもたらすというものである。[64]幻聴については、まず幻覚が体験され、それについての認知（悪意的な解釈と善意的な解釈の双方がある）があるが、幻覚と認知との関連はそれほど強くない一方で、認知に引き続いて引き起こされた感情と行動には密接な連関があるという。バーチウッド[7,8]（M. Birchwood）は、幻覚によって生じる行動や感情は、幻覚の形式や内容ではなく、患者が幻覚に対して抱いている信念——特に幻覚の力や権威に対してのもの——によっており、この信念は幻覚への適応過程の一部であり、個人の自己価値や対人関係についてのスキーマに影響を受けること、幻覚への従属は患者の社会関係における振るまい方と関連していることを報告している。妄想についても同様に、きっかけとなる出来事についての誤った認知、すなわち妄想的思考が問題であり、その誤った推論や誤った理由づけに対して治療的アプローチが可能と考えられている。「誤った認知」モデルに基づく認知療法は、後述するように近年発展してきており、効果研究が増えている。

4　精神障害についての体験学習（知識・社会的偏見・治療体験）モデル

精神障害についての知識が不十分であるときに、自己の中に疾病のために起こってきた変化に対して誤った対応や態度をとることが起こりうる。特に精神障害への根強い偏見がある場合には、自己に起こった事柄は容易には、精神障害として認識されえないだろう。ここでわかるように、気づかないことと、誤った知識を持つことと、否認など気づきを抑制することとは互いに反する事柄ではなく、相互に関連を持っている。

服薬非遵守は統合失調症の病識欠如としてとらえられることが多いが、身体疾患においても約四〇%と、ほぼ同率に認められ[73]、教育と治療の重要性が指摘されている。マクファーソンら[40]（R. Macpherson, et al.）は六四例の統合失調症患者に調査を行い、SAIにより評価した障害認識を従属変数とした重回帰分析を行ったところ、治療についての知識とこれまでの教育年数とが有意な寄与を示した。彼らは、精神障害についての複雑な概念を学習する能力が、障害認識欠如と関連していると推測している。それぞれの文化がどのように精神障害を受容（もしくは疎外）しているかも、個々の障害認識に関連していることは容易に想像されるが、実際に独米の現状を比較した研究も行われている[66]。

5　多要因モデル

アマドールら[2]は、障害認識および病識は少なくとも以下の四次元から成り立っていると主張している。①精神症状や症候や疾病のもたらす変化についての認識、②疾病についての帰属、および症状や起こってくる変化についての帰属、③自己概念形成、④心理的防衛。J. Wciorka[70]は一〇〇名の統合失調症患者（ICD-9）に、自身の疾病の定義を話してもらい、その特徴を以下の三点に整理した。①疾病を認識しているか、②疾病についてどのような評価をしているか、③疾病について自省しようとする意志があるか。こうしたこれまでの研究からも、障害認識および病識の成因は単一とは考えにくい。

筆者ら[26]は、ＩＣＤ-10によって統合失調症と診断された三一例（社会復帰病棟に入院中の慢性例）を対象に、複数の尺度による障害認識評価を試みた。そして、ＰＡＮＳＳのＧ12項（現実検討と判断力の評価）、ＳＡＩの三下位尺度、服薬態度尺度（the Rating of Medication Influences Scale、ＲＯＭＩ）[18]の二下位尺度についてそれぞれの関連性をみるために因子分析を行い、三因子（治療遵守と疾病の認識因子、服薬理由の因子、精神症状認識の因子）を抽出した。なおＰＡＮＳＳのＧ12項はほかのどの下位尺度とも有意な相関がなく、主観的な障害認識の程度と、専門家の目から見た病識欠如とは同一とは考えられないことが裏づけられた。次に、それぞれの因子を従属変数とした重回帰分析を行ったところ、治療遵守と疾病の認識の因子に対しては、ＰＡＮＳＳ陽性症状得点、ＲＥＨＡＢ社会行動得点、総合的な対処能力得点、年齢が有意な寄与を示していた。ライサカーら[39]も、障害認識が低い患者では、対人関係能力が低い傾向があり、障害の社会生活への影響の認識の乏しさによるのではないかと考察している。精神症状認識の因子については、精神障害の知識度得点、ＰＡＮＳＳ陰性症状得点、過去の入院回数および罹病年数が有意な寄与を示していた。この報告は対象数が少なく、しかも慢性入院例に限られることから、結果の一般性には留意が必要であるものの、障害認識にはいくつかの構成因子があり、それぞれに対して寄与する要因が異なる可能性があること、対処能力や知識度など治療的介入によって変えることが可能な変数も含まれていることを推論することができよう。

Ⅳ　心理社会的治療の可能性

これまで述べてきたように、障害認識は多要素であり、成因も複数であることが考えられるため、個々の症例での丁寧なアセスメントにそって、複数の治療的アプローチを活用していくことが必須であろう。障害認識が不十分である、すなわち単一の治療プログラムという形では治療が進まない以上、ランダム化比較対照試験が困難なことは明らかで、治療効果についての実証的な研究には工夫が求められる。以下に、障害認識を育てることに貢献すると考えられる（つまり病識欠如を改善するといった目標をいきなりねらうものではない）心理社会的治療を技法別に紹介しているが、実際には統合して実施することが要請される。また今回、薬物療法は筆者の専門でないためにふれていないが、薬物療法の面でも優れた治療論が紹介されることを期待したい（クロザピンで「病識」が改善したとの報告[51]が見られる）。さらに、統合失調症への呼称変更によって、情報提供しやすくなることやより受容しやすくなることを通じて、障害認識ひいては病識の改善が期待できるであろうか。今後の検証を待つ、重要な課題であろう。

なお、障害認識が不十分なことで、つらい現実から身を守ろうとしているように見える一群の人たちの存在があることを忘れてはならない。頑固な不眠を理由に、「どこも悪くないから、不眠さえ治ればいくらでも仕事できると思う」といい、長年自宅で閉居しているなどが、その例である。病識欠如のもたらす問題とともに、過剰な疾病認識があると、自己評価を低め、抑うつ傾向を強め、自殺の危険性もあることが、これまでも知られている。メルツァー(46) (H.Y. Meltzer) は、重篤な精神障害に罹患しているとの認識は、認知機能障害が軽いことや希望のなさを伴うときに、自殺の危険要因となると述べている。障害認識の防衛としての側面に配慮しながら、慎重に心理社会的治療を勧める必要があろう。

リハビリテーションの分野では、障害受容の大切さが強調されている。身体リハビリテーションを専門とする上田(67)は、疾患のもたらす「障害 (disability)」を客観的障害と、主観的障害すなわち「体験としての障害」に分け、リハビリテーションの成否における後者の重要性について述べたが、精神障害においてさらに後者の重要性が高まることは異論がないだろう。リハビリテーションでは、体験としての障害受容は、日常生活全般を暮らしやすく、より満足いくよう援助することで実現されると考える。援助の視点は、疾病への対処能力の向上にある。こうしたリハビリテーションの考え方はそのまま、障害認識への治療的アプローチにつながると筆者は考えている。

1　個人精神療法

まず、治療関係の中で不安や挫折感を受けとめつつ、病気によって起こってきた変化や病感を一緒に確認し、病識へと高めていく個人精神療法のアプローチが重要である。

これまでの諸家のアプローチを眺めてみると、島崎ら[61]は、分裂性状況を何か異物的異質的なものとしての「病」として病識を求めることは彼らの心情にそぐわず、むしろ生活史を侵害した「病態」として回想の対象とするとき、彼らの病への態度が明らかになると述べている。安永[72]は、病覚ないしは病識を姿勢覚になぞらえ、内部図式の知覚であり、運動感覚的なもの、運用感覚であるとし、細部を知覚することはむしろ必要がなく、かんどころ、いわば関節部分が抑えられればよい、と述べた。そして以下のような精神療法の提言を行っている。「(病覚ないし病識の) 認識の対象は外にあるものではない。自分のみのうち、精神身体空間の内部にある何者かである」「そのアナロジー（類推）として、『身のこなし』の感覚がやりやすい」と述べている。安永の「病識」は、筆者が障害認識と呼んでいるものとほぼ同一と考えてよいのではないだろうか。

林[22]は疾病認識（筆者の考える障害認識とほぼ同様の概念と思われる）と病識の回復のために、病初期においては本格的な発病予防のために治療の導入と心理的サポートと治療教育、急性期には心理社会的サポートと治療教育、リハビリ期には急性期の援助に加えて自己概念の再建の支持、社会機能回復への援助とリハビリ、社会復帰期にはリハビリ期に引き続いて社会機能回復の援助を行っていくことを示唆している。これらは個人精神療法を主軸として、さまざまな心理社会的治療を組み合わせていくことで達成されるものである[28]。金[31]は、統合失調症においては、対人状況のように複数の意味の流れを認識した上で、それを取捨選択もしくは統合し、自分の意志として統合することが困難であることから、「病識」への介入によって気づきという契機を育てることで、こうした困難を修正するのかもしれないと推論している。そして、認知的介入という技法と気づきの間の繊細な領域がさらに明らかになることを期待している。

治療関係の視点で考慮する必要があるものに服薬遵守の問題がある。メルツァー[45]は、彼の外来で一九％が非遵守であり、非遵守は「治療抵抗性」を判定する上で、隠された主題であるとしている。バーンズら[5]（T.R.E. Barnes, et al.）は、服薬遵守の重要な要因は治療関係であると述べ、服薬によりどのような利益があるか、きちんと合意することを強調し、この目的のためには認知行動療法の技法を用いた心理教育と同時に、治療チームによって生活の多方面への援助を行うことが有用と述べている。ラッシュら[56]（N. Rusch, et al.）は、当初依存症の治療に開発された動機づけ面接(motivational interviewing)が、統合失調症の障害認識と治療遵守の改善に有用であると述べている。この方法は、個人的なゴール（たとえば服薬遵守）をめざす上での負担と利益や、そのためのさまざまなサービスの有利な点や不利な点を本人の立場から丁寧に検討することで、治療への動機を高めるもので、そのための五段階があることや、討論を避け共感を持って傾聴することや、本人が利点などを気づけるようにしていくことや、自己効力感を高めることの重要性などについて述べている。

心理教育を取り入れた個人精神療法としては、認知行動療法の技法を基盤にしたホガティ[24]（G. E. Hogarty, et al.）の報告がある。コホートを用いた効果研究が報告されており[25,26]、一五一例の精神病院を退院した統合失調症または統合失調感情病の患者を対象に、個人精神療法群、心理教育的家族療法群、支持的精神療法群のいずれかに無作為に振り分けて三年間追跡した結果、個人精神療法群は、有意に再発率、服薬非遵守率が低く、社会的な機能が高かった。わが国では、原田[18,19]が、幻覚の成因についての精神病理学的考察をもとに、患者にとってわかりやすく、またスティグマが減少する方向での知識提供と有効な対処法提示の試みを行っている。個人精神療法を基盤に、個別の心理教育や認知療法を行っていく方法であるが、従来不問に付されてきた感のある幻覚やその二次妄想に踏み込んで認知を変える試みであり、有効な症例が報告されている。

2　心理教育

精神障害の症状や経過や治療法についての正確な情報を提供し、それが受け入れられるように援助する心理教育のアプローチは病識を育てる上で重要であろう。ヤスパース[21]は「pseudo-insight」、すなわち「病気の説明をさまざまな理論から単に受け売りしている状態」を指摘した。

しかしデイビッド[12]は、「こうした pseudo-insight も、混乱した患者の中に何らかの秩序を見いだし、本来の疾病の自覚へと導くプロセスを開始する可能性がある」と指摘している。個人精神療法の役割が、安永に倣って「自分のみのうちにある何らかのもの」への気づきを高めていくことにあるとすれば、心理教育はそれを客体化し、他者と共有可能なものとし、対処方法を見つけていくことを可能にするアプローチといえよう。なお心理教育の中で認知行動療法の技法を用いることがあり、認知行動療法のセッションにおいても心理教育を取り入れることがあるなど、両者は分けがたい部分がある。

3　認知行動療法

持続的な精神症状や後遺障害への対処スキルや、薬物療法と協同していくためのさまざまなスキル形成をねらう認知行動療法のアプローチや、近年研究報告の増えている幻覚や妄想への認知的介入などによって、障害認識や病識を認知・行動のレベルで形成していくアプローチである。認知行動療法の視点からは、病識欠如をより具体的かつ観察可能な対処行動のレベルでとらえ、ひとつひとつの対処行動を改善の標的とする。たとえば服薬を中断してしまうことを取り上げても、さまざまな対処スキルが関係する。副作用に対して治療者と相談できない、通院を継続するための経済的基盤や交通手段を整えることができない、周囲からの服薬への批判に対処できないなど社会生活技能レベルの問題もあれば、服薬に対しての両価的な評価、治療関係の軋轢の投影、薬物療法継続の必要性について知識が不十分、疾病否認など「服薬心理[69]」に関わる問題もある。どのスキルが向上すれば服薬を継続することが可能であるかをアセスメントし、認知行動療法の技法を用いてスキルの獲得を援助する。

ケンプら（R. Kemp, et al.）のコンプライアンス療法[32]は個人精神療法の設定で行われる四〜六セッションの認知行動療法である。七四例の精神病症状を示した患者をコンプライアンス療法もしくは通常のカウンセリングに振り分けて、一八カ月間追跡した効果研究[33,34]では、「病識」、治療への態度、服薬遵守率がコンプライアンス療法で有意に改善し、再入院までの期間も有意に長いことが示された。より行動的な介入プログラムとしては、服薬自己管理モジュール[37]があり、その効果も報告されている[14]。一般的に認知機能障害の重い、つまり重症度の高いケースではより行動レベルの介入が適切であり、一方外来の軽症患者などではより認知的介入がふさわしいといえるだろう。

薬物療法抵抗性の幻聴や妄想への認知的介入の試みは、一九五〇年代に、うつ病や不安障害で試みられた「誤った認知」へのアプローチを応用したものである[64]。幻聴に対しては、リラックスする方法や、他の活動に注意を振り向ける方法、イヤホンで音楽を聴く妨害法などのシンプルな注意の転換法（counter-stimulation or distraction techiniques）から、注意の焦点法[59]（focusing）などのより認知的な介入を目指すものなどが試みられている。転換法と焦点法を比較し焦点法が優れているとの意見[23]があるが、筆者の印象では、個々のケースによってやりやすく有効な方法は異なり、自分にあった対処方法を獲得することが実際的には有用と思われる。カイパースら[35]（E. Kuipers, et al.）やガレティら[16]（P. Garety, et al.）は、六〇例の薬物療法抵抗性の精神病症状を持つケースに維持療法とケースマネジメントを実施し、さらに無作為に選択した半数には九カ月間（当初は週一回、後には各週実施）の認知療法を実施した。認知療法群はＢＰＲＳが有意に改善し、脱落率が低く、治療への満足度が高かった。ただし認知療法群の約半数しか治療に反応しなかったため、その要因についても検討されている。

4　相互受容のアプローチ

仲間体験を通して、精神障害やそれに伴うさまざまなハンディの受容をはぐくむ集団アプローチや、セルフヘルプの体験は、筆者の臨床経験の中でも障害認識の形成に有用であると感じている。また、心理教育や認知行動療法もしばしば集団で行われ、そのために集団であることによるさまざまな治療的要因が活用できることになる。安永[72]は、障害認識を姿勢覚になぞらえた上で、他者との交流のもたらす治療的要因を以下のように述べている。「この機能が多少とも進歩、分化するためには、他者の運動観察とその取り入れ（同一化と再同一化）がきわめて重要である」「意識の目を他者に移してみること、他者（の身）になってみること、他者を「了解」しようと努力することである。それらがことごとく、実は同時に自己内部を見ていることになっていく」と述べている。集団の治療的要因についての、精神療法の側面からの視点といえるだろう。

ロウムら[54,55]（M.A.J. Romme, et al.）は人々（患者とは限らない）の「幻聴とのつきあい方」を調べている。それによると、三四％が「幻聴とうまくつきあえている」と答えているが、その特徴は幻聴よりも自分自身の方がパワーがあると感じていたり、幻聴の内容がネガティブでなく命令的でない、幻聴に自分で制限を加えたり選択的に耳を傾けるようにしている、より自分の幻聴とコミュニケーションをとっているなどであった。認知行動療法でよく用いられる注意の転換法はあまり効果がないともふれられている。こうした対処法は、幻聴を病気としてのサインではなく、その人の人生の中で必然的に生じた個性の一部としてとらえ、共存していこうとする見方といえるだろう。

5　認知機能リハビリテーション

頭部外傷の患者を対象として、記憶障害など欠落した要素的機能を対象に、反復練習を行う試みは一九八〇年代から報告されている。前頭葉損傷の患者に対しても、自己認識の障害の改善が試みられている。同様の技術が、障害認識の不十分な統合失調症の患者においても有効であろうか。

初期の研究では、認知機能リハビリテーションによって、標的となった認知機能は改善するものの、精神症状や社会的機能への効果が不十分との報告が見られたために、その次のステップとして、従来型の認知行動療法やリハビリテーションを組み合わせた研究も報告されるようになっている。スポルディングら(62、63)(W.D. Spaulding, et al.)は九一例を無作為に対象群もしくは支持的集団精神療法に振り分け、六カ月間治療を行った。両群とも通常のリハビリテーションのほか、SSTが実施された。精神症状、問題解決技能、処理容量、遂行機能、記憶機能は両群とも改善したが、一部の評価で対象群が有意に改善度が高かった。ハダス・リダーら(18)(N. Hadas-Lidor, et al.)は十分な機能の改善のためには介入の持続期間も重要としている。

これまでの効果研究を概観すると、トレーニングを受けた特定の認知機能については、それがより要素的な注意維持の機能であれ、より統合的な遂行機能であれ改善することが確かめられているが、障害認識が改善するかどうかは、まだ未知数である。ダニオンら(11)(J.M. Danion, et al.)は、一八例の外来患者を健常者と比較して、質問の回答が正答であるかどうかの認識や、その認識に基づいて回答行動を制御する能力が低下していること、その能力低下は報酬による動機強化によってある程度改善することから、認知機能リハビリテーションの可能性について述べている。しかし、どの認知機能が、どの障害認識の制限要因であるのか、すなわち標的となる認知機能はどれであるのかということがまだ明確でない。また、非定型抗精神病薬を認知的トレーニングに併用することによる効果も、今後の課題といえよう。

文　献

(1) Alloy, L.B., Abramson, L.Y.：Judgment of contingency in depressed and nondepressed students：Sadder but wiser ? *J. Experimental Psychology,* 108；441-485, 1979.

(2) Amador, X.F., Strauss, D.H., Yale, S.A. et al.：Awareness of illness in schizophrenia. *Schizophr. Bull.,* 17；113-132, 1991.

(3) Amador, X.F., Strauss, D.H., Yale, S.A. et al.：Assessment of insight in psychosis. *Am. J. Psychiatry,* 150；873-879, 1993.

(4) Amador, X.F., Gorman, J.M.：Psychopathologic domains and insight in schizophrenia. *The Psychiatric Clinics of North America,* 21；27-42, 1998.

(5) Barnes, T.R.E., McEvedy, C.J.B., Nelson, H.E.：Management of treatment resistant schizophrenia unresponsive to clozapine. *Br. J. Psychiatry,* 169 (suppl. 31)；31-40, 1996.

(6) Birchwood, M., Drury, V., Healy, J. et al.：A self-report insight scale for psychosis：reliability, validity and sensitivity to change. *Acta Psychiatr, Scand.,* 89；62-67, 1994.

(7) Birchwood, M., Chadwick, P.：The omnipotence of voices：testing the validity of a cognitive model. *Psychological Medicine,* 27；1345-1353, 1997.

(8) Birchwood, M., Meaden, A., Trower, P. et al.：The power and omnipotence of voices：subordination and entrapment by voices and significant others. *Psychological Medicine,* 30；337-344, 2000.

(9) Caracci, G., Muhkerjee, S., Roth, S. et al.：Subjective awareness of abnormal involuntary movements in chronic schizophrenic patients. *Am. J. Psychiatry,* 147；295-298, 1990.

(10) Cutting, J., Dunne, F.：Subjective experience of schizophrenia. *Schizophr. Bull.,* 15；217-231, 1989.

(11) Danion, J.M., Gokalsing, E., Robert, P. et al.：Defective relationship between subjective experience and

behavior in schizophrenia. *Am. J. Psychiatry,* 158 ; 2064-2066, 2001.

(12) David, A.S. : Insight and psychosis. *Br. J. Psychiatry,* 156 ; 798-808, 1990.

(13) David, A.S., Buchanan, A., Reed, A. et al. : The assessment of insight in psychosis. *Br. J. Psychiatry,* 161 ; 599-602, 1992.

(14) Eckman, T.A., Wirshing, W.C., Marder, S.R. et al, : Technology for training schizophrenics in illness self -management : Acontrolled trial. *Am. J. Psychiatry,* 149 ; 1549-1555, 1992.

(15) Franck, N., Farrer, C., Georgieff, N. et al. : Defective recognition of one's own actions in patients with schizophrenia. *Am. J. Psychiatry,* 158 ; 454-459, 2001.

(16) Garety, P., Fowler, D., Kuipers, E. et al. : London-East Anglia randomised controlles trial of cognitive-behavioural therapy for psychosis II : predictors of outcome. *Br. J. Psychiatry,* 171 ; 420-426, 1997.

(17) Ghaemi, S.N., Pope, H.G. : Lack of insight in psychotic and affective disorders : a review of empirical studies. *Harvard Rev. Psychiatry,* 2 ; 22-33, 1994.

(18) Hadas-Lidor, N., Katz, N., Tyano, S. et al. : Effectiveness of dynamic cognitive intervention in rehabilitation of clients with schizophrenia. *Clin. Rehabil.,* 15 ; 349-359, 2001.

(19) Haddock, G., Bentall, R.P., Slade, P.D. : Psychological treatment of auditory hallucinations : Focusing or distraction? In : (eds.), G. Haddock, P.D. Slade : *Cognitive-Behavioural Interventions with Psychotic Disorders.* Routledge, p.45-70, 1996.

(20) 原田誠一「幻覚妄想体験への認知療法」精神医学、四三巻、一一三五—一一四〇頁、二〇〇一年。

(21) 原田誠一「病識の乏しい初発精神分裂病患者で認知療法が奏功した二症例」臨床精神医学、三〇巻、一四一七—一四二一頁、二〇〇一年。

(22) 林直樹「疾病認識の評価」精リハ誌、五巻、一〇二—一〇五頁、二〇〇一年。

(23) Hogarty, G.E., Kornblith, S.J., Greenwald, D. et al. : Personal therapy : a disorder-relevant psychotherapy for schizophrenia. *Schizophr. Bull.,* 21 ; 379-393, 1995.

(24) Hogarty, G.E., Kornblith, S.J., Greenwald, D. et al.：Three-year trials of personal therapy among schizophrenic patients living with or without family Ⅰ：description of study and effects on relapse rates. *Am. J. Psychiatry,* 154；1504-1513, 1997.
(25) Hogarty, G.E., Greenwald, D., Ulrich, R.F. et al.：Three-year trials of personal therapy among schizophrenic patients living with or without family, II：effects on adjustment of patients. *Am. J. Psychiatry,* 154；1514-1524, 1997.
(26) 池淵恵美、安西信雄、米田衆介ほか「精神分裂病の病識に影響を与える要因について」日本社会精神医学雑誌、九巻、一五三―一六二頁、二〇〇〇年。
(27) 池淵恵美「個人精神療法と心理社会的治療の関わり」精神科臨床サービス、二巻、二五二―二五八頁、二〇〇二年。
(28) K・ヤスパース（内村裕之、西丸四方、島崎敏樹ほか訳）『精神病理学総論』岩波書店、東京、一九五三年。
(29) 懸田克躬編「病識」精神医学、五巻、九五一―一三六頁、一九六三年。
(30) 川崎康弘「統合失調症の認知障害と前頭葉」臨床精神医学、三二巻、三六九―三七五頁、二〇〇三年。
(31) Kemp, R., David, A., Hayward, P.：Compliance therapy：An intervention targeting insight and treatment adherence in psychotic patients. *Behavioral and Cognitive Psychotherapy,* 24；331-350, 1996.
(32) Kemp, R., David, A.：Psychological predictors of insight and compliance in psychotic patients. *Br. J. Psychiatry,* 169；444-450, 1998.
(33) Kemp, R., Kirov, G., Everitt, B. et al.：Randomised controlled trial of compliance therapy. 18-month follow-up. *Br. J. Psychiatry,* 172；413-419, 1998.
(34) 金吉晴「病識の諸相」精神科治療学、一三巻、一〇七三―一〇七八頁、一九九八年。
(35) Kuipers, E., Garety, P., Fowler, D. et al.：London-East Anglia randomised controlles trial of cognitive-behavioural therapy for psychosis Ⅰ：effects of the treatment phase. *Br. J. Psychiatry,* 171；319-327, 1997.
(36) Lewis, A.：The psychopathology of insight. *J. Medical Psychology,* 14；332-348, 1934.

(37) R・P・リバーマン編（安西信雄、池淵恵美日本語版総監修）『自立生活技能（ＳＩＬＳ）プログラム』丸善、東京、一九九五年。
（注：症状自己管理、服薬自己管理、基本会話、余暇の過ごし方の四つのモジュールと、行動療法的家族指導の教材、解説ビデオ等で構成されている）

(38) Lysaker, P., Bell, M. : Insight and cognitive impairment in schizophrenia. *J. Nerv. Ment. Dis.,* 182 ; 656-660, 1994.

(39) Lysaker, P.H., Bell, M.D., Bryson, G.J. et al. : Insight and interpersonal function in schizophrenia. *J. Nerv. Ment. Dis.,* 186 ; 432-436, 1998.

(40) MacPherson, R., Jerrom, B., Hughes, A. : A controlled study of education about drug treatment in schizophrenia. *Br. J. Psychiatry,* 168 ; 709-717, 1996.

(41) Markova, I.S., Berrios, G.E. : The meaning of insight in clinical psychiatry. *Br. J. Psychiatry,* 160 ; 850-860, 1992.

(42) Markova, I.S., Berrios, G.E. : Insight in clinical psychiatry revisited. *Compr. Psychiatry,* 36 ; 367-376, 1995.

(43) McEvoy, J.P., Freter, S., Everett, G. et al. : Insight and the clinical outcome of schizophrenic patients. *Journal of Nervous and Mental Disease,* 177 ; 48-51, 1989.

(44) McEvoy, J.P., Appelbaum, P.S., Apperson, L.J. et al. : Why must some schizophrenic patients be involuntarily committed? The role of insight. *Compr. Psychiatry,* 30 ; 13-17, 1989.

(45) Meltzer, H.Y. : Treatment of the neuroleptic non-responsive schizophrenis. *Schizophr. Bull,* 18 ; 515-533, 1992.

(46) Meltzer, H.Y. : Treatment of suicidality in schizophrenia. *Annals. New York Academy of Sciences,* 932 ; 44-58, 2001.

(47) Mohamed, S., Fleming, S., Penn, D.L. et al. : Insight in schizophrenia : Its relationship to measures of

executive functions. *J. Nerv. Ment. Dis.*, 187 ; 525-531, 1999.
(48) 中安信夫「記述現象学の方法としての『病識欠如』」精神科治療学、三巻、三三－四二頁、一九八八年。
(49) 西園昌久「病識の精神力動」精神医学、五巻、一一一－一二一頁、一九六三年。
(50) 大橋博司「『疾病失認』（または疾病否認）について」精神医学、五巻、一二三－一三〇頁、一九六三年。
(51) Pallanti, S., Quercioli, L., Pazzagli, A. : Effects of clozapine on awareness of illness and cognition in schizophrenia. *Psychiatry Research*, 86 ; 239-249, 1999.
(52) Peralta, V., Cuesta, M.J. : Subjective experiences in schizophrenia : a critical review. *Comprehensive Psychiatry*, 35 ; 198-204, 1994.
(53) Pini, S., Cassano, G.B., Dell'Osso, L. et al. : Insight into illness in schizophrenia, schizoaffective disorder, and mood disorder with psychotic features. *Am. J. Psychiatry*, 158 ; 122-125, 2001.
(54) Romme, M.A.J., Escher, A.D.M.A.C. : 'Hearing voices'. *Schizophr. Bull.*, 15 ; 209-216, 1989.
(55) Romme, M.A.J., Escher, A.D.M.A.C. : Empowering people who hear voices. In : (eds.), G. Haddock, P. D.Slade : *Cognitive-Behavioural Interventions with Psychotic Disorders*. Routledge, London, p.137-150, 1996.
(56) Rusch, N., Corrigan, P.W. : Motivational interviewing to improve insight and treatment adherence in schizophrenia. *Psychiatric Rehabilitation Journal*, 26 ; 23-32, 2002.
(57) 酒井佳永、金吉晴「精神分裂病および他の精神病性障害—精神病の症状—病識」臨床精神医学（増）、一〇二－一〇九頁、一九九九年。
(58) 酒井佳永、金吉晴、秋山剛ほか「病識評価尺度（The Schedule for Assessment of Insight）日本語版（SAI－J）の信頼性と妥当性の検討」臨床精神医学、二九巻、一七七－一八三頁、二〇〇〇年。
(59) 島崎敏樹、阿部忠夫「精神分裂病の〈病識〉に関する一つのアプローチ」精神医学、五巻、九七－一〇四頁、一九六三年。
(60) Slade, P.D., Haddock, G. : A historical overview of psychological treatments for psychotic symptoms.

In：(eds.), G. Haddock, P.D. Slade：*Cognitive-behavioural interventions with psychotic disorders*. Routledge, p.28-44, 1996.
(61) Smith, T.E., Hull, J.W., Israel, L.M. et al.：Insight, symptoms, and neurocognition in schizophrenia and schizoaffective disorder. *Schizophr. Bull.*, 26；193-200, 2000.
(62) Spaulding, W., Reed, D., Storzbach, D. et al.：The effects of a remediational approach to cognitive therapy for schizophrenia. In：(eds.), T. Wykes, N. Tarrier, S. Lewis：*Outcome and Innovation in Psychological Treatment of Schizophrenia*. John Wiley & Sons, Chichester, p.145-160, 1998.
(63) Spaulding, W.D., Fleming, S.K., Reed, D. et al.：Cognitive functioning in schizophrenia：implications for psychiatric rehabilitation. *Schizophr. Bull.*, 25；275-289, 1999.
(64) 丹野義彦編著『認知行動療法の臨床ワークショップ』金子書房、東京、二〇〇二年。
(65) 十一元三「広汎性発達障害と前頭葉」臨床精神医学、三二巻、三九五―四〇四頁、二〇〇三年。
(66) Townsend, J.M.：Cultural conceptions and mental illness：a controlled comparison of Germany and America. *J. Nerv. Ment. Dis.*, 160；409-421, 1975.
(67) 上田敏『リハビリテーションを考える―障害者の全人間的復権』青木書店、東京、一九八三年。
(68) Van Putten, T., Crumpton, E., Yale, C.：Drug refusal and the wish to be crazy. *Arch. Gen. Psychiatry*, 33；1443-1446, 1976.
(69) 早稲田隆、西園昌久「精神分裂病患者及び気分障害患者の服薬心理」臨床精神医学、二八巻、六〇三―六〇八頁、一九九九年。
(70) Wciorka, J.：A clinical typology of schizophrenic patients' attitudes towards their illness. *Psychopharmacology*, 21；259-266, 1988.
(71) World Health Organization.：Report of the International Pilot Study of Schizophrenia, vol.1. WHO, Geneva, 1973.
(72) 安永浩「いわゆる病識から『姿勢』覚へ」精神科治療学、三巻、四三―五〇頁、一九八八年。

(73) Young, J.L., Zonana, H.V., Shepler, L.: Medication noncompliance in schizophrenia: codification and update. *Bull. Am. Academy Psychiatry Law*, 14; 105-122, 1986.
(74) Young, D.A., Davila, R., Scher, H.: Unawareness of illness and neuropsychological performance in chronic schizophrenia. *Schizophr. Res.*, 10; 117-124, 1993.

【池淵恵美、精神医学、四六巻、八〇六―八一九頁、二〇〇四年】

評価することの現代的意義

I　はじめに

私たちは精神障害を持つ人に専門的な援助を行うにあたって、相手がどのような援助を必要としているのかを知る必要がある。そのためには、まずどう援助してほしいかという希望を知る必要があるし、置かれている状況や、持っている対処方法の強みと限界や、かかえている障壁も知りたいと思う。このような、相手を知って援助の目的と方法を組み立てていくプロセスそのものが、「評価」であると筆者は考えている。したがって、その方法論はさまざまであろうが、評価することを抜きにした専門的な援助はありえないと思われる。評価すること、すなわち評価尺度やチェックリストであるとの誤解があるように思われるが、こうしたものは「評価」することの一部の手段にしかすぎない。評価を行うとは、まずは受ける側の人との面接を通じて、意向を確かめながら行うていねいな情報収集と、本来の生活環境での行動観察（と環境評価）が基本であると思われる。

さらに、「評価」は援助する人と受け手とのダイナミックなプロセスであって、一回限りの静的なものではないことを強調したいと思う。まず相手の状態を知るための機能評価（functional assessment）がある。これは精神障害リハビリテーションにおける「見立て」にあたる。その際に、回復する力や健康な能力や本人の希望もまた重要な評価領域であることを忘れてはならない。うまく援助が行えているかを知ることがモニタリング（monitoring）であり、さらに援助によってどのような変化があったかを知ることが効果測定（evaluation）である。そして、機能評価↓モニタリング↓効果測定の過程は繰り返されて、援助する人と受け手双方の目的達成に向かう。したがって、関係性を抜きにした評価は、援助の現場ではありえないことである。この過程においては、あたたかく共感性に満ち、相手の権利や意思を尊重する姿勢とコミュニケーションが重要であり、評価を行うにあたっての基礎的な技術であることも、ここで強調しておきたいと思う。

II　評価の歴史

英国では、脱施設化が進行した一九五〇年代に社会生活能力評価尺度が開発された。これらの尺度は、どのような入院患者が地域での自立生活を送ることが可能か、また安定した生活を予測する因子は何かといった地道な研究から生まれた。同じ土壌の中から表出感情の研究も発展して[5]、今日の家族介入法の発展につながり、社会的な転帰の改善にその効果が示されている[4]。ウイング（J. K. Wing）のWard Behavior Rating Scale（WBRS[21]）は中でも有名で、多くの研究に用いられている。WBRSはその後、WHOの作製したDAS（Psychiatric Disability Rating Scale）[20]の「病棟内行動尺度」に発展し、また地域生活を送る患者に適用できるSBS（Social Behavior Schedule）[22]に発展した。米国でも、脱施設化の進んだ一九六〇年代から一九七〇年代にかけて、社会的な機能を評価する尺度が多数開発された。それらについては、アンソニーら[1]（W. Anthony, et al.）、ウォレス[19]（C.J. Wallace）、ベイカーら[3]（R. Baker, et al.）のすぐれた総説があり、全体の展望を得ることができる。最近では、地域生活での生活全般の障害を把握するための優れた評価尺度が見られるのが特徴である。わが国においても、一九八〇年代には、多くの尺度が開発されている[10、23、24]。

一九九〇年代は、非定型抗精神病薬の導入・進歩と協同する形で、心理社会的な治療が急速な発展を見た。英米で先進的に実施された脱施設化と地域での自立生活の援助が、当初の医療経済的側面を超えて実を結びつつあり、必然的にリハビリテーションの内容の充実が要請される段階に入っているこ とがその理由として挙げられる。地域ケアを積極的に行おうとしている国においては、非定型抗精神病薬の使用割合もまた増加傾向にあることを指摘しておきたい。わが国でも遅まきながら、精神保健福祉法の改定などの法制度の整備や、精神保健・福祉分野の諸制度の充実や、医療法など精神医療体系の改革の方向を通して、精神障害の分野でも地域ケアやノーマライゼーションの方向へと潮流が進みつつある。英米で開発された、自立生活のための社会生活評価法を実地で活用する基盤が開けてきたといってよい。近年の評価の動向については大島のすぐれた総説[13]がある。

上記の流れを背景として、最近の評価の特徴として次の諸点が挙げられる。

①評価主体の多様化——専門家中心から、当事者や家族と共同で行う方向へ。

あとで紹介するケアアセスメント票[16]やＣＡＳＩＧ[11]に典型的に見られるように、評価の手順の中に、当事者と家族の意見を引き出すことを盛り込み、評価のゴールを援助する側との合意形成におくことが一般的となってきている。

②評価領域の主観的側面への拡大——症状や社会的行動の評価から、対処能力評価や生活の質などよりユーザー側もしくはユーザーと環境との相互作用を含む評価の方向へ。

専門家の視点での客観評価に加えて、たとえば主観的な生活の満足度などユーザー側の評価を取り入れるようになっていることは、ＱＯＬ評価が医療・保健・福祉領域の共通のキーワードとなっていることでも裏づけられる。また「問題行動」を抽出するのではなく、困難な状況にどう対処しているのか、そのすぐれた点と限界を把握するなど、環境との相互作用をユーザー側からとらえようとする動きも見られる。対処能力もまたキーワードのひとつであろう。たとえば幻聴も、その生活への障害度を評価するだけではなく、幻聴にどう対処しているのか、本人の苦痛はどの程度かを評価することなどがその例である。そして複合的な視点で評価を行うことが求められるようになっているといってよい。

③多領域の専門家が共通して使える評価方法開発の方向へ。

ＩＣＦが共通言語となる可能性が高いが、今後の重要課題であろう。

④包括的な評価方法開発へ。

特定領域、たとえば能力障害評価にとどまらず、援助の現場で必要な情報を包括的に収集して、見立てと援助プランの策定を目指す方法論が提案されている。アメリカ精神医学会の提案した治療ガイドラインの中の精神医学的評価法[1]などはその例であろう。

以上の四点は、精神障害リハビリテーションの動向そのものといえるであろう。

精神障害リハビリテーションの領域で用いられる評価方法は多数あるが、現状では標準的に用いられる評価方法はまだ見当らないといってよい。それは、社会で生活するための能力が多岐にわたり網羅的な評価が難しいこと、社会の規範や価値観が評価に含まれざるをえないことから文化や立場を超えた普遍的な評価方法には困難があること、行動レベルでは把握できない評価内容も含まれるために妥当な方法論を構築しにくいこと、十分に客観性が保証されたものが少ない[3]などの原因によるといってよい[12]。こうした諸点は評価するという過程から必然的にもたらされる困難であるといってよい。単に尺度の開発にとどまらず、多職種による包括的な援助に役立つ評価の標準的な方法論を模索することが、二十一世紀の課題といえるだろう。

III　評価の基本的な考え方――現在の一致点

1　評価の理論的枠組み

精神障害リハビリテーションの基本的な枠組みとして、障害構造モデル、ストレス―脆弱性―対処技能モデル、ストレングスモデル[15]はおおかたの合意を得られていると考える。評価を行うにあっては、「社会的に望ましい健康な生活に照らして障害を持つ人の現在の生活を点検する」のではなく、これらのモデルを通して「より当事者にとって望まれる生活とはどんなもので、そのためにはどのような能力や環境支援が必要か」を探ることになる。たとえばストレス―脆弱性―対処技能のモデルにあっては、個人の特性と環境との相互作用によって精神障害が招来されるが、対処技能の有無によって精神障害の程度や、生活全般への影響度は異なると考えられている。したがって障害を引き起こす個人の特性や環境因子を特定することや、破綻を防ぐ鍵となる対処技能の発見が、評価の目的として想定されることになる。例を挙げると、地域で一人暮らしする人にとって、食料品を決まった生活費の中で調達する必要はあるだろうが、バランスのとれた献立をいつも自分で準備する必要は必ずしもないし、しばしば健康な人でも困難である。食生活は個人の生活の価値観や生育史や地域性や文化によって、さまざまな多様性があるからである。しかしその個人に糖尿病という脆弱性があれば問題は違ってくる。病気についての知識や調理技術などの対処技能が重要性を増し、一人暮らしが存続できるかの大きな要因となるであろう。

障害構造論もまた評価を行う上で、実践的に有用である。上田[17]はその理由として、①分析に基づく障害とニーズの総合的把握、②基底還元論からの脱却、③障害の各レベルに直接対応する異なったアプローチの必要性の認識、④異なった職種、立場間の共通言語、共通認識による相互理解、の四点を挙げている。障害構造論は改訂作業を経て、背景因子として環境要因と個人要因を取り上げている。医学モデルから進んで、生物―心理―社会的モデルへと発展してきているといってよいであろう。個人要因には社会的な態度、価値観、信念体系が取り入れられている。これらは評価・分類を行うには抽象的で難しい領域であり、しかも個人の社会生活を考える上で避けて通れぬ重要な領域である。これらは「リハビリテーションの質を変えるものとして洗練されていくのか、科学的な方向を阻害する曖昧な部分として残っていくのかはこれからの重要な課題[7]」であろう。

上記の「曖昧な部分」を、大きく評価の支柱として据えたのがストレングスモデルであろう。江畑はアセスメントについてのすぐれた総説[6]の中で、リハビリテーションの目的は健康の増進やリカバリーの促進にあるので、健康な部分にも焦点を当てる必要があり、その健康な部分こそその後のリハビリテーションの成否を決定する鍵を握っていると述べている。実例を挙げる。筆者の援助しているAさんはグループホームで暮らしているが、家事全般が苦手で、料理は全く作らず、洗濯も週一回、掃除にいたっては入居以来したことがない。部屋の惨状は想像するにあまりある状態であった。Aさんも苦手であることを自覚して、毎回生活目標として「掃除・洗濯をきちんとすること」を挙げていたが、いっこうに実践されず、こうしたことを話し合うときのAさんはしょげて元気がなかった。ところが話し合いの中で、Aさんが文学に若いころから興味があり、今でもときどき小説を読んでいることがわかった。そこで「カルチャースクールに週一回通って、文学の勉強をする」ことを生活目標にしようと筆者が提案すると、Aさんは初め「家事もできていないのにそんなことでいいんでしょうか」と不安そうであったが、そのうちに表情が生き生きとしてきた。生活の質の改善に、おそらくかなり貢献するであろうと筆者は感じている。

2　環境評価の重要性

半身麻痺の例を挙げるとわかりやすいが、①どの筋に萎縮があるか（機能障害）、②歩行が可能かどうか（能力障害、ＩＣＩＤＨ改訂版では活動《activities》）、③近くの店まで買い物に行けるかどうか（社会的不利、同じく改訂版では社会参加《participation》）の側面についていえば、ことに三点目については、車椅子が使えるか、傾斜路ができているか、援助してくれる人がいるかなど周囲の環境によって規定される部分が大きい。またやれることとやっていることとの間にはしばしば乖離があり、この乖離は環境要因と当事者の意欲や動機との相互作用によってもたらされると考えられる。こうした問題は長期入院患者の評価などでもっとも端的に現れる。治療者側が定めた目標（たとえば身だしなみがきちんとしていること）に沿って評価を行っても、それはその環境がどのようなものであるのかを評価しているにすぎないことが起こりうる。外出の機会がなければ、身だしなみを整える動機はないからである。したがって援助を受ける側の評価とともに、その置かれている環境評価も併せて行うことが必要である。それは先に述べたストレス―脆弱性―対処能力モデルなどから導かれることであり、何よりこれまでの経験が教えている。筆者は入院中の生活能力の評価と、グループホームで示す能力とはしばしば一致しないことを経験してきた。

精神医学の分野では人格など反応の普遍性が仮定されることが多く、行動科学の分野では環境特異的な行動特性が取り上げられてきた。実際には普遍性と特異性の視点が重要であり、どちらをより重視すべきであるのかは場合によって異なるだろう。環境特異的な行動は、置かれている環境での観察に基づく評価が最も有用となるだろう。

3　障害の成因を知ることの重要性

社会生活の能力は多面的（感情・認知・行動的）な要素を含んでいる。①感情、認知機能（不安、自己効力感、認知的構えまたはスキーマ、帰属、対処方法の選択など）、②表出行動の質や妥当性（社会文化的に容認された行動をとれるか）、③問題解決をし、当面の目的を達成できるかなどである。[8]

たとえば料理では、まず知識と料理技術が必要である。動機や意欲は能力を発揮する上で大切で、たとえば一人暮らしの人が料理を作りたがらないのは、一人分を作るのが経済的ではないといった理由のほかにも、一人で食べる食事の味気なさなど、料理することへの強い動機づけに欠けている場合が多い。わからないことを誰かに尋ねる対人技能も必要な場合がある。また現在の能力だけではなく、過去の生活全般にわたってどのような能力を発揮してきたのか、もともと発達が不十分であったのか、疾患によって能力低下が生じているのかを知ることは、援助目標を設定する上で必須である。もともとの資質にも着目しないと、相手の能力を低く見積もってしまうことが起こりうる（ことに入院患者や自閉的な生活をしている人の場合はそうであろう）。こうした成因をめぐる評価にあたっては、これまでの診療・援助記録や、当事者や家族とのていねいな面接によって情報を得ることが有用であるというのが筆者の実感である。

4　評価方法を選択する際に考慮すべきこと

まず評価対象の特性がある。そもそも評価手段が開発されたとき、臨床実地試験を行ったコホートの特徴に近い対象で用いることが、一般的にいって妥当である。

二点目に評価目的を考える必要がある。機能評価であるのか、モニタリングであるのか、効果測定であるのかによって適切な方法は異なってくる。機能評価にあたっては、さまざまな生活領域について検討を加え、介入の方策を立てることが必要で、環境との相互作用についても評価する必要がある。例えば、たびたび服薬を中断してしまうために病状が不安定であり、なかなか就労に成功しない人では、抗精神病薬についての十分な知識がないために、症状が改善するとすぐに止めてしまうという場合もあるし、服薬の効果を自分できちんと把握できていないということもあるし、副作用が煩わしいということもあり、また副作用と認識できる知識がない、医療関係者に相談する際のコミュニケーション技能に乏しいなどさまざまな可能性があり、援助開始にあたってはこれらの同定が行われていないと成功はおぼつかない。援助の進展度や、その後の治療目標や介入技法の修正のために行うモニタリングでは、自己評価法、治療場面での行動観察、家族などによる報告などが通常用いられる。治療効果判定にあたっては、機能評価で用いられた尺度で再評価することが多く行われる。コホート研究を前提とした評価尺度は効果の実証的な研究によく用いられるが、こうした尺度は必ずしも個々のケースの改善を反映する敏感性にかけていることがあり、注意が必要である。治療効果を見る上で、個人内比較の客観性を裏づける手法が多重ベースライン分析、ＡＢＡＢ法などである。

三点目として、評価の主体と標的による違いがあり、それぞれ使い勝手が異なる。主体が援助者であるのか援助を受ける側であるのか、客観的評価であるのか主観的評価であるのかによって、行動評価（援助者・客観的）、観察者による評定（援助者・主観的）、本人による行動報告（または自己行動監視法）（受ける側・客観的）、自己評定（受ける側・主観的）がある。[14] 具体例を挙げると、一定時間に何秒相手と視線を合わせていたかの測定（Time-Sample 法）は行動評価に属し、視線の合わせ方が対人技能を損なう（本人が困っている）ので援助が必要かどうかの判定は、行動（自己）評定に属する。

四点目として、どのような評価領域に焦点を当てるかがある。網羅的な評価を行うことは必ずしも実践的ではなく、また可能とは限らない。評価尺度によって、領域の中でも何を測定しているのか異なるため、選択の際には注意を要する。

五点目として援助方法に基づく選択がある。援助方法の拠ってたつ理論や技術によって、どのような評価を行うことが適切であるのか異なってくることは実際に経験されることである。たとえば家族への援助を行うにあたって、高い表出感情を改善し再発率を低下させることが目的であれば、ＣＦＩ尺度を用いて表出感情を測定することや、累積再発率の追跡調査が主軸になるし、家族の対処能力の援助であれば、問題解決技能の行動評価画筆用になるだろう。また援助方法が効果をあげうる期間についても注意を払う必要がある。慢性期の病棟治療では効果を測定するまでに最低でも半年間は必要であろう。

Ⅳ　技術の普及・普遍化

精神障害リハビリテーションが普及するということは、専門的な技術がよりわかりやすく、長期間かつ高度の訓練なしでも使えるようになるということであり、しばしばマニュアル化という方向性を含んでいる。精神医療の分野でも操作的診断基準の導入に続いて、近年では各種の治療ガイドラインが策定されており、その動向はマクドナルド化と揶揄されることがある。しかしわが国での精神障害リハビリテーションの分野が右肩上がりで成長しつつある（そうであってほしい）現状を考えると、やはり技術の普及・普遍化は避けて通れない課題と筆者は考える。たとえば筆者が臨床場面で日常的に行っている評価は、主に当事者や家族や関係者を通しての面接と集団場面での行動観察に拠っており、そのやり方はこれまでの臨床経験に養われたものである。しかしこれを経験のない学生が行うのは無理であろうし、これまでのように、何年にもわたる実地訓練を要求する時代ではなくなってきている。実践的な評価方法の、体系化・技術化（そしてマニュアル化）が求められている。ケアアセスメント表とＣＡＳＩＧはその良質な試みの例といえるだろう。

ケアアセスメント表は地方自治体による障害者プラン作成の施策を受けて、厚生科学研究費により、平成七年より開発され、平成九年の十五都道府県での本試行により現在の評価表が作成された。

適切な対象および使用目的は主に地域で生活する精神障害者で、地方自治体、医療機関、社会復帰施設などがケアマネジメントを実施する際のアセスメントとケア計画立案に用いる。評価方法は本人の希望（どのような援助を望んでいるか）、ケアの必要度（自立生活能力、緊急時の対応、配慮が必要な社会行動）、環境条件、本人がかかえる社会生活上の困難な問題、ニーズのまとめとケア目標の五部門からなっている。

Client Assessment of Strengths, Interests, and Goals（ＣＡＳＩＧ）は、入院患者用と、地域生活者用の二タイプがある。医療・保健・福祉サービスの専門家や従事者が、サービス計画を立案したり、本人の目標を明らかにしたり、提供されるサービスをモニターしたりする事に用いる。本人との面接が中心で、家族や関係者からも情報収集し、本人の希望、志向、強みを重視して評価するのが原則である。評価領域は、自立生活の技能（五九項目）、主観的ＱＯＬ（一一項目）、精神症状（五項目）、薬物の副作用（二〇項目）、服薬遵守（一項目）、容認できない行動（一〇項目）である。

Ｖ　客観化・数量化の問題

なぜ客観化・数量化が求められるのだろうか。出回っている数量化された評価尺度を用いた経験はどなたにもあるだろうし、その結果をどう実際の援助に結びつけるのか考えて、使い勝手の悪さに失望された方も少なくないと思われる。この失望は数量化そのものの問題であり、これまでに繰り返し述べてきたように、社会生活をする上での能力評価が広範に及ぶために、限られた項目の中にしかも数値として表現する過程の中で、かなりの量の情報が抜け落ちてしまうことに拠っている。また援助の上での重要性といった重みづけは、そもそも数量化尺度にはなじみにくく、高度に臨床的な判断である。さらに、何をもって社会生活の能力とするのかという概念が必ずしも統一されておらず、異なる概念によって作られた方法は、同じ数字でもずれが生じてくる。評価尺度を新たに作成したことのある方はおわかりだろうが、信頼性を確保することはそれなりに手間のかかる作業であっても何とか可能である一方、評価内容の妥当性を担保することは、かなり困難な作業となる。妥当性を実証するための手続きは特に心理学の領域で発達しているものの、はたしてどこまで複雑な実態を把握できているのかという疑問が絶えず残る。したがって、現在までの筆者の意見は、数量化された尺度は効果測定の指標のひとつとして用いるときに、最もその有用性を発揮するということである。しかしその他の目的においても、概念の洗練・統一化などの作業により、実践的な援助過程にも汎用できるようになる可能性はあるだろう。

効果測定の方法論は主に薬物療法の領域で発達してきた。薬理学的には活性のないプラセボを効果判定の際の対照薬として用いる工夫は、私たちの臨床評価がいかに歪みやすいかということを示している。これまでの歴史の中で「効果がある」として多数の患者に投与されてきた薬物が、後の治験によって「効果がない」と判定された例は少なくない。「私が、何人かの患者さんに使って、このように効いた」ことは貴重な経験であるものの、「他の人が、他の患者さんに使って同じように効く」保証はどう求めたらいいのだろうか。これに応えて薬物療法の分野では、一定以上の対象数で、ある程度一般人口を代表している（あるいは何らかの母集団の代表）と考えられる集団に対し、二重盲検法や無作為割りつけ統制法を用いている。効果がある・なしということは、薬物療法と違ってリハビリテーションの分野ではより多面的であり、またプラセボにあたるものがなく二重盲検法が成り立ちにくいなどの問題があり、単純には薬物療法の方法論を適用できない。しかし私たちは専門的な援助を行うにあたって、その影響をきちんと把握する責務があると筆者は考える。すでに述べたように、効果測定の方法は多数あり、数量化された尺度と併用することで、臨床的な妥当性が高まると思われる。社会生活能力の評価で、わが国で比較的入手しやすく、尺度として信頼性・妥当性が検証されているものの選択基準については、別報[9]を参照されたい。

VI　評価の意義

これまで主に、援助するにあたっての実践的な視点から、評価することの意義を述べてきた。はじめに述べたように、評価することは援助のプロセスと同義であるというのが筆者の考えである。一方、よりグローバルな視点から評価の問題を考えるとき、昨今の実証的医療（evidence based medicine）が重視される流れがある。これはさまざまなサービスの情報を開示し、なぜ有用か明示し、合理的な選択を助ける上での根拠を提供するものであり、また医療・保健・福祉制度やその経費支出の根拠を、どう多数の国民が納得できるかということでもある。ワッツとベネット（F. Watts & D. Bennett）がまとめた『精神科リハビリテーションの実際[18]』は、実証主義と実践重視に貫かれたすぐれた教科書であると筆者は感じているが、リハビリテーションの概念と歴史の中で、「リハビリテーションの将来の可能性もまた、リハビリテーションを一層しっかりとした科学的基礎の上に置くことにかかっている。（中略）財源を有効に使用してい（ることを証明でき）なければおそらく予算化はされないであろう」と述べている（ここでいう科学化は、彼らによれば生物科学ではなくむしろ社会、行動科学であるとしている）。筆者も全く同感である。

文献

（1） American Psychiatric Association：*Practice Guidelines for Psychiatric Evaluation of Adults.* American Psychiatric Associaition, Washington, D.C., 1995.（日本精神神経学会監訳『米国精神医学会治療ガイドライン

「精神医学的評価法」』医学書院、東京、二〇〇〇年。

（2）Anthony, W., Cohen, M., Farkas, M.：*Psychiatric Rehabilitation.*（高橋亨、浅井邦彦、高橋真美子訳『精神科リハビリテーション』マイン、神奈川、一九九三年。）

（3）Baker, R., Hall, J.N.：REHAB　A new assessment instrument for chronic psychiatric patients. *Schizophr. Bull.*, 14；97-111, 1988.

（4）Bellack, A.S. et al.：Psychosocial treatment for schizophrenia. *Schizophr. Bull.*, 19；317-336, 1992.

（5）Brown, G.W., Birly, J.T.L., Wing, J.K.：Influence of family life on the course of schizo-phrenia：A replication. *Br. J. Psychiatry*, 121；241-258, 1972.

（6）江畑敬介「アセスメントの目的とその進め方」精神科臨床サービス、一巻、一六六―一七一頁、二〇〇一年。

（7）後藤雅博「障害の構造：社会的適用」蜂矢英彦、岡上和雄監修『精神障害リハビリテーション学』金剛出版、東京、五八―六三頁、二〇〇〇年。

（8）池淵恵美「社会生活技能訓練 social skills training の効果の評価方法」精神科診断学、一〇巻、一九三―一九九頁、一九九九年。

（9）池淵恵美「社会生活能力（Independent living skills）の評価」臨床精神医学（増）『精神科臨床評価マニュアル』三五八―三六八頁、一九九九年。

（10）加藤春樹、紺井啓子、石川英五郎ほか「地域精神保健支持組織の機能―共同作業所に視点を当てて」リハビリテーション研究、五六巻、二三―三六頁、一九八八年。

（11）Kopelowicz, A., Wallace, C.J., Corrigan, P.W. et al.：Psychosocial rehabilitation. In：(eds.), A. Tasman, J. Kay, J.A. Lieberman：*Psychiatry*, W.B. Saunders, Philadelphia, p.1513-1534, 1997.

（12）岡崎伸郎「精神障害のアセスメント手順に潜む隘路と陥穽」精神科臨床サービス、一巻、一七四―一八一頁、二〇〇一年。

（13）大島巌「精神障害の概念とその評価方法」松下正明総編集『臨床精神医学講座20　精神科リハビリテーション・地域精神医療』、中山書店、東京、一五三―一六三頁、一九九八年。

（14）大島巌「個人―環境の相互作用に関する評価―その方法と技術はどこまで進んだか―」日本社会精神医学雑誌、八巻、五五―五九頁、一九九九年。
（15）C・A・ラップ（江畑敬介監訳）『精神障害者のためのケースマネージメント』金剛出版、東京、一九九八年。
（16）精神障害者ケアガイドライン検討委員会「精神障害者ケアガイドライン」平成九年度厚生科学研究報告書。
（17）上田敏「障害の概念と構造：その実践的意義」国際障害分類（ＩＣＩＤＨ）に関するセミナー報告書、安田火災記念財団叢書、五三巻、七〇―八七頁、一九九八年。
（18）Ｆ・ワッツ、Ｄ・ベネット（福島裕、金子直監訳、伊勢田堯、蟻塚亮二ほか訳）『精神科リハビリテーションの実際』岩崎学術出版、東京、一九九一年。
（19）Wallace, C.J.：Functional assessment in rehabilitation. *Schizophr. Bull.*, 12；604-630, 1986.
（20）WHO：Disability Assessment Schedule. Geneva, 1988.（丸山晋、金吉晴、大島巌訳『精神医学的能力障害評価面接基準』国立精神・神経センター精神保健研究所、一九九一年。）
（21）Wing, J.K.：A simple and reliable subclassification of chronic schizophrenia. *J. Mental Science*, 107；862-875, 1961.
（22）Wykes, T., Sturt, E.：The measurement of social behavior in psychiatric patients：an assessment of the reliability and validity of the SBS schedule. *Br. J. Psychiatry*, 148；1-11, 1986.
（23）横山淳二、岡正治、岡田英明ほか「慢性分裂病患者の『生活障害』評価」理・作・療法、一八巻、四一五―四二二頁、一九八四年。
（24）吉沢きみ子、篠田峯子、田中節子ほか「日常生活評価」理・作・療法、一六巻、三六九―三七五頁、一九八二年。

［池淵恵美、精リハ誌、五巻、八五―九一頁、二〇〇一年］

社会機能のアセスメントツール

I　社会機能の概念

1　本論文のめざすもの

筆者に与えられたテーマは「社会機能（social functioning）のアセスメントツール」であるが、本論文ではまず、「社会機能とは何か？」という疑問について考えてみたい。概念が明確にされることによってはじめて、客観的な尺度化も可能になるからである。その上で、さまざまなアセスメントツールの分類や、よく使われている尺度を紹介したい。読者が社会機能について何らかの測定を試みる際の参考にしていただければと思うからである。

現在のところ、社会機能の評価は標準化とはほど遠い状況にある。その理由としては、社会で生活するための能力が多岐にわたり網羅的な評価が難しいこと、社会の規範や価値観が評価に含まれざるをえないことから、文化や立場を超えた普遍的な評価方法には困難があること、行動レベルでは把握できない評価内容も含まれるために妥当な方法論を構築しにくいこと、十分に客観性が保証されたものが少ないなどの原因による。したがって、社会的機能の評価は、研究によりその方法論が異なり、単純に比較検討することが困難になっている。単に尺度の開発にとどまらず、多職種による包括的な援助に役立つ標準的な方法論を模索することが、現在の課題といえるだろう。

「アセスメントツール」を紹介することが本論文に与えられたお役目ではあるが、評価することの前提となる基本的な姿勢についてもふれておきたい[11]。まず相手を知って援助の目的と方法を組み立てていくプロセスそのものが、「評価」であると考えられる。したがって、評価尺度やチェックリストは「評価」することの一部の手段にしかすぎない。評価を行うとは、まずは受ける側の人との面接を通じて、意向を確かめながら行うていねいな情報収集と、本来の生活環境での行動観察（と環境評価）が基本であると思われる。また、評価は援助する人と受け手とのダイナミックなプロセスであって、一回限りの静的なものではないことを強調したいと思う。援助を行いながら、機能評価→モニタリング→効果測定の過程が繰り返されて、援助する人と受け手双方の目的達成に向かう。したがって、関係性を抜きにした評価は援助の現場ではありえない。

アセスメントツールに伴う数量化の問題についても簡単にふれたい[12]。出回っている数量化された評価尺度を用いた経験はどなたにもあるだろうし、その結果をどう実際の援助に結びつけるのか考えて、使い勝手の悪さに失望された方も少なくないと思われる。この失望は数量化そのものの問題であり、社会生活をする上での能力評価が広範に及ぶために、限られた項目の中にしかも数値として表現する過程の中で、かなりの量の情報が抜け落ちてしまうことに拠っている。また援助の上での重要性といった重みづけは、そもそも数量化尺度にはなじみにくく、高度に臨床的な判断である。したがって現在までの筆者の意見は、数量化された尺度は効果測定の指標のひとつとして用いるときに、最もその有用性を発揮するということである。しかしその他の目的においても、概念の洗練・統一化などの作業により、実践的な援助過程にも汎用できるようになる可能性はあるだろう。

2　社会機能の評価の歴史

英国では、脱施設化が進行した一九五〇年代に社会生活能力評価尺度が開発された。これらの尺度は、どのような入院患者が地域での自立生活を送ることが可能か、また安定した生活を予測する因子は何かといった地道な研究から生まれた。ウイング（J.K. Wing）の Ward Behavior Rating Scale（WBRS）[26]は中でも有名で、多くの研究に用いられている。WBRSはその後、WHOの作製した Disability Assessment Schedule（DAS：Psychiatric Disability Rating Scale[27]の「病棟内行動尺度」に発展し、また地域生活を送る患者に適用できる Social Behavior Schedule《SBS[29]》）に発展した。米国でも、脱施設化の進んだ一九六〇年代から一九七〇年代にかけて、社会的な機能を評価する尺度が多数開発された。それらについては、アンソニーら[2]（W. Anthony, et al.）ウォレス[24]（C.J. Wallace）、ベイカーら[3]（R. Baker, et al.）の優れた総説があり、全体の展望を得ることができる。近年は自立生活の機能を評価する尺度が複数開発されている。わが国においても、一九八〇年代には多くの尺度が開発されている。

一九九〇年代は、非定型抗精神病薬の導入・進歩と協同する形で、心理社会的な治療が急速な発展を見た。英米で先進的に実施された脱施設化と地域での自立生活の援助が、当初の医療経済的側面を超えて実を結びつつある。わが国でも遅まきながら、精神障害の分野でも地域ケアやノーマライゼーションの方向へと潮流が進みつつある。英米で開発された、自立生活のための社会生活評価法を実地で活用する基盤が開けてきたといってよい。近年の評価の動向については大島の優れた総説[20]がある。

3　ＷＨＯによる国際障害分類の発展

初めての国際的な障害分類がＷＨＯのＩＣＩＤＨ（International Classification of Impairments, Disabilities, and Handicaps）である。障害はすなわち社会機能の負の側面であり、唯一の国際的に承認されしかも総合的な分類目録と考えられるので、社会機能の全体像を考えるために少し詳しく紹介する。ＩＣＩＤＨは疾患に関連した障害の分類基準として、国際疾患分類（Inter-

（客　観　的　障　害）

疾患 → 機能・形態障害 → 能力障害 → 社会的不利 ← 環境

図1　ICIDH (International Classification of Impairments, Disabilities, and Handicaps)

national Classifications of Diseases：ＩＣＤ）の姉妹版（a harmonious Family of Internatinal Classifications）として一九八〇年に初版が出され、これまでに一三カ国語に翻訳され、関連文献も千件を超えている。これは急性疾患から慢性疾患へとＷＨＯ全体の焦点が移行し、治癒の有無のみならず、疾患のもたらす日常生活全般への広範な影響が検討課題となったためである。治療や支援施策の成果の評価といった個人レベルでの適応と、統計分類や政策の策定といったよりグローバルな適応を目的としている。実証の可能な科学モデルとして、生活する上での機能を三層構造としたところに、この分類の特色があり（図1）、身体リハビリテーションの領域などに大きな影響を与えた。

　ＩＣＩＤＨは機能評価（functional assessment）の概念的フレームワークとして、わが国でもさまざまな議論を引き起こしたが、精神障害への適用にはいくつかの困難があった[6]。その困難は、機能障害と能力障害との関連が不分明であること、精神障害における主観的側面の重要性が障害構造に組み込まれていないこと、施設症（institutionalism）に見られるように、環境条件によって能力障害、ひいては機能障害も大きく変動するなど、疾患→機能障害→能力障害→社会的不利という直線的な因果関係があてはまりにくいこと、疾患の再発によって障害レベルが大きく変動することなどの諸点である。

4　改訂版国際障害分類（ＩＣＦ）によって提案された基本的な考え方

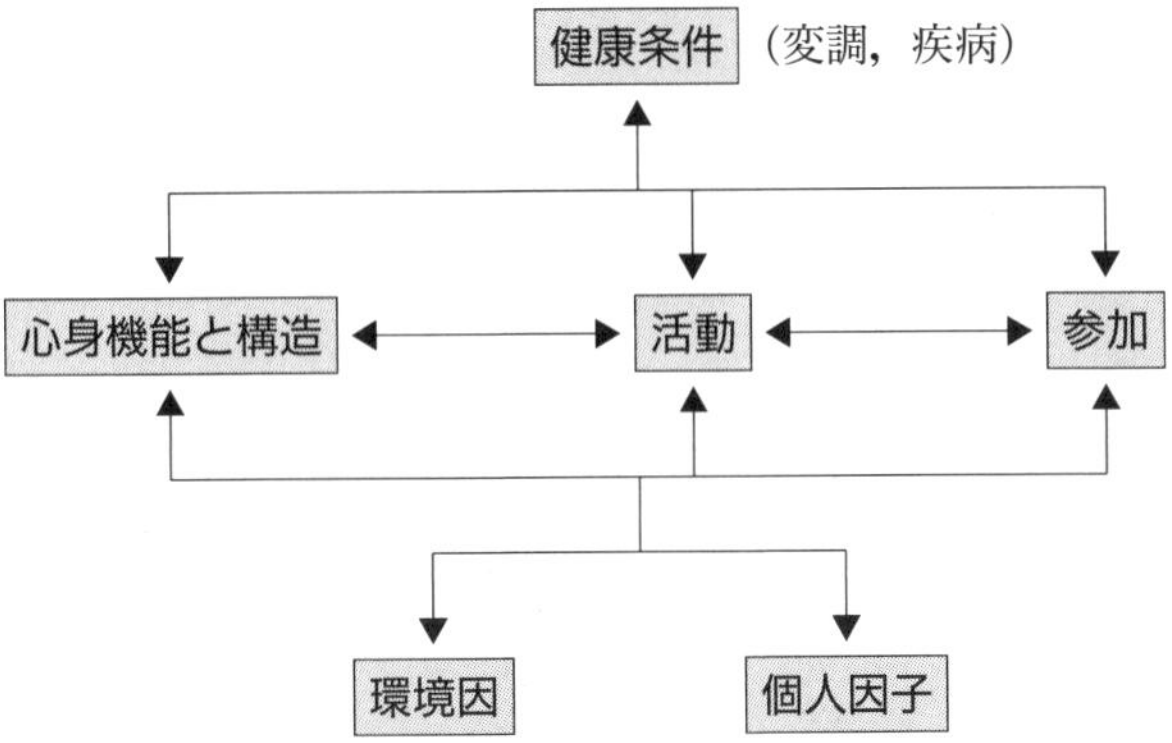

図２　ICF（International Classification of Functioning, Disability and Health）

数年に及ぶ国際的な議論を経て改訂されたＷＨＯの新しい国際障害分類[28]（ＩＣＦ：International Classification of Functioning, Disability and Health）（図２）は、次の特徴がある。

・国によって文化によって、何をもって障害とするか（すなわち何をもって社会機能を含む生活機能とするか）には差がある。たとえば老化や妊娠による活動制限も、「障害」と認識される国もある。そこで疾患の結果としての障害のみならず、精神医療・保健・福祉で扱う健康上の問題と、その関連領域を含めて広くＩＣＦの対象とした。

・身体構造と身体器官系の生理的機能（脳機能を含む機能障害）、活動（個人による課題または行動の遂行)、参加(社会的な生活状況)の三層構造を想定している。そして、疾病からの因果関係モデルであったことから脱却して、社会機能と疾病や機能障害とは相互に関連があるが必ずしも単純な因果関係ではないと考えられるようになった。障害の成因についての医学モデルと社会モデルとの統合(または生物・心理・社会モデルへの移行)といえる。当事者からの強い批判が推進力となって、このモデル変更が行われた。

・背景因子として、環境要因と個人要因を取り上げている。個人要因には社会的な態度、価値観、信念体系が取り入れられている。疾病はさまざまな障害に関わるが単一の原因ではなく、環境要因が大きいことも強調されている。たとえば長期入院の人に身だしなみや清潔保持の評価を行うことは、外出など入院病棟以外の環境とどの程度接触できているかを実は評価している可能性がある。

・上記の項とも関連するが、標準的環境もしくはもっとも促進的な環境で示す最高能力と、現実の環境における実際の生活能力とを分けて記載することになっている。やれることとやっていることとの間にはしばしば乖離があり、この乖離は環境要因と当事者の意欲や動機との相互作用などによってもたらされると考えられるからである。しかし、職業能力など精神科領域で評価の必要な複雑な社会機能については、そもそも標準的環境を設定することに困難があるという、実施上の問題点が残っている。これまで精神医学の分野では人格など反応の普遍性が仮定されることが多く、一方行動科学の分野では環境特異的な行動特性が取り上げられてきた。ICFでは行動特性に力点が置かれ、環境による相違を、観察に基づいて評価することになる。

5　ICFによる生活機能分類の実際

(1) 機能障害

身体構造についての分類は八領域ある。身体機能は八領域（精神機能、感覚機能と痛覚、音声と会話機能、心血管・血液・免疫・呼吸機能、消化・代謝・内分泌機能、泌尿器・生殖機能、神経・筋肉・骨格と運動機能、皮膚と関連する構造）からなっており（表1）、それぞれさらに一〇項目前後に細分化されている。たとえば、b144.1は軽度記憶障害を表すコードで、ピリオド以下が実際の能力評価となっている。

(2) 活動制限および参加制約

九領域あり、学習と知識の応用、一般的な課題と遂行要求、コミュニケーション、移動能力、セルフケア、家庭生活、対人関係、主要場面での生活、地域・社会・市民生活となっている（表1）。それぞれの領域はさらに一〇から二〇項目前後に細分化されている。個人レベルの活動に該当するのか、社会レベルの参加に該当するのかは、個々の項目ごとに判定される。たとえば、d160.32というコードは、最初のアルファベットが活動制限および参加制約の項であることを表し、次の三桁

表1　ICF の分類項目

「機能障害」＊b1 のみ細項目を掲示

b1 精神機能

統合的な精神機能—意識保持，見当識，知的機能，統合的な心理社会的機能，気質と人格，活力と欲動，睡眠機能，その他の統合的機能

特異的な精神機能—注意維持，記憶，精神運動，情動，知覚，思考，高次認知機能，言語，計算，複雑な動作の統制，自己および時間体験，その他の特異的機能

b2 感覚機能と痛覚

b3 音声と会話機能

b4 心血管・血液・免疫・呼吸機能

b5 消化・代謝・内分泌機能

b6 泌尿器・生殖機能

b7 神経・筋肉・骨格と運動機能

b8 皮膚と関連する構造

「活動制限および参加制約」＊d6，d7 のみ細項目を掲示

d1 学習と知識の応用

d2 一般的な課題と遂行要求

d3 コミュニケーション

d4 移動能力

d5 セルフケア

d6 家庭生活

必要なものの入手—住宅，物資とサービス，その他必要なものの入手

家事—炊事，家事一般の遂行，その他の家事

家庭内の物品のケアおよび家族の援助—物品のケア，家族の援助，家庭生活に関わるその他のケア

d7 対人関係

概括的な対人関係—基礎的な対人関係，複雑な対人関係，その他の概括的な対人関係

個別の対人関係—見知らぬ人との対応，公的な対人関係，私的な社会的対人関係，家族関係，異性などとの親密な関係，その他の個別の対人関係

d8 主要場面での生活

d9 地域・社会・市民生活

の数字はその分類（学習と知識の応用の領域で、注意集中障害がある）を示し、ピリオドの次の一桁目は実際の環境での能力評価、二桁目は標準的環境での最高能力評価を示している。

それぞれの評価と同時に環境因子も評価される。e250．3は騒音によって注意集中が妨害されることを示している。ピリオドの前は環境要因の分類であり、後はその評価である。e250．＋2であれば、環境因子が促進的要因として働いていることを示している。

6　社会機能評価のこれから

ICFは国際的な実証的研究の基盤として作成されたものであり、社会機能を含む包括的な分類項目となっている。しかも多数の専門家や当事者が長時間かけて議論し、これまでの機能評価（裏返せば生活上の障害）を行う上での障壁——文化による規範の差異、環境の影響、やれる能力とやっている行動との乖離、さまざまな生活する上の機能が広範であり、しかもきわめて要素的なものから複雑なものまで異なる水準にまたがっていることなど——を乗り超えようと試みたものである。しかし、これまでの紹介を読まれた読者は、まだ精神障害の評価に用いるには困難があることに気づかれたと思われる。ことに統合失調症のように、そもそも社会参加が乏しかったり、しばしば逸脱行動がある場合には、その困難は大きくなると思われる。また大きな課題としては、評価するためのマニュアルが整備される必要が挙げられる。ことに精神機能や背景因子の評価については、評価を行うための方法論が必須である。アメリカ心理学協会では、ＩＣＦに適用するための検査方法の指定、解釈方法、検査成績の適用についてのマニュアルを作成しているとのことだが、本論文を執筆している時点では、筆者はまだ入手できていない。ＷＨＯの該当するホームページでもマニュアルは見当たらない。また分類項目が大枠であるので、どこまで個々の細やかな機能を反映することができ、単に分類にとどまらず援助に役立てることができるかどうかには、まだ疑問が残る。最高能力と実際の能力の双方の評価も、精神障害ではしばしば困難であろう。しかし共通言語としてのＩＣＦへの期待は高く、社会機能と、機能障害や背景因子との関連、予後との関連、介入による効果判定など、ＩＣＦが実用化することで、実証的研究の発展が今後期待できるものと思われる。

II　アセスメントツールの分類

1　アセスメントツールの分類

ＩＣＦのように、生活形態や文化を超えて、幅広い対象を想定して作成された尺度と異なり、一般的なアセスメントツールは限定した対象や目的を想定して開発されている。「施設で生活する高齢者を対象として、退院可能性を探るために自立生活能力とともに、逸脱行動の有無を評価する」というのがその例である。その際には、社会機能の中でもより個人の身体活動レベルが標的となるだろう。さらに、環境評価と能力評価を並行して行わない通常のアセスメントツールでは、環境がある程度限定されている特定の対象を、あらかじめ想定せざるをえないことになる。したがって、アセスメントツールを選択する上では、そのツールがどのようなものであるのかよく知る必要がある。その際の手がかりとなるのが以下の諸点である。

(1) 評価対象の特性

まず評価する対象が主にどのような生活をしている人たちであるのか、たとえば入院中であるのか、職業生活を行っているのかによって、適切な評価尺度が異なる。そもそも評価手段が開発されたとき、臨床実地試験を行ったコホートの特徴に近い対象で用いることが、一般的に妥当である。

(2) 評価の目的

まず主に研究の目的で、対象者をコホートとして扱い、経時的変化やコホート間比較を行いたい場合であれば、評価尺度ができれば間隔尺度、そうでなくとも名義尺度であることが望ましいし、変化を敏感に反映する感度が要請される。ひらたく言えば、介入研究で治療を行ったとき、その変化を数字として反映できる尺度であるかどうかということである。概括的な社会生活能力を評価する尺度は、必ずしも短期間の限定的な介入には敏感に反応しない場合がある。

(3) 評価の主体は誰か

治療者であるのか、それ以外の専門家であるのか、当事者であるのか、家族を含めた関係者であるのかによって、用いうる評価手段に違いがあり、得られる情報も異なる。わが国では、当事者や家族による評価が用いられることはまだ少なく、今後は、専門家の評価と組み合わせて活用すべきものと思われる。

(4) 評価方法

評価方法には、行動評価と観察者による評定がある。また本人による行動報告（または自己行動監視法）や自己評定がある。[18] 行動評価や本人による行動報告は客観性に優れ、行動療法の効果判定など、研究面で広く用いられている。しかし要援助かどうかなどの判定には、社会的価値観などの介在する観察者や自己による評定が重要になってくる。具体例を挙げると、一定時間に何秒相手と視線を合わせていたかの測定は行動評価であり、視線の合わせ方が対人技能を損なう（本人が困っている）ので援助が必要かどうかは、行動（自己）評定に属する。どちらが適切かは、もちろん評価目的による。

(5) 評価領域

大島[19、21]は評価の標的となる行動を、A行動：社会的に容認（期待）されない行動、B行動：社会的に期待されている役割遂行や社会的相互関係、C行動：自立生活に必要な最小限のスキルの三通りに分けた。たとえば、退院可能性の評定を行うのであれば、A行動を含めた評価が有用であり、後述のREHABは退院可能性の判定にA行動とC行動を組み合わせて用いている。一方、職業リハビリテーションの分野でwork personality[17]の評価を行うには、B行動が主軸となる。

(6) 援助方法に基づく選択——介入の標的は何か

たとえば、家族への心理教育を行うにあたって、高い感情表出を改善し再発率を低下させることが目的であれば、CFI尺度を用いて感情表出を測定することや、累積再発率の追跡調査が主軸になるし、家族の負担感とストレスを軽減することが目的であれば、家族の満足度評価や、家族の健康度調査、客観的QOL尺度などが適当であろう。何を標的とした介入であるのか、実施側の意図の明確化が必要となる。

(7) 複数の評価手法を組み合わせることの必要性

社会機能の評価は多岐にわたるため、一つの評価手段では不十分である。質の異なる評価手段を複数組み合わせることによってその目的が達成される。臨床場面で日常的に行っている情報収集の、体系化・技術化と考えられる。

2　アセスメントツールの多様性

以下に述べるようにアセスメントツールは多様化の方向に向かっている。

①評価主体の多様化——専門家中心から、当事者や家族と共同で行う方向へ。

②評価領域の主観的側面への拡大——症状や社会的行動の評価から、対処能力評価や生活の質な

どよりユーザー側もしくはユーザーと環境との相互作用を含む評価の方向へ。

専門家の視点での客観評価に加えて、たとえば主観的な生活の満足度などユーザー側の評価を取り入れるようになっていることは、ＱＯＬ評価が医療・保健・福祉領域の共通のキーワードとなっていることでも裏づけられる。また「問題行動」を抽出するのではなく、困難な状況にどう対処しているのか、その優れた点と限界を把握する動きも見られる。対処能力もまたキーワードの一つであろう。

③多領域の専門家が共通して使える評価方法開発の方向へ。

④包括的な評価方法開発へ。

特定領域、たとえば能力障害評価にとどまらず、援助の現場で必要な情報を包括的に収集して、診立てと援助プランの策定を目指す方法論が提案されている。アメリカ精神医学会の提案した治療ガイドラインの中の精神医学的評価法[1]などはその例であろう。

Ⅲ　よく使われるアセスメントツールの紹介

1　よく使われているアセスメントツール

統合失調症の社会機能についてＭＥＤＬＩＮＥで検索したところ、最近十年間で一〇〇件の文献が検索できた。その中で使われている評価尺度は三三種類にのぼり、「尺度」として完成されていない独自の評価も相当数みられた。やはり社会機能の評価が標準化されていない現状が浮き彫りになったといえる。その中でもっとも使用頻度の高かったアセスメントツールは、GASおよびGAFであり、あわせて一八件にのぼった。この二つの尺度は入手しやすく、診察室の短時間の問診でもつけられる臨床家にとっての簡便さと、概括的で外的妥当性が高いこと、臨床面の重症度も含んでいることなどから好まれていると思われる。その他比較的使用頻度の高かったものは、以下頻度の高い順に、the Quality of Life Scale（QLS）、the Social Functioning Scale（SFS）、the Premorbid Adjustment Scale、the Social Adjustment Scale II、the Life Skills Profile、the Strauss-Carpenter's Outcome Scale、the Disability Assessment Scale、the Social Adaptive Functioning Evaluation Scale（SAFE）、the Nurse's Observation Scale for Inpatients Evaluation であった。

2　具体的なツールの紹介

筆者はすでに別報[10]で、わが国で入手しやすく測定尺度としての信頼性や妥当性も検討されているものについて具体的に紹介したので、興味のある方は参照してほしい。その際尺度選択の手がかりになるように、a　開発の経緯、b　適切な対象および使用目的、c　評価方法、d　評価領域、

e　得られる結果、f　実際の評価表（一部掲載）、g　その他、の六項目について記載した。取り上げた尺度は、精神障害者社会生活評価尺度（LASMI[13,14]）、Rehabilitation Evaluation of Hall and Baker[3]（REHAB、日本語版はREHAB-J[5]）、Life Skills Profile[22]（日本語版はLSP日本版[8]）、Social Adjustment Scale II[25]（SAS-II、日本語版は社会適応尺度）、Independent Living Skills Survey[24]の五尺度である。これらの尺度は効果研究の測定尺度として用いられることが多いが、臨床場面で援助計画を立てるときに用いることができるアセスメントツールとして、ケアアセスメント表[23]とClient Assessment of Strengths、Interests、and Goals[15]（CASIG）をあわせて紹介した。

本論文では、QLS、SFS、SAFEについて概略を紹介したい。

（1）QLS[9]

a　開発の経緯：統合失調症患者の内的および外的生活全般において、欠陥症状（deficit syndromes）は大きな影響を与えると考えられるが、欠陥症状をターゲットとした適当な評価尺度がなかったため開発した。

b　適切な対象および使用目的：地域で生活している人。

c　評価方法：患者を対象とした約四五分間の半構造化面接により評価。

d　評価領域：全部で二一項目。下位尺度として、対人関係（家事、交友、知人、社会活動、社会的ネットワーク、発動性、自閉、異性関係）、道具的役割（職場での役割、労働能力、労働の水準、労働における満足度）、精神内界（目的志向性、生きがい、好奇心、失快楽、目的のない活動性減少、共感、情動的交流）、公共の場での活動（公共の場での目的、活動）がある。

f　実際の評価表（一部掲載）：社会的発動性――この項は、社会的活動を行うにあたってどこまで自発的であるか、どのような活動を、どれくらい、誰と行っているかを評価する。行う設問の例「しばしばいっしょに何かやろうと声をかけることがありますか、それとも誰かが声かけしてくれるのを待っていることが多いですか？」「いっしょに友人と過ごすことになったときに、何をやるかは誰が決めますか？」。七段階の評価で、六点は全く問題なし。〇点は、活動の開始はほとんど全く他の人に依存している状態。

g　その他：ＱＯＬは主観的評価は満足度に近く、ＱＬＳのような客観的評価は社会機能に近いと考えられる。また宮田[16]によれば、評価する範囲によって general QOL から treatment specific QOL まで四種類に分類される。したがって、社会的機能の評価と同様に、ＱＯＬもまたそのどの部分がより改善するのか、また報告同士の比較対照のためにも尺度の標準化が必要になるだろう。

(2) SFS[4]

a　開発の経緯：統合失調症への家族援助によって、その社会機能がかなり改善しうることに気づかれていたが、よい評価尺度がなかったため、心理社会的治療前後での社会機能の変化を反映できる尺度づくりが目指された。またこれまでの家族にからむ評価は、時間がかかりすぎて臨床向きでないものが多かったことも開発の理由となっている。

b　適切な対象および使用目的：地域で生活している人。心理社会的治療の対象者。

c　評価方法：情報提供者（主に家族）との二〇〜三〇分の面接で、該当する行動のあり、なしについての回答を得て、尺度に記入する（情報提供者の価値判断をなるべく排除する）。患者本人に面接を行うヴァージョンもある。

d　評価領域：七領域あり、周囲との関わり方・自閉の水準、対人行動、スポーツなど家庭外での活動（ゆるい社会参加）、個人で行う余暇活動、自立生活を行うことの可能な能力、実際に行っている自立生活のためのスキル、職業活動（保護的就労などを含む）となっている。

(3) SAFE[7]

a　開発の経緯：米国には約二十万人の高齢の統合失調症患者がおり、高齢化と精神障害の双方による生活能力低下が問題となっている。

b　適切な対象および使用目的：高齢で施設または病院入院中の人の生活能力を評価することで、地域生活が可能か、入院が引き続き必要かなどを評価できる。

c　評価方法：主に行動観察とスタッフからの事情聴取で評価が可能なので、面接に協力が得られなくても評価が可能。

d　評価領域：一七項目の因子分析によって、因子の固有値の大きい順に、日常生活とセルフケアの技能、衝動のコントロール、対人交流の技能となっている。

文献

（1）American Psychiatric Association：Practice Guidelines for Psychiatric Evaluation of Adults. American Psychiatric Associaition, Washington, D.C., 1995.（日本精神神経学会監訳『米国精神医学会治療ガイドライン「精神医学的評価法」』医学書院、東京、二〇〇〇年。）

（2）W・アンソニー、M・コーエン、M・ファーカス（高橋亨、浅井邦彦、高橋真美子訳）『精神科リハビリテーション（Psychiatric rehabilitation.）』マイン、神奈川、一九九三年。

（3）Baker, R. and Hall, J.N.：REHAB—A new assessment instrument for chronic psychiatric patients. *Schizophr. Bull.*, 14；97-111, 1988.

（4）Birchwood, M., Smith, J., Cochrane, R. et al.：The Social Functioning Scale. The development and validation of a new scale of social adjustment for use in family intervention programmes with schizophrenic patients. *Br. J. Psychiatry*, 157；853-859, 1990.

（5）藤信子、田原明夫、山下俊幸『デイケアとその評価』精神科診断学、五巻、一六二―一七二頁、一九九四年。

（6）蜂矢英彦、岡上和雄監修『精神障害リハビリテーション学』金剛出版、東京、二〇〇〇年。

（7）Harvey, P.D., Davidson, M., Mueser, K.T. et al.：Social-Adaptive Functioning Evaluation（SAFE）：a rating scale for geriatric psychiatric patients. *Schizophr. Bull.*, 23；131-145, 1997.

（8）長谷川憲一、小川一夫、近藤智恵子ほか「Life Skills Profile（LSP）日本版の作成とその信頼性・妥当性の検討」精神医学、三九巻、五四七―五五五頁、一九九七年。
（9）Heinrichs, D.W., Hanlon, T.E. and Carpenter, W.T.：The quality of life scale：an instrument for rating the schizophrenic deficit syndrome. *Schizophr. Bull.*, 10；388-398, 1984.
（10）池淵恵美「社会生活能力（Independent Living Skills）の評価」臨床精神医学（増）、三五八―三六八頁、一九九九年。
（11）池淵恵美「評価することの現代的意義」精神障害とリハビリテーション、五巻、八五―九一頁、二〇〇一年。
（12）池淵恵美「統合失調症の心理社会的介入―ガイドラインづくりに向けて」脳と精神の医学、一四巻、二三一―二八頁、二〇〇三年。
（13）岩崎晋也、宮内勝、大島巌ほか「精神障害者社会生活評価尺度の開発とその意義」精神科診断学、五巻、二二一―二三一頁、一九九四年。
（14）岩崎晋也、宮内勝、大島巌ほか「精神障害者社会生活評価尺度の開発―信頼性の検討（第一報）」精神医学、三六巻、一一三九―一一五一頁、一九九四年。
（15）Kopelowicz, A., Wallace, C.J., Corrigan, P.W. et al.：Psychosocial rehabilitation. In：(eds.), A. Tasman, J. Kay, and J.A. Lieberman：*Psychiatry.* W.B. Saunders, Philadelphia, p.1513-1534, 1997.
（16）宮田量治「薬物療法の実際：新薬とＱＯＬの改善」精神科治療学、一六巻、一二六七―一二七八頁、二〇〇一年。
（17）野津真「精神分裂病者におけるワークパーソナリティ障害の評価―医学的リハビリテーションにおける職業関連評価の試み」精神経誌、九七巻、二一七―二三八頁、一九九五年。
（18）大島巌「社会機能と社会復帰の診断学」精神科診断学、三巻、三二五―三三九頁、一九九二年。
（19）大島巌「精神科リハビリテーションに必要とされる評価」精神科診断学、五巻、一四五―一五二頁、一九九四年。
（20）大島巌「精神障害の概念とその評価方法」松下正明総編集『臨床精神医学講座20―精神科リハビリテーション・地域精神医療』中山書店、東京、一五三―一六三頁、一九九八年。
（21）大島巌「個人-環境の相互作用に関する評価―その方法と技術はどこまで進んだか―」日本社会精神医学雑誌、八巻、五五—五九頁、一九九九年。
(22) Parker, G., Rosen, A., Emdur, N. et al.: The Life Skills Profile: Psychometric properties of a measure assessing function and disability in schizo-phrenia. *Acta Psychiat. Scan.*, 83; 145-152, 1991.
(23) 精神障害者ケアガイドライン検討委員会「精神障害者ケアガイドライン」平成九年度厚生科学研究報告書、一九九八年。
(24) Wallace, C.J.: Functional assessment in rehabilitation. *Schizophr. Bull.*, 12; 604-630, 1986.
(25) Weissman, M.M., Klerman, G.L., Paykel, E.S. et al.: Treatment effects on the social adjustment of depressed patients. *Arch. Gen. Psychiatry*, 30; 771-778, 1974.（日本語版：仲尾唯治、北村俊則「社会適応尺度（SAS）」精神衛生研究、三三巻、六七—一一九頁、一九八六年。）
(26) Wing, J.K.: A simple and reliable subclassification of chronic schizophrenia. *J. Mental Science*, 107; 862-875, 1961.
(27) World Health Organization: *Disability Assessment Schedule*. WHO, Geneva, 1988.（丸山晋、金吉晴、大島巌訳『精神医学的能力障害評価面接基準』国立精神・神経センター精神保健研究所、一九九一年。）
(28) World Health Organization: International Classification of Functioning, Disability and Health. WHO, Geneva, 2001.
(29) Wykes, T. and Sturt, E.: The measurement of social behavior in psychiatric patients: an assessment of the reliability and validity of the SBS schedule. *Br. J. Psychiatry*, 148; 1-11, 1986.

［池淵恵美、精神科治療学、一八巻、一〇〇五—一〇一三頁、二〇〇三年］

非定型抗精神病薬は精神障害リハビリテーションにどんな影響を与えるか

I　はじめに

今春から，新しいタイプの抗精神病薬が新たに三種類，わが国でも使用することができるようになり，あわせて四種類が市販されている。これらはハロペリドールなどの従来型抗精神病薬と薬理作用が異なることから，「非定型」と名づけられている。幻覚や妄想などに対する効果が従来型と遜色ないことに加えて，①パーキンソン症状などの運動機能への影響が出にくい，②眠気などの鎮静作用が少ない，③生理不順などの性機能への影響が小さい，④注意力や記憶力などの認知機能への改善効果がある，⑤意欲低下，感情の平板化などの陰性症状への効果がある程度期待できるなどのメリットがある。精神医療の領域では新しい抗うつ薬の登場とあわせて，いわば新薬ブームが起こっている。ここまで書いてくると「夢の薬」のように思えるが，はたしてそうなのだろうか。またこうした非定型抗精神病薬の普及によって、精神障害リハビリテーションにはどんな変化が起こりうるのだろうか（もしくは起こってほしいのだろうか）。当事者の社会生活の改善という視点から、これらの諸点について考えてみたい。

II　非定型抗精神病薬とは？

1　概　要

抗精神病薬の歴史は一九五二年にクロルプロマジンが使用されるようになったことに始まるが、非定型抗精神病薬は一九八四年にハロペリドールの効果を増強しその欠点を補う目的でリスペリドンが合成され、その後各種の薬剤が開発された。欧米では一九九〇年代に臨床で用いられるようになっている。使用頻度は米国の文化圏ともいうべき米国、カナダ、オーストラリアで高く、現在は従来型抗精神病薬の使用頻度をしのいでいる。欧州はそれに次ぎ、日本は先進国の中では最も使用頻度の低い国のひとつであろう。非定型抗精神病薬は大きく二つのグループがある。構造的にクロザピンに類似し、広範囲の受容体親和性（セロトニン、アドレナリン、ヒスタミン、ドーパミンなど）を有し、MARTA（Multi Acting Receptor Targeted Antipsychotic）といわれるグループと、ドーパミンとセロトニンの拮抗薬として働くSDAs（Serotonin Dopamin Antagonists）

と呼ばれるグループである。わかりやすく単純化するならば、前者はクロルプロマジンの改良薬、後者はハロペリドールの改良薬といえるだろう。

2　これまでの効果研究のまとめ

ゲデスら[8]（J. Geddes, et al.）はこれまでの効果研究のレビューを試みている。一九九八年十二月までに実施された、非定型抗精神病薬（英国で使用されている六剤に限定）と従来型抗精神病薬との無作為振り分け比較試験を、Medline、Embase などにより検索し、五二研究一万二六四九例についてメタ分析を行った。その結果、ハロペリドールが対照薬として用いられた二三研究のうち、一二ミリグラム以下の用量の場合には、概括的な精神症状改善度と脱落率において従来型抗精神病薬と差異がほとんどなく、一方、一二ミリグラムを超える用量の場合には有意に非定型抗精神病薬がすぐれていた。この傾向はクロルプロマジンでも見られた。錐体外路症状に関しては、対照薬が低用量でも、非定型抗精神病薬の方がすぐれていた。非定型抗精神病薬の六種類の中で、陽性症状および陰性症状への効果の差異は認めなかった。この結果からは、従来型抗精神病薬への反応が不十分であるか、重い副作用がある場合に非定型抗精神病薬はよい適応となると述べている。こうした効果研究は、着目している治療法（この場合には非定型抗精神病薬）に有利な結果が出るように治験デザインが工夫されること、また有利な結果が出たときに公表されやすいことに、注意を払う必要があるだろう。

従来型抗精神病薬の問題点として、錐体外路症状が起こりやすいことがあり、そのために日常生活への影響が大きかったが、これは尾状核など大脳基底核のドパミン受容体サブタイプ2の強力な遮断によると考えられる。非定型抗精神病薬、特にMARTAは遮断作用が弱いことが知られている。初発患者で試験開始前にMRI検査を行い、その後従来型抗精神病薬を一年間投与した後に再検査したところ、尾状核体積が八%増加していた。[22]これはラットの実験から、ニューロンの超微細形態の変化であることが推定されている。この患者は症状が改善しなかったためにクロザピンを投与し、その一年後に再度検査を行ったところ、尾状核体積は一〇%減少し、回復が見られた。この事実は、長期的な抗精神病薬投与の副作用として知られる遅発性ジスキネジアなども、非定型抗精神病薬では起こりにくい可能性を示唆している。

統合失調症の治療の中では、現時点では薬物療法が再発防止の点で最も効果が確立している治療法といえるが、一方で再発を繰り返すと薬物療法反応性が低下する事実もまた、よく知られている。疾患の進行である可能性とともに、薬物による構造変化によって、耐性が上昇する可能性も否定できないだろう。この点については、非定型抗精神病薬がはたしてどこまで有効であるのか、今後の治験を待ちたいと考える。

従来型抗精神病薬では、何割かの「治療抵抗性」統合失調症があって難治であることがわかっている[15]。これらの人にわが国で使用が始まった非定型抗精神病薬を使って、はたして何割の人が改善を示すのか、まだ十分なデータはない（治療抵抗性統合失調症への効果がさまざまな治験によって実証されているクロザピンはまだわが国では認可されていない）。わが国で行われた、非定型抗精神病薬についての発売前の臨床試験の成績をみると、概括的な臨床効果の点で、従来型抗精神病薬と比べてほぼ同等かやや効果が勝るという成績であり、「効果がかなりあった」「やや効果があった」をあわせても、七割を超える治験は見あたらない。わが国の臨床試験では対象者が比較的慢性例であったり、薬物療法抵抗性であったりすることが多く、そもそも新鮮例と比較して改善しにくいことは、背景としてあるかもしれない。いずれにしても「夢の薬」ではないかもしれないが、精神症状の改善効果はほぼ同等もしくはすぐれている一方で、錐体外路症状が少ないことや認知機能改善効果があること（後述）はすぐれた特質として評価できるものと思われる。

III　社会的な機能への影響

1　認知機能障害への影響

（1）なぜ認知機能に着目するか

神経生理・心理学的な研究によって、統合失調症にはさまざまな認知機能障害があることが指摘されているが、近年は社会的な機能レベルとの関連を解析する研究が多数出されている。つまり、機能障害と生活障害との関連性を追跡する研究である。グリーンら[10]（M.F. Green, et al.）は、社会的な機能に関連する要因について検討したこれまでの研究を整理した上で、社会的な機能と、認知障害・精神症状・薬物療法との関連を想定するモデルを提出している。それによれば、社会的機能に対し認知障害が最も直接的な影響を与える一方、陰性症状の影響はそれよりも小さいものであり、精神病症状は直接の影響はほとんどないと想定されている。さらにグリーンら[11]は、社会的な機能と認知機能との関連について検討した三七研究をメタ解析した結果、一次性および二次性言語記憶機能、遂行機能など複数の認知機能と社会的機能との相関が明らかであったとしている。どのような社会生活の分野が、どのような認知機能と関連しているのかも検討されている[9]。たとえば地域で自立して生活する能力については、二次性言語記憶機能や遂行機能が関連性が高いと指摘されている。以上のように、社会生活を改善する上で、認知機能は大きな鍵となっていると思われる。

(2) 新世代抗精神病薬の認知機能への効果

従来型抗精神病薬と比較して、新世代抗精神病薬は認知機能の改善効果が大きいことが多くの報告で示されている。たとえばカーンら[27]（R.S. Kern, et al.）は、それぞれ三二例の統合失調症患者にハロペリドール一五ミリグラムとリスパダール六ミリグラムを投薬して、言語学習能力を比較しているが、語の再生と保持能力の点でリスパダール群がすぐれており、抗コリン剤の影響を差し引いてもその効果は変わらなかった。治療を開始してから五年以内の六五例の統合失調症患者を対象としたパードンら[28]（S.E. Purdon, et al.）の研究では、無作為にリスペリドン群（四〜一〇ミリグラム）、オランザピン群（五〜二〇ミリグラム）、ハロペリドール群（五〜二〇ミリグラム）の三群に振り分けて、五四週まで調査を行った。その結果、総合的認知機能指数はオランザピン群がほかの群と比較して有意に改善していた。この改善は精神症状および錐体外路症状との関連は認めなかった。メルツァーら[24]（H.Y. Meltzer, et al.）はこれまでの研究をレビューして、まだ方法論の点でさまざまな不備があるものの、新世代抗精神病薬は従来型抗精神病薬と比較して認知機能の改善効果があり、薬物の種類によってどの認知機能が改善するかは異なる、と結論づけている。なぜ認知機能が改善するかについては、鎮静作用が少ない、抗コリン作用が少ないなどの間接的な効果と、直接的な効果とが推定されているもののまだ定説はないようである。

2　社会的な機能の改善効果

社会生活にどのような影響があるかについては、クロザピンのデータがある[29]。この研究では従来型抗精神病薬二種類の十分量の投薬によっても精神病症状が持続し、二年以上重篤な社会生活の障害があり、治療抵抗性統合失調症と判定された例を無作為にハロペリドール群（五〜三〇ミリグラム）とクロザピン群（一〇〇〜九〇〇ミリグラム）に振り分け、一三カ月追跡した。途中でほかの薬に切り替えるなどの影響で、ハロペリドール群は一六九例、クロザピン群は一二二例が追跡された。デイケアなどの保護的な社会生活に週二回以上参加、もしくはより高い社会的機能（援助付き雇用、職業リハビリテーション、就学および通常の就労など）を示す人の割合は、三カ月後にはクロザピン群が有意に高く、この差は一三カ月まで維持された（クロザピン群が五〇％前後に対し、ハロペリドール群では二〇％台で推移）。ボベスら[3]（J. Bobes, et al.）は三六二例の急性期にある統合失調症患者（ＩＣＤ-10）にリスペリドンを投与し、八カ月間追跡調査した。ＢＰＲＳでは陽性症状、陰性症状、不安・抑うつ症状のいずれも有意に改善していた。能力障害をＷＨＯのＩＣＩＤＨ（International Classification of Impairments, Disabilities, and Handicaps）によって評価したが、概括評価、セルフケア、職業能力、家庭での機能、社会的機能のいずれも有意な改善を示した。この調査はオープントライアルであり、また急性症状の改善に伴う生活障害改善の結果とも考えられる。

3　ＱＯＬ

非定型抗精神病薬は副作用が少ない、認知機能の改善の可能性があるなどの特徴から、ＱＯＬの改善が期待される。そのため効果指標としてＱＯＬを用いた研究が数多く報告されている。フランツら[7]（M. Franz, et al.）は入院一〇日目に、従来型抗精神病薬群三一例と非定型抗精神病薬群三三例を、主観的ＱＯＬ尺度を用いて比較したところ、総合点のほか、身体的満足度および日常生活満足度の下位尺度でも、非定型抗精神病医薬群が有意に良い得点であった。ボルガンティら[33]（L. Voruganti, et al.）は二三〇例の症状が六カ月以上安定している外来患者を対象に調査を行い、従来型抗精神病薬服用群と比較して、非定型抗精神病薬服薬群（リスペリドン、オランザピンなど）では、有意に副作用が少なく、治療への肯定的意見が多く、薬物性の不快気分（neuroleptic dysphoria）が少なく、主観的ＱＯＬが良好であった。しかし一方では臨床家が評価した客観的ＱＯＬおよび社会的機能（ＧＡＦ）には有意差がなかった。著者らは六カ月という観察期間が、客観的評価まで改善するには短かすぎた可能性とともに、薬物療法のみではなく心理社会的治療の必要性も考察している。メリディスら[25]（C. Merideth, et al.）は、六八四例の統合失調症もしくは統合失調感情病の患者を、無作為にリスペリドン群もしくは従来型抗精神病薬群に振り分けて、一二カ月間追跡を行った。リスペリドン群は有意に全般的改善度が高く、副作用が少なく、ＱＯＬの一部が有意に改善していた。エジェルら[6]（E.T. Edgell, et al.）は三一九例の統合失調症圏（ＤＳＭ-Ⅳ）の患者を無作為にリスペリドン群とオランザピン群に振り分けて二八週間の経過を観察した。Quality of Life Measure では、一六、二四週の評価でオランザピン群が有意に勝っていた。下位尺度では対人関係尺度のみ有意差があった。これは全般的な精神症状の改善度や抗コリン剤併用頻度においてオランザピン群が優れていたためであるかもしれない。この研究のように、今後は非定型抗精神病薬同士の比較も検討されるようになるものと思われる。「生活の質」を考える上では、睡眠の改善効果も重要である。二四例と少数例ではあるが、リスペリドン群、従来型抗精神病薬群、健常対照群の比較では、リスペリドン群で睡眠の長さおよび主観的な熟眠度が有意に改善していた[5]。以上のように、ＱＯＬを評価指標とする研究で非定型抗精神病薬の優位性が明らかになっている。

Ⅳ　非定型抗精神病薬とともに実施することが期待される援助技術

1　認知行動療法

非定型抗精神病薬は認知機能を改善する可能性があるために、心理社会的治療の効果をより増強する可能性がある。その代表的な技法が認知行動療法であろう。認知機能障害へのアプローチは、次の四種類に大別できる。①認知プロセスへの直接的な改善をめざす介入（認知機能リハビリテーション）、②認知機能を代償する学習方法の工夫、③認知機能を補う適応的なスキルの学習、④障害があっても生活できるように周囲の環境や対人関係を調整する、いわば環境工学の考え方。これら四種類の技法を半身麻痺の人のリハビリテーションにたとえるならば、麻痺の改善をめざすトレーニングが①であり、麻痺があっても歩行できるように練習するのが②の方法であり、③の場合には、車椅子などを使って歩行以外の方法で身体移動という目的を達成しようとする方法といえる。

④は傾斜路の配置などバリアフリーの建物構造にあたるだろう。

臨床場面では②、③は社会生活技能訓練（SST）など、統合失調症を対象とした認知行動療法プログラムの中で、さまざまに活用されている技術である。①は現在盛んに技法の開発研究が行われて、治験が集積されつつある段階であり、未来に期待される技術ということができる。④は地域ケアが試みられるようになってきている現状では、大変重要な技術であり、考え方といえる。リバーマン[21]（R.P. Liberman）は認知機能障害へのアプローチとして、直接的な介入として薬物療法と認知的介入技法を挙げ、間接的な方法として、代償的・適応的な技術を挙げている。統合失調症と一口に言っても認知機能障害の様相はかなり個別的であり、どのような認知機能の特徴を持っている人が、これらのどのような技法の適応となるのかが、今後の重要な課題と考える。一律の機械的な適応は難しいというのが筆者の実感である。

(1) 認知プロセスへの直接的な改善をめざす介入

統合失調症の認知機能障害の直接的改善の試みとしての認知機能リハビリテーション（cognitive rehabilitation）は、頭部外傷への認知的トレーニングの成果に刺激されて、一九八〇年代後半より活発となり、先駆的研究が報告されるようになっている。具体的な教示、反応直後のフィードバックや動機づけの強化といった、認知行動療法の技法によって、注意維持、遂行機能などの改善が目指される。

ワイクスら[34]（T. Wykes, et al.）は三三例の統合失調症患者を、対象群（毎日一時間、合計四〇日間の遂行・問題解決技能の訓練）またはコントロール群（どう頻度の作業療法）に無作為に振り分けた。対象群では遂行機能の一部と一次性言語記憶の一部が有意に改善（一二神経心理テストのうちの三テスト）したが、社会的な機能の改善については有意差がなかった。より複雑な機能の改善と組み合わせた方法として、ブレナーら[4]（H.D. Brenner, et al.）は認知機能のトレーニング（カードの選別および社会的な状況把握）と、問題解決技能を重視したSSTを組み合わせた統合心理療法（IPT）を実施している。IPT群では、伝統的な入院治療と比べて注意機能と精神症状が有意に改善し、その効果が一八カ月持続していたとの報告がある一方で、社会的な機能は改善しなかったとの報告もある。IPTのうち認知的介入プログラムを二例の統合失調症患者に二四セッション行った研究[27]では、二例とも遂行機能などの改善をみた。主に前頭葉の機能とされる遂行機能検査（Tower of London）の際に、前頭葉血流低下（hypofrontality）を示した一例は、トレーニング後に血流量が有意に増加していた。これは認知機能障害の神経生理学的基盤のひとつと考えられる、前頭葉血流低下が認知的介入により改善する可能性を示している。スポルディングら[30、31]（W.D. Spaulding, et al.）は標準的治療では改善しない統合失調症患者九一例を無作為に対象群（認知機能のトレーニングを実施）もしくは支持的集団精神療法群に振り分け、六カ月間治療を行った。両群とも通常のリハビリテーションのほか、UCLA・SILSプログラムに基づいたSS

Tが実施された。彼らは臨床的観察に基づいて、認知的介入は一部の患者のある回復段階において有用との感触があり、個々の患者に基づく個別のプログラムが必要と述べている。また認知機能障害を、①固定的で治療反応性に乏しいもの、②状態像によって変化し薬物療法などに反応するもの、③動作性記憶などより高次の認知機能で精神病状態の改善によっては自発的に改善しないものに分け、③の機能障害が認知リハビリテーションの標的ではないかと述べている。

(2) 認知機能を代償する学習方法の工夫

これは認知機能障害があるために、適切な社会生活上の技術がうまく獲得できない人に対して、学習方法の工夫を行うものである。SSTは多くのリハビリテーション技法と同様に生活障害への代償的アプローチを行っているが、具体的には、①自発的参加を促すために、いつも練習のゴールを明確にする、②ビデオなどを用いて、視覚と聴覚双方からの入力を使用する、③妨害刺激を避け、訓練場面をわかりやすい構造化されたものに保つ、④直後の正のフィードバックによる行動の強化、⑤複雑な行動を小さいステップに分けて練習する、などである。しかしこの方法の機械的な適応はもちろんSST本来の実施姿勢からはずれたものであり、十分留意が必要である。練習にあたって参加者とともに生活上の目標設定を行い、自発的参加を十分保証した上で、認知機能障害の程度や興味にあわせて、学習のすすめ方や進度を工夫することが現場の治療者には求められる。

(3) 認知機能を補う適応的アプローチ

統合失調症の日常生活レベルの障害の中でも、対人技能は改善しにくいもののひとつであるが、周囲の状況把握と行動の選択、行動の表出の仕方のいずれも不器用であることが多い。そこで、「どのような状況でどう相手に話しかけるか」の具体的な手がかりとして、相手の視線・表情・声のトーン・姿勢から、ゴーサインとノーゴーサインを識別することを練習[20]し、状況把握を補うやり方を獲得する練習などが、適応的アプローチとして挙げられる。

(4) 障害があっても生活できるように周囲の環境や対人関係を調整

体系的なプログラムとしては、Cognitive Adaptive Training（CAT）がある[32]。これは患者の記憶機能や遂行機能を補う目的で、手順を書いたリストを張る、異なる分類がわかるようにラベルを貼る、実行する時間がわかるようなタイマーや治療者からの電話かけ、スケジュールを知らせる携帯コンピューターなどを用いる方法である。実例として、かってセールスマンとして働いていた人が、統合失調症によりもとの仕事が難しくなったが、CATにより本屋の事務員として働けるようになった例が紹介されている。

2　薬物療法を強化するプログラム

(1) 服薬に関連した認知・行動の改善

服薬非遵守は、抗精神病薬を投薬された患者の五〇％近くに起こりうるとされる[2]。メルツァー[23]は、彼の外来で一九%が非遵守であり、非遵守は「治療抵抗性」を判定する上で、隠された主題であるとしている。そして服薬遵守の重要な要因は治療関係であると述べ、服薬によりどのような利益があるかきちんと合意することを強調し、この目的のためには認知行動療法の技法を用いた心理教育と同時に、治療チームによって生活の多方面への援助を行うことが有用と述べている。

ケンプら[23]（R. Kemp, et al.）のコンプライアンス療法[17]は個人精神療法の設定で行われる四〜六セッションの認知行動療法である。第一相「治療への患者の構えを引き出す」では、これまでの病歴を尋ね、患者自身の感じている問題点、薬物療法の印象などを話し合い、治療への肯定的な構えを強調する。第二相「治療への両価的感情の探索」では、薬物療法の利益を話し合う。第三相「治療の維持」では、維持療法を前向きに受けとめられるように援助する。七四例の精神病症状を示した患者をコンプライアンス療法もしくは通常のカウンセリングに振り分けて、一八カ月間追跡した効果研究[18]では、病識、治療への態度、服薬遵守率がコンプライアンス療法で有意に改善し、再入院までの期間も有意に長いことが示された。より行動的な介入プログラムとしては服薬自己管理モジュール[20]があり、その効果も報告されている[14]。これは規則的な服薬方法や、副作用が出現したときの対処方法、服薬についての上手な相談の仕方など、より認知・行動レベルの改善を目指している。一般的に認知機能障害の重いケースではより行動レベルの介入が適切であり、一方外来の軽症患者などではより認知的介入がふさわしいといえるだろう。

(2) 低用量維持療法と再発前駆症状への介入

統合失調症の治療の上では長期維持療法が避けて通れない問題であるために、低用量で維持できる技術が大切であると考える。ホガティら[13](G.E. Hogarty, et al.)は、七〇例の統合失調症患者を、無作為に標準量群(フルフェナジンデポ剤、25mg/2週間)と、低用量群(標準量の平均二〇%)に振り分けて、二年間追跡した。低用量群に振り分けられた患者は症状の増悪が多かったものの、全体として両群に再発率の有意差はなく、低用量群の方が社会的な改善が大きかった。このように低容量維持では標準用量と比較して、症状の悪化が起こりやすいために、再発前駆症状のモニターと早期介入の組み合わせが重要になる。ハーツら[12](M.I. Herz, et al.)は、八二例の統合失調症もしくは統合失調感情病の患者を無作為に、対象群(本人と家族への前駆症状についての教育、前駆症状のモニターと発見時の四八時間以内の介入、週一回の支持的療法、家族の希望がある場合の複合家族療法)とコントロール群(二週間に一回の支持的個人精神療法と薬物マネジメント)に振り分けて、一八カ月追跡した。両群ともケースマネジメントや家庭訪問などは同等に実施された。その結果、再発率(一七%対三四%)および再入院率(一二%対三九%)が対象群で有意に低く、前駆症状を発見されたが再発に至らなかったものも有意に対象群で多かった(五一%対一五%)。再発の前駆症状のモニターが再発防止に結びつくためには、本人と家族やケアを行う人に対して、個人によって異なる前駆症状の同定やモニター法を含む知識教育を行う、危機時の介入体制やストレス回避のための援助、つまり救急体制の整備が必須、低用量維持や前駆症状モニターが可能な症例や条件を明確化することが重要な課題であろう。こうした技術やサービス体制が伴わないと、貸与雨量維持は難しいというのが筆者の実感である。わが国の精神医療サービスの質の向上が切実に求められているといえる。

V　治療構造へのインパクト

1　単剤適量投与の促進

非定型抗精神病薬はその薬理作用を生かすために、従来型抗精神病薬との併用をせず単剤投与を行うこと、適切な用量を用いることが求められている（大量投与すると錐体外路症状などの副作用が出現してくる）。初回エピソードのケースについては特にこの点を強調すべきである[1]。実はこれは従来型抗精神病薬においても諸家が繰り返し指摘していたが、いっこうに多剤併用・大量投与がなくならなかった経緯がある。それについてはさまざまな議論があるが、リハビリの専門家の目から見ると、「治療を医学モデルのみでやろう」という姿勢が問題ではないかと思える。つまり精神症状をなんとか薬物のみで改善しようとして、次々に増量しているように感じられる。実はすでに二年以上前から非定型抗精神病薬が一剤わが国でも発売されているが、期待したほどのインパクトはなかったように思う。その理由として、薬を処方する姿勢が旧来と変わっていなかったことがある[26]。

幻聴がよくならないので非定型抗精神病薬を増量する、それでもよくならないので何種類か薬を追加する、副作用が出てくるのでそのための薬を追加するということで、結局多量多剤投与になってしまう。非定型抗精神病薬の登場で、もう一度こうした姿勢が問われ、またあらためて薬物の効果と限界について議論が起こってほしい。

2　「主観的なのみ心地」「機能の改善」を重視する姿勢への変化

「副作用がより少ない」ということが非定型抗精神病薬の共通項であるだけに、そのメリットを生かすためには、飲む人の立場に立って処方する姿勢が求められる。そうでないと、副作用が少ないという非定型抗精神病薬のメリットは失われてしまうだろう。最近の効果研究では、精神症状の減少だけではなく、副作用やＱＯＬについても検討されるようになっているのは良い傾向である。飲む人が生活しやすいような処方を目指すことが、この際根づいてほしい。

3　入院から地域ケアへの転換の促進

地域ケアに熱心な地区では、積極的に非定型抗精神病薬が使われている、というのが筆者の実感である。たとえば筆者が訪れたロンドン近郊の地域では、三千床あった精神病院が六百床となり、地域で生活している人の約八割が新世代抗精神病薬を服用していた[16]。地域ケアスタッフによれば服薬遵守の点でメリットがあるほか、リハビリテーションがやりやすいとの評価を受けており、社会生活への好影響が示唆される。一方で、薬物療法中心になりがちな精神医療のあり方に、新薬登場で拍車がかかることを筆者は懸念している。飲みやすい薬の登場によってリハビリテーションや地域ケアに力を注ぐ好機到来と考えて、積極的にその必要性を主張していくべきと考えている。

文献

（1）K・J・Aitchison, K・Meehan, R・M・Murray（嶋田博之、藤井康男訳）『初回エピソード精神病』星和書店、東京、二〇〇〇年。
（2）Bebbington, P.E.: The content and context of compliance. *International Clinical Psychopharmacology,* 9 (suppl. 5); 41-50, 1995.
（3）Bobes, J., Gutierrez, M., Gibert, J. et al.: Quality of life in schizophrenia: longterm followup in 362 chronic Spanish schizophrenic outpatients undergoing risperidone maintenance treatment. *Eur. Psychiatry,* 13; 158-163, 1998.
（4）Brenner, H.D., Hodel, B., Roder, V. et al.: Treatment of cognitive dysfunctions and behavioral deficits in schizophrenia. *Schizophr. Bull.,* 18; 21-26, 1992.
（5）Dursun, S.M., Patel, J.K.M., Burke, J.G. et al.: Effects of typical antipsychotic drugs and risperidone on

the quality of sleep in patients with schizophrenia : a pilot study. *J. Psychiatry Neurosci.*, 24 ; 333-337, 1999.

（6） Edgell, E.T., Pharm, D., Grainger, D.L. et al. : Resource use and quality of Life of olanzapine compared with risperidone : Results from an international randomized clinical trial : 151st American Psychiatric Association Annual Meeting, Program number 691. Toronto, May 30-June 4, 1998.

（7） Franz, M., Lis, S., Pluddemann, K. et al. : Conventional versus atypical neuroleptics : subjective quality of life in schizophrenia patients. *Br. J. Psychiatry*, 170 ; 422-425, 1997.

（8） Geddes, J., Freemantle, N., Harrison, P. et al. : Atypical antipsychotics in the treatment of schizophrenia : systematic overview and meta-regression analysis. *BMJ*, 321 ; 1371-1376, 2000.

（9） Green, M.F. : What are the functional consequences of neurocognitive deficits in schizophrenia? *Am. J. Psychiatry*, 154 ; 799-804, 1997.

（10） Green, M.F., Nuechterlein, K.H. : Should schizophrenia be treated as a neurocognitive disorder? *Schizophr. Bull.*, 25 ; 309-318, 1999.

（11） Green, M.F., Kern, R.S., Braff, D.L. et al. : Neurocognitive deficits and functional outcome in schizophrenia : are we measuring the "right stuff"? *Schizophr. Bull.*, 26 ; 119-136, 2000.

（12） Herz, M.I., Lamberti, J.S., Mintz, J. et al. : A program for relapse prevention in schizophrenia. A controlles study. *Arch. Gen. Psychiatry*, 57 ; 277-283, 2000.

（13） Hogarty, G.E., McEvoy, J.P., Munetz, M. et al. : Dose of fluphenazine, familial expressed emotion, and outcome in schizophrenia. *Arch. Gen. Psychiatry*, 45 ; 797-805, 1988.

（14） 池淵恵美、納戸昌子、吉田久恵ほか「服薬及び症状自己管理モジュールを用いた心理教育の効果」精神医学、四〇巻、五四三―五四六頁、一九九八年。

（15） 池淵恵美「治療抵抗性分裂病の心理社会的治療」精神医学、四二巻、七八八―八〇〇頁、二〇〇〇年。

（16） 池淵恵美「地域ケアーノーマライゼーションに向けて」Schizophrenia Frontier、一巻、二九―三五頁、二〇〇〇年。

(17) Kemp, R., David, A., Hayward, P.：Compliance therapy：An intervention targeting insight and treatment adherence in psychotic patients. *Behavioral and Cognitive Psychotherapy,* 24；331-350, 1996.

(18) Kemp, R., Kirov, G., Everitt, B. et al.：Randomised controlled trial of compliance therapy. 18-month follow-up. *Br. J. Psychiatry,* 172；413-419, 1998.

(19) Kern, R.S., Green, M.F., Marshall, B.D. et al.：Risperidone versus haloperidol on secondary memory：can newer medications aid learning? *Schizophr. Bull.,* 25；223-232, 1999.

(20) R・P・リバーマン編（安西信雄、池淵恵美監訳）『SILSプログラム（自立生活技能モジュール）：服薬自己管理モジュール、症状自己管理モジュール、基本会話モジュール、余暇活動のモジュール』丸善出版、東京、一九九四年。

(21) Liberman, R.P.：Cognitive remediation in schizophrenia. In：(eds.), H. Kashima, I.R.H. Falloon, M. Mizuno, & M. Asai：*Comprehensive Treatment of Schizophrenia*. Springer-Verlag, Tokyo, p.254-278, 2001.

(22) J・A・リバーマン「早期精神分裂病の非定型抗精神病薬による治療」臨床精神薬理、二巻、一一二一―一一二六頁、一九九九年。

(23) Meltzer, H.Y.：Treatment of the neuroleptic non-responsive schizophrenis. *Schizophr. Bull.*, 18；515-533, 1992.

(24) Meltzer, H.Y., McGurk, S.R.：The effects of clozapine, risperidone, and olanzapine on cognitive function in schizophrenia. *Schizophr. Bull.*, 25；233-255, 1999.

(25) Merideth, C., Mahmoud, R.A., Engelhart, L.M. et al.：Clinical and quality superiority of risperidone over conventional antipsychotics under usual care conditions：a prospective randomized trial in schizophrenia and schizoaffective disorder. 151st Annual Meeting of the American Psychiatric Association, Toronto, Canada, May 30-June 4, 1998.

(26) 諸川由実代「非定型抗精神病薬―SDA―の社会復帰に果たす役割」臨床精神薬理、四巻、三一七―三二四頁、二〇〇一年。

(27) Penades, R., Boget, T. Lomena, F. et al. : Brain perfusion and neuropsychological changes in schizophrenic patients after cognitive rehabilitation. *Psychiatry Research*, 98 ; 127-132, 2000.
(28) Purdon, S.E., Jones, B.D.W., Stip, E. et al. : Neuropsychological change in early phase schizophrenia during 12 months of treatment with olanzapine, risperidone, or haloperidol. *Arch. Gen. Psychiatry*, 57 ; 249-258, 2000.
(29) Rosenheck, R., Tekell, J., Peters, P. et al. : Does participation in psychosocial treatment augment the benefit of clozapine? *Arch. Gen. Psychiatry*, 55 ; 618-625, 1998.
(30) Spaulding, W., Reed, D., Storzbach, D. et al. : The effects of a remediational approach to cognitive therapy for schizophrenia. In : (eds.), T. Wykes, N. Tarrier, S. Lewis : *Outcome and Innovation in Psychological Treatment of Schizophrenia*. John Wiley & Sons, Chichester, p.145-160, 1998.
(31) Spaulding, W.D., Fleming, S.K., Reed, D. et al. : Cognitive functioning in schizophrenia : implications for psychiatric rehabilitation. *Schizophr. Bull.*, 25 ; 275-289, 1999.
(32) Velligan, D., Bow-Thomas, C. : Cognitive adaptive training as compensation for neurocognitive impairments in schizophrenia. *Am. J. Psychiatry*, 157 ; 1313-1323, 2000.
(33) Voruganti, L., Cortese, L., Oyewumi, L. et al. : Comparative evaluation of conventional and novel antipsychotic drugs with reference to their subjective tolerability, side-effect profile and impact on quality of life. *Schizophrenia Research*, 43 ; 135-145, 2000.
(34) Wykes, T., Reeder, C., Corner, L. et al. : The effects of neurocognitive remediation on executive processing in patients with schizophrenia. *Schizophr. Bull.*, 25 ; 291-307, 1999.

[池淵恵美、精リハ誌、五巻、一三三―一四一頁、二〇〇一年]

社会的機能と認知機能との関連
——非定型抗精神病薬に期待される役割

Ⅰ　はじめに

非定型抗精神病薬が四種類、わが国でも使用することができるようになり、運動機能への影響が出にくい、鎮静作用が少ない、性機能への影響が小さいことは確実となっている。さらに、注意力や記憶力などの認知機能や、意欲低下、感情の平板化などの陰性症状への効果がうたわれており、その結果として広く精神障害者の社会生活の改善が期待されている。こうした動向から、処方行動においても、単剤適量投与の促進とともに、「主観的なのみ心地」や「機能の改善」を重視する姿勢への変化が強調され、評価尺度においてもＱＯＬ尺度などが重視されるようになってきている。精神医療全般においても、入院治療から地域ケアへの転換がうたわれているが、これは障害を持ちつつ生きている人の「生活の質」を重視することが思想的なバックボーンとなっている。そして地域ケアに熱心な国においては、積極的に非定型抗精神病薬が使われている、というのが筆者の実感である。

以上のように、新たな薬の登場によって、精神医療のパラダイムの転換が促されているように筆者には思われる。しかしその基盤となっている、「社会生活の改善が期待できる」ことははたしてその通りであろうか？　またその際に認知機能障害の改善はどの程度の役割を果たしているだろうか？　本稿ではまず、精神統合失調症における認知機能障害は社会的機能をどの程度決定しているか、文献的な考察を行い、次に認知機能を改善すると、社会的機能にどのような影響がもたらされるかを検討したい。そして、非定型抗精神病薬による社会的機能の改善効果はどの程度実証されているのか、そのうち認知機能を介在する部分はどの程度あるのか、検証してみたい。

II　認知機能障害は社会的機能をどの程度決定しているか

神経生理・心理学的な研究によって、統合失調症にはさまざまな認知機能障害があることが指摘されているが、近年は社会的な機能レベルとの関連を解析する研究が多数出されている。つまり、機能障害と生活障害との関連性を追跡する研究である。この領域は現在活発に研究が行われており、多数の研究報告があるので、その一部を紹介するにとどめたい。たとえば、ケルンら[17]（R.S. Kern, et al.）は長期間の社会生活技能訓練（SST）での学習能力が、注意力の維持と視覚情報処理容量の低下を反映するDegraded Contineous Performance Testの成績と関連があることを報告している。池淵ら[15]は、統合失調症患者の認知機能と社会生活技能（social skills）とを同時に測定して、社会生活技能の中でも非言語的な技能においては、選択的注意もしくは刺激の自動的な弁別の機能の関与が認められることを報告している。高齢の統合失調症患者においても、長期入院しているかナーシングホームで生活しているかにかかわらず、社会適応の水準は認知機能障害によってよく予測できた[13]。陰性症状の影響は認知機能障害より小さかった。アディントンら[1]（J. Addington, et al.）は、六五名の統合失調症患者を二年半追跡調査しているが、追跡開始当初の認知機能（言語能力、言語記憶、ビジランス）はその後の問題解決技能をよく予測していた。地域生活の転帰やスキル学習能力に関して、言語記憶、遂行機能、ビジランス、動作性記憶が有意な寄与を示し、PETにより皮質間の血流のアンバランスが見いだされたとの報告もある[18]。

グリーン[10]（M.F. Green, et al.）は、社会的な機能に関連する要因について検討したこれまでの研究を整理した上で、社会的な機能と、認知障害・精神症状・薬物療法との関連を想定するモデルを提出している（図1）。それによれば、社会的な機能に対し認知障害がもっとも直接的な影響を与える一方、陰性症状の影響はそれよりも小さいものであり、精神病症状は直接の影響はほとんどないと想定されている。さらにグリーンら[11]は、社会的な機能と認知機能との関連について検討した三七研究をメタ解析した結果、一次性および二次性言語記憶機能、遂行機能など複数の認知機能と社会的機能との相関が明らかであったとしている。以上のように、社会生活を改善する上で、認知機能は大きな鍵となっていると思われる。

さらに、どのような社会生活の分野が、どのような認知機能と関連しているのかもレビューされている[10]。たとえば、新しいスキル獲得の能力は、一次性および二次性言語記憶や持続的注意の能力が影響を与えており、地域で自立して生活する能力については、二次性言語記憶機能や遂行機能が関連性が高いと指摘されている。ベリガンら[29](D.I. Velligan, et al.)は四〇例の統合失調症患者を退院直前から、一〜三・五年間追跡しているが、言語性記憶はさまざまな自立生活の転帰に関連し、また遂行機能は就労と日常生活の日常生活動作（ＡＤＬ）を予測していた。丹羽ら[22]は、社会生活上のさまざまな機能を、より機能障害に近い（素因依存性で、要素的な機能で、治療や環境の影響を受けにくい）ものから、より生活障害に近い（経験や学習により変化しうる統合的な機能で、治療により変化しやすい）ものまで一連のスペクトラムで考えている。機能障害に近いものから並べると、自己認識、

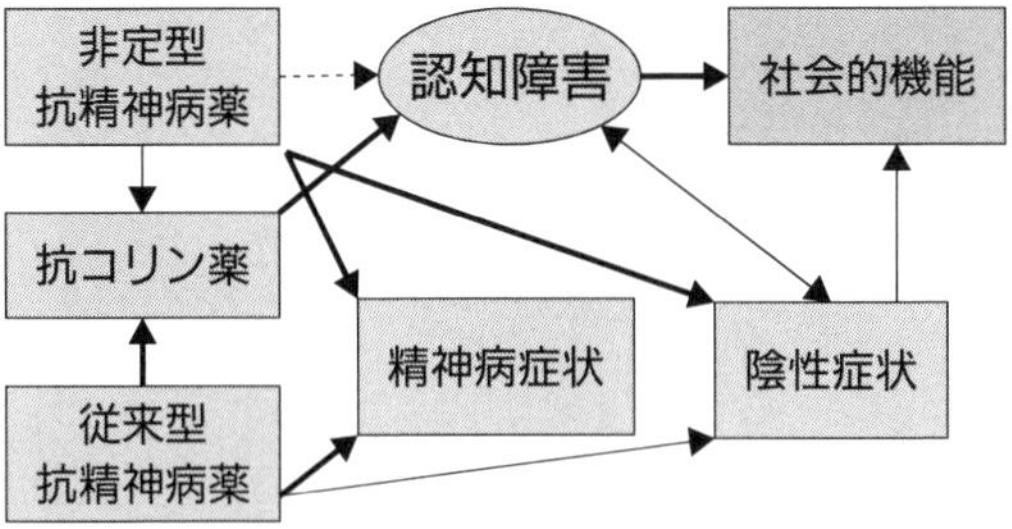

図１　統合失調症の認知障害と社会的機能との関連[10]

持続性・安定性、労働、対人技能、日常生活技能全般となる。池淵ら[14]も社会生活技能尺度の評価結果をクラスター分析することによって、この結果を裏づけようとした。こうしたスペクトラムに沿って、これまでの研究報告を検討すると、たとえば日常生活技能全般は実行機能、記憶機能、注意機能障害など、広範な認知機能障害との関連が示唆される。そして、丹羽ら[22]は認知障害と精神症状と生活障害との定性的なモデルを提案し、そのひとつとして、一時記憶・陰性症状・日常生活技能全般および対人技能の関連性を挙げている。

しかしこれまでの研究は、広範な認知機能をとらえるのにごく一部の機能検査を実施していることが多く（どの機能検査を採用するかは研究によってまちまち）、またたとえば言語性記憶検査をとっても、異なる検査バッテリーが使用されているなど、研究間の相互比較を難しくしている。一方で、社会的機能の評価については、さらに標準化とはほど遠い状況にある。その理由としては、そもそも社会的行動はどんな範囲を指すのか、望ましい行動とはどんなものであるのかが属する社会や文化によって多様であること、評価対象者が小児か高齢者か、入院中であるのか就業しているのかなど、対象の特性によって日常の行動が大きく異なることや、評価手法にも客観的観察と、判断を交えた評定があり、評価者も当事者・家族・援助者など広範であることが挙げられる[16]。社会的機能の評価といっても、研究者ごとにその方法論が違うために、単純に比較検討することが困難になっている。認知機能が社会的機能に関連しているという、いわばマクロ的な把握から進んで、より個別的な機能相互の関連性が今後の課題となろうし、そのためにも両者の評価の「グローバリゼーション」が進むことが必須であろう。

Ⅲ　認知機能の改善により社会的機能にどのような影響がもたらされるか

統合失調症の認知機能障害の直接的改善の試みは、頭部外傷への認知的トレーニングの成果に触発されている。具体的な教示、課題の細分化、反応直後の正のフィードバックや動機づけの強化といった認知行動療法の技法や、過剰学習（over learning）や誤り無し学習（errorless learning）によって、注意維持、遂行機能などの個々の認知機能の改善が目指される。こうした認知的トレーニングによって、はたして社会的機能の改善がもたらされるだろうか。

初期の研究では、認知的トレーニングによって、認知機能が実際に改善し、そして維持されるかどうかが焦点となった。グリーンら[9]は、正答するとフィードバックと金銭の報酬とが得られる環境において、ウィスコンシン・カードソーティングテスト（WCST）の成績が改善することを報告している。一方でこの改善が類似の問題解決能力を要する心理テストにおいては示されなかった（般化《generalization》しない）との報告[2]もある。また注意維持機能の改善についての効果研究のレビューでは、まだ明確な効果があるとは言い難いとの意見がある[27]。統合心理療法（IPT）のうち認知的介入プログラムを二例の統合失調症患者に二四セッション行った研究[23]では、二例とも遂行機能などの改善をみた。主に前頭葉の機能とされる遂行機能検査（Tower of London）の際に、前頭葉血流低下（hypofrontality）を示した一例は、トレーニング後に血流量が有意に増加していた。これは認知機能障害の神経生理学的基盤のひとつと考えられる、前頭葉血流低下が認知的介入により改善する可能性を示している。社会的状況認知機能を標的とした報告としては、四二例の対象者を無作為に二二セッションの社会的状況認知のトレーニング（他者の感情把握、過去の社会的事象の記憶を呼び出すやり方、表情の理解についての練習）と、レジャー活動に振り分けた治験では、トレーニング群で状況認知機能が有意に改善し、正常対照群に近い成績となったとの報告がある[28]。

こうして、認知的トレーニングによって認知機能の改善がほぼ確実となった段階で、次にそれによって精神症状や社会的機能などが改善するかどうか、すなわちその効果が及ぶ範囲についても検討されるようになった。ワイクスら[32]（T. Wykes, et al.）は三三例の統合失調症患者を、対象群（毎日一時間、合計四〇日間の遂行・問題解決技能の訓練）またはコントロール群（同頻度の作業療法）に無作為に振り分けた。対象群では遂行機能の一部と一次性言語記憶の一部が有意に改善（一二神経心理テストのうちの三テスト）したが、社会的な機能および精神症状の改善については有意差がなかった。著者らは、もし遂行機能の改善が閾値に達すれば、たとえ短期間であったとしても社会的機能の改善が見られるのではないかと推論している。

　上記のように、認知的トレーニングのみでは、標的となった機能は改善するものの、精神症状や社会的機能への効果が不十分との報告が見られたために、その次のステップとして、認知的トレーニングと従来型の認知行動療法やリハビリテーションを組み合わせた研究も報告されるようになっている。ブレナーら[5、6]（H.D. Brenner, et al.）は認知機能のトレーニング（カードの選別および社会的な状況把握）と、問題解決技能を重視したＳＳＴを組み合わせた統合心理療法（ＩＰＴ）を実施している。ＩＰＴ群では、伝統的な入院治療と比べて注意機能と精神症状が有意に改善し、その効果が一八カ月持続していたとの報告がある一方で、社会的な機能は改善しなかったとの報告もある。スポルディングら[25、26]（W.D. Spaulding, et al.）はネブラスカ州で標準的治療では改善しない統合失調症患者で、地域への移行プログラム病棟入院患者九一例を無作為に対象群（ＩＰＴのうち認知機能のトレーニングを実施）もしくは支持的集団精神療法に振り分け、六カ月間治療を行った。両群とも通常のリハビリテーションのほか、ＵＣＬＡ・ＳＩＬＳプログラム[30]に基づいたＳＳＴが実施された。精神症状は両群とも改善したが、思考解体については対象群の方がより改善をみた。問題解決技能は両群とも改善したが、一部の下位尺度で対象群がより改善度が高かった。ＣＯＧＬＡＢと呼ばれる一連の認知心理テストバッテリーでは、両群とも一部の機能（処理容量、遂行機能、記憶機能）が改善したが、処理容量のテストでは対象群が有意に改善度が高かった。著者らは臨床的観察に基づいて、認知的介入は一部の患者のある回復段階において有用との感触があり、個々の患者に基づく個別のプログラムが必要と述べている。また認知機能障害を、①固定的で治療反応性に乏しいもの、②状態像によって変化し薬物療法などに反応するもの、③動作性記憶などより高次の認知機能で精神病状態の改善によっては自発的に改善しないもの、に分け、三番目の機能障害が認知的トレーニングの標的ではないかと述べている。

認知的トレーニングの実施期間についても検討されている。ハダス・リダーら[12]（N. Hadas-Lidor, et al.）は、四八例のデイケア通所中の統合失調症患者を認知的トレーニング群と伝統的な作業療法群に無作為に振り分け、一年間の介入期間の後、六カ月後まで追跡した。対象群の方が記憶など多くの認知機能が有意に改善し、就業状況と居住状態も有意に良好であった。日常生活のスキルについては有意差がなかった。著者らは、十分な機能の改善のためには介入の持続期間も重要としている。

これまでの効果研究を概観すると、トレーニングを受けた特定の認知機能については、それがより要素的な注意維持の機能であれ、より統合的な遂行機能であれ改善することが確かめられているが、それによって社会的な機能が改善するかどうかはまだ十分実証されていないといえる。どの認知機能が、どの社会的機能の制限要因であるのか、すなわち認知的トレーニングの標的となる認知機能はどれであるのかということがまだ明確になっておらず、課題となっている。また、新世代抗精神病薬を認知的トレーニングに併用することによる効果が、今後注目されよう。

これまで述べてきたことは、認知機能を直接改善するためのトレーニングについてであって、現在日常的に行われている認知行動療法とは一線を画する。ベラックら[3]（A.S. Bellack, et al.）は、認知的トレーニングへの期待が、実際の成果よりも上回っていることを指摘した上で、認知機能を改善するのではなく、認知機能への負荷を最小にするリハビリテーションの方法を提案している。ベリガンら[29]も、社会的な機能がさまざまな認知機能と関連しており、また個々の認知機能も相互に高い相関を持っていることから、社会的な機能を改善するにあたって、特定の機能障害の改善を図るよりは、機能障害を代償する手段を講ずる方がよいのではないかと述べている。筆者もまた、「生活の改善」という視点からは、こうしたいわば伝統的なリハビリテーションの有用性を実感している。

伝統的なリハビリテーションの技術を認知機能障害に即して考えるならば、まず一点目として認知機能を代償する学習方法の工夫がある。具体的には、①自発的参加を促すために、いつもリハビリテーションのゴールを明確にする、②情報の提供にあたっては、繰り返し、わかりやすく、視覚と聴覚双方からの入力を使用する、③不快な刺激を避け、社会的訓練の場面をわかりやすい構造化されたものに保つ、④直後の正のフィードバックによる行動の強化、⑤複雑な行動を小さいステップに分けて練習し、失敗をしないように援助するなどである。

二点目は認知機能を補う適応的アプローチであり、ゴーサインとノーゴーサインを識別することがその例として挙げられる。統合失調症の人は、相手の状況把握が苦手なことが多いため、「どのような状況でどう相手に話しかけるか」が一般的に難しい。相手の視線・表情・声のトーン・姿勢から、シンプルで具体的な手がかりを明示し、状況把握の方法を獲得する練習である。

三点目は障害があっても生活できるように周囲の環境や対人関係を調整するもので、こうした人的援助によって、障害があっても作業や対人交流が可能になるとき、生き生きと持てる力が発揮できるようになることは、デイケアなどの場面で患者を援助したことのある人は実感しているものと思われる。これは身体障害であれば、バリアフリーの住環境に相当する。筆者のこれまでのリハビリテーションの経験でも、援助付き雇用によって、一般就労が持続して自信を取り戻した例で、会話がなめらかで自然になり、作業能力も改善が見られた例などがある。

単純に図式化していえば、認知機能の改善が先か、社会的機能の改善が先かということは、リハビリテーションの戦略にかかわる問題である。WHOの新しい国際障害分類[31]でも、一九八〇年に制定された初版では、疾病→機能障害→能力障害→社会的不利という因果関係モデルであったことから脱却して、社会的機能と機能障害とは相互に関連があるが必ずしも単純な因果関係ではないこと、疾病はさまざまな障害にかかわるが単一の原因ではなく、環境要因も大きいことなどが強調されている。認知的トレーニングの昨今の隆盛についても、こうした視点から検討しておくことが必要と筆者は考える。

Ⅳ　非定型抗精神病薬による社会的機能の改善効果
――認知機能はどの程度介在するか

非定型抗精神病薬の投与によって社会生活にどのような影響があるかについては、クロザピンのデータがある。ローゼンヘックら[24]（R. Rosenheck, et al.）は従来型抗精神病薬二種類の十分量の投薬によっても精神病症状が持続し、二年以上重篤な社会生活の障害があり、治療抵抗性統合失調症と判定された例を無作為にハロペリドール群（五〜三〇ミリグラム）とクロザピン群（一〇〇〜九〇〇ミリグラム）に振り分け、一三カ月追跡した。途中でほかの薬に切り替えるなどの影響で、ハロペリドール群は一六九例、クロザピン群は一二二例が追跡された。デイケアなどの保護的な社会生活に週二回以上参加、もしくはより高い社会的機能（援助付き雇用、職業リハビリテーション、就学および通常の就労など）を示す人の割合は、三カ月後にはクロザピン群が有意に高く、この差は一三カ月まで維持された（クロザピン群が五〇％前後に対し、ハロペリドール群では二〇％台で推移）。治療開始六カ月後までは、クロザピン投与による精神症状の改善およびＱＯＬの改善が示唆されたが、一二カ月後までのデータからは、クロザピンのほかに心理社会的治療がこれらの改善

に寄与していた。心理社会的治療が有効性を発揮するまでには、一定の期間が必要なことが推察される。

リンズトロム[19]（L. Lindstrom）は治療抵抗性と判定されクロザピンを投与された一二二例の統合失調症または統合失調感情病患者を調査したが、最大一七年間の服薬期間で服薬遵守不良は七％のみであり、二年以上の投与期間のある例では四〇％が就業し、社会的によい機能水準にあった。ボーブスら[4]（J. Bobes, et al.）は三六二例の急性期にある統合失調症患者（ＩＣＤ-10）にリスペリドンを投与し、八カ月間追跡調査した。ＢＰＲＳでは陽性症状、陰性症状、不安・抑うつ症状のいずれも有意に改善していた。能力障害をＷＨＯのＩＣＩＤＨ（International Classification of Impairments, Disabilities, and Handicaps）によって評価したが、概括評価、セルフケア、職業能力、家庭での機能、社会的機能のいずれも有意な改善を示した。この調査はオープントライアルであり、また急性症状の改善に伴う生活障害改善の可能性も否定できないだろう。

以上のように、非定型抗精神病薬の投与によって、精神症状および社会的機能がどう改善するかは報告があるものの、治験期間が数週間から数カ月程度では、十分に社会的機能まで改善しない可能性が高く、まだデータとして不十分な段階である。さらに、認知機能の改善が、社会的機能の改善にどの程度寄与するかとなるとそのデータは少ない。たとえばクエスタら[7]（M.J. Cuesta, et al.）は三八例の外来患者を対象に、六カ月間の追跡調査を行ったが、非定型抗精神病薬群と従来型抗精神病薬群との比較において、注意維持機能、言語性記憶、遂行機能の改善が見られたものの、社会的機能には有意差がなかった。グレースら[8]（J. Grace, et al.）は三一例の治療抵抗性と判定された統合失調症患者に、クロザピン投与と心理社会的治療を継続して三年間追跡調査した（三年後まで脱落しなかったのは二二例）。陽性症状は比較的速やかに改善したが、陰性症状は二年間にわたってゆっくりと改善が見られた。認知機能は一五種類の広範な神経心理学的検査が施行されたが、そのうち一〇種類で有意な改善を認め、一年目の時点ですでに改善がピークに達した検査や、二年目まで改善が持続した検査などいろいろであった。一年目までに八例が退院し、二年目までに一八例、三年目までに一九例が退院した。この結果からは、陽性症状、陰性症状、個々の認知機能はそれぞれ回復のペースが異なる可能性があること、社会的機能の改善には二年程度の期間が必要であることが推定される。

非定型抗精神病薬は主観的および客観的ＱＯＬの改善が期待されており、効果指標としてＱＯＬを用いた研究が数多く報告されている。ボルガンティら[30]（L. Voruganti, et al.）は二三〇例の症状が六カ月以上安定している外来患者を対象に調査を行い、従来型抗精神病薬服用群と比較して、非定型抗精神病薬服薬群（リスペリドン、オランザピンなど）では、有意に副作用が少なく、治療への肯定的意見が多く、薬物性の不快気分（neuroleptic dysphoria）が少なく、主観的ＱＯＬが良好であった。しかし一方では臨床家が評価した客観的ＱＯＬおよび社会的機能（ＧＡＦ）には有意差がなかった。著者らは六カ月という観察期間が、客観的評価まで改善するには短すぎた可能性とともに、薬物療法のみではなく心理社会的治療の必要性も考察している。メリディスら[20]（C. Merideth, et al.）は、六八四例の統合失調症もしくは統合失調感情病の患者を、無作為にリスペリドン群もしくは従来型抗精神病薬群に振り分けて、一二カ月間追跡を行った。リスペリドン群は有意に全般的改善度が高く、副作用が少なく、ＱＯＬの一部が有意に改善していた。以上のように、ＱＯＬを評価指標とする研究で非定型抗精神病薬の優位性が明らかになっている。宮田[21]のレビューでも、これまでの非定型抗精神病薬によるＱＯＬへの改善効果がまとめられている。

ＱＯＬは、主観的評価は満足度に近く、客観的評価は社会的機能に近いと考えられる。また宮田[21]によれば、評価する範囲によって総合的なＱＯＬから治療に対応した特異的ＱＯＬまで四種類に分類される。したがって、社会的機能の評価と同様に、ＱＯＬもまたそのどの部分がより改善するのか、また報告同士の比較対照のためにも尺度の標準化が必要になるだろう。本論のテーマとなる、ＱＯＬの改善に認知機能がどの程度介在しているかに関しては報告を見いだすことができなかった。

これまで述べてきたことをまとめると、社会的機能と認知機能障害は関連が深いことは明らかであるが、治療論としてまず認知機能障害の改善を行うべきかどうかは、まだ議論のあるところであろう。非定型抗精神病薬によって、社会的機能やＱＯＬの改善を期待できそうであるが、それが精神症状の改善によるのか、認知機能の改善が関与しているのか、それとも副作用の軽減などによるものなのか、まだ十分なデータはないといえよう。数カ月の治験ではなく、もっと長期間（おそらくは約二年）の調査期間が必要と考える。またどのような心理社会的治療を併用するかも、ことに長期間にわたる転帰調査では重要になってくるだろう。いずれにしても統合失調症の治療において、社会的機能やＱＯＬの改善が注目される事態は、治療を受ける患者の側からは好ましい変化と思われる。

文　献

（1）Addington, J., Addington, D.：Neurocognitive and social functioning in schizophrenia：a 2.5 year follow-up study. *Schizophr. Res.,* 44；47-56, 2000.

（2）Bellack, A.S., Blanchard, J.J., Murphy, P. et al.：Generalization effects of training on the Wisconsin Card Sorting Test for schizophrenia patients. *Schizophr. Res.,* 19；189-194, 1996.

（3）Bellack, A.S., Gold, J.M., Buchanan, R.W. et al.：Cognitive rehabilitation for schizophrenia：problems, prospects, and strategies. *Schizophr. Bull.,* 25；257-274, 1999.

（4）Bobes, J., Gutierrez, M., Gibert, J. et al.：Quality of life in schizophrenia：longterm follow-up in 362 chronic Spanish schizophrenic outpatients undergoing risperidone maintenance treatment. *Eur. Psychiatry,* 13；158-163, 1998.

（5）Brenner, H.D.：The treatment of basic psychological dysfunctions from a systematic point of view. *Br. J. Psychiatry,* 155（suppl. 5）；74-83, 1989.

（6） Brenner, H.D., Hodel, B., Roder, V. et al.：Treatment of cognitive dysfunctions and behavioral deficits in schizophrenia. *Schizophr. Bull.,* 18；21-26, 1992.
（7） Cuesta, M.J., Peralta, V., Zarzuela, A.：Effects of olanzapine and other antipsychotics on cognitive function in chronic schizophrenia：a longitudinal study. *Schizophr. Res.,* 48；17-28, 2001.
（8） Grace, J., Bellus, S.B., Raulin, M.L. et al.：Long-term impact of clozapine and psychosocial treatment on psychiatric symptoms and cognitive functioning. *Psychiatr. Serv.,* 47；41-45, 1996.
（9） Green, M.F., Ganzell, S., Satz, P. et al.：Teaching the Wisconsin Card Sorting Test to schizophrenic patients. *Arch. Gen. Psychiatry,* 47；91-92, 1990.
（10） Green, M.F.：What are the functional consequences of neurocognitive deficits in schizophrenia? *Am. J. Psychiatry,* 154；799-804, 1997.
（11） Green, M.F., Nuechterlein, K.H.：Should schizophrenia be treated as a neurocognitive disorder? *Schizophr. Bull.,* 25；309-318, 1999.
（12） Hadas-Lidor, N., Katz, N., Tyano, S. et al.：Effectiveness of dynamic cognitive intervention in rehabilitation of clients with schizophrenia. *Clin. Rehabil.,* 15；349-359, 2001.
（13） Harvey, P.D., Howanitz, E., Parrella, M. et al.：Symptoms, cognitive functioning, and adaptive skills in geriatric patients with lifelong schizophrenia：a comparison across treatment sites. *Am. J. Psychiatry,* 155；1080-1086, 1998.
（14） 池淵恵美、岩崎晋也、杉本豊和ほか「統合失調症の障害構造―ＬＡＳＭＩによる生活障害評価のクラスター分析」臨床精神医学、二七巻、一九三―二〇二頁、一九九八年。
（15） Ikebuchi, E., Nakagome, K., Takahashi, N.：How do early stages of information processing influence social skills in patients with schizophrenia? *Schizophr. Res.,* 35；255-262, 1999.
（16） 池淵恵美「社会生活能力（Independent living skills）の評価」臨床精神医学（増）、三五八―三六八頁、一九九九年。

(17)　Kern, R.S., Green, M. F., Satz, P.：Neuropsychological predictors of skills training for chronic psychiatric patients. *Psychiatry Res.,* 43；223-230, 1992.

(18)　Liddle, P.F.：Cognitive impairment in schizophrenia：its impact on social functioning. *Acta Psychiatr. Scand., Suppl.* 400；11-16, 2000.

(19)　Lindstrom, L.H.：Long-term clinical and social outcome studies in schizophrenia in relation to the cognitive side effects of antipsychotic drugs. *Acta Psychiatr. Scand., Suppl.* 380；74-76, 1994.

(20)　Merideth, C., Mahmoud, R.A., Engelhart, L.M. et al.：Clinical and quality superiority of risperidone over conventional antipsychotics under usual care conditions：a prospective randomized trial in schizophrenia and schizoaffective disorder. 151st Annual Meeting of the American Psychiatric Association, May 30-June 4, Toronto, Canada, 1998.

(21)　宮田量治「薬物療法の実際—新薬とＱＯＬの改善」精神科治療学、一六巻、一二六七—一二七八頁、二〇〇一年。

(22)　丹羽真一、小林恒司、廣山祐治「統合失調症の認知障害、陰性症状、生活障害」精神医学レビュー二七、丹羽真一編：『精神疾患の認知障害』ライフサイエンス、東京、五六—六五頁、一九九八年。

(23)　Penades, R., Boget, T., Lomena, F. et al.：Brain perfusion and neuropsychological changes in schizophrenic patients after cognitive rehabilitation. *Psychiatry Res.,* 98；127-132, 2000.

(24)　Rosenheck, R., Tekell, J., Peters, P. et al.：Does participation in psychosocial treatment augment the benefit of clozapine?　*Arch. Gen. Psychiatry,* 55；618-625, 1998.

(25)　Spaulding, W., Reed, D., Storzbach, D. et al.：The effects of a remediational approach to cognitive therapy for schizophrenia. In：(eds.), T. Wykes, N. Tarrier, S. Lewis：*Outcome and Innovation in Psychological Treatment of Schizophrenia.* John Wiley & Sons, Chichester, p.145-160, 1998.

(26)　Spaulding, W.D., Fleming, S.K., Reed, D. et al.：Cognitive functioning in schizophrenia：implications for psychiatric rehabilitation. *Schizophr. Bull.,* 25；275-289, 1999.

(27)　Suslow, T., Schonauer, K., Arolt, V.：Attention training in the cognitive rehabilitation of schizophrenic patients : a review of efficacy studies. *Acta Psychiatr. Scand.*, 103 ; 15-23, 2001.

(28) Velligan, D.I., Bow-Thomas, C.C., Huntzinger, C. et al. : Randomized controlled trial of the use of compensatory strategies to enhance adaptive functioning in outpatients with schizophrenia. *Am. J. Psychiatry*, 157 ; 1317-1323, 2000.

(29) Velligan, D.I., Bow-Thomas, C.C., Mahurin, R.K. et al. : Do specific neurocognitive deficits predict specific domains of community function in schizophrenia? *J. Nerv. Ment. Dis.*, 188 ; 518-524, 2000.

(30) Voruganti, L., Cortese, L., Oyewumi, L. et al. : Comparative evaluation of conventional and novel antipsychotic drugs with reference to their subjective tolerability, side-effect profile and impact on quality of life. *Schizophr. Res.*, 43 ; 135-145, 2000.

(31) WHO : International Classification of Functioning, Disability and Health. WHO, Geneva, 2001.

(32) Wykes, T., Reeder, C., Corner, L. et al. : The effects of neurocognitive remediation on executive processing in patients with schizophrenia. *Schizophr. Bull.*, 25 ; 291-307, 1999.

[池淵恵美、臨床精神薬理、五巻、一二七一―一二七八頁、二〇〇二年]

認知機能リハビリテーションは統合失調症の機能回復に有用か

I　はじめに

本論は統合失調症の認知機能リハビリテーションの臨床的有用性について、文献総説を行うものである。福田[16]によれば統合失調症の障害は脳機能から見て、事物の処理機能の障害、社会的認知の障害、自己に対する認識の障害、高次脳機能障害による非特異的障害の四種類に分けることが可能だが、これまで統合失調症の認知機能障害として注目されてきたのは、主に事物処理の障害である。そしてその処理の過程を情報処理理論に沿って、注意の維持、刺激の弁別、概念形成、一次性および二次性記憶、遂行機能などに分け、それぞれの障害を神経心理テストによって把握するものである。そこで議論を明確にするために、本論で認知機能障害というときは、特に断らない限り事物処理の認知機能障害をさすこととする。認知機能障害の治療面では、非定型抗精神病薬の影響が注目を受けている。また認知行動療法の技法を用いた、認知機能リハビリテーションについても、報告が見られるようになっている。本論ではまず、認知機能障害の社会生活への影響について整理し、次いで認知機能リハビリテーションの標的、用いられる技術などを検討した上で、効果研究を概観し、最後に臨床への応用可能性について述べたい。

II　統合失調症の社会生活の障害

まず統合失調症の社会生活の障害を整理したい。筆者は日頃デイケアのメンバーと接しているが、その社会生活の障害にはいろいろな軸があり、その相互関連性は必ずしも高くないことを経験している。その軸は、対人機能、課題遂行能力、集中力・持続力、意欲・発動性、生活課題への安定性（ストレスへの脆弱性）、障害についての内省可能性（障害認識）[28]などである。たとえば対人共感性が高いが、課題遂行能力が低く、症状についての内省に乏しい例、手先の巧緻性は高いが集中力・持続力に欠け、ストレスにもろい例などさまざまである。筆者らは、かって生活レベルの評価を精神障害者社会生活評価尺度（ＬＡＳＭＩ）を用いて行った。[26]ＬＡＳＭＩは臺弘による生活障害の概念を理論的枠組みとして、日常生活で観察された障害を四〇項目に整理したものである。二〇〜五九歳の四二三例をＬＡＳＭＩで評価したところ、一一のクラスターが確認された。セルフモニター、社会資源の活用、状況判断や協調性、課題の自主的な遂行能力、対人技能のクラスターなどである。丹羽[45、46]は障害概念を、より生物学的な次元で素因規定的である機能障害と、機能障害を基盤として生活学習と社会情報により形成される二次的な障害に分けた。これらのクラスターの中には機能障害に近いものと、より環境規定性が高く学習性の障害が含まれていよう。

Ⅲ　社会生活の障害と認知機能障害との関連

1　認知機能障害

近年は生活レベルの障害と認知機能障害との関連を解析する研究が多数出されている。たとえば、ケルンら[33]（R.S. Kern, et al.）は長期間の社会生活技能訓練（ＳＳＴ）での学習能力が、注意力の維持と視覚情報処理容量とに関連があることを報告している。アディントンら[1]（J. Addington, et al.）は、六五名の統合失調症患者を二年半追跡調査しているが、追跡開始当初の認知機能（言語能力、言語記憶、ビジランス）はその後の問題解決技能をよく予測していた。地域生活の転帰やスキル学習能力に関して、言語記憶、遂行機能、ビジランス、動作性記憶が有意な寄与を示したとの報告もある。[19]

2　どのような認知機能がどのような社会生活の障害と関連しているか

グリーン[18]（M.F. Green）はこれまでの研究を総説して、生活技能の学習や地域で生活する機能との関連性が高い認知機能として、選択的注意の維持といったより要素的で情報処理過程のより早期の段階の機能と、言語記憶の機能を挙げている。さらにグリーンら[19]は、社会的な機能と認知機能との関連について検討した三七研究をメタ解析した結果、新しいスキル獲得の能力は、一次性及び二次性言語記憶や持続的注意の能力が影響を与えており、地域で自立して生活する能力については、二次性言語記憶機能や遂行機能が関連性が高いと指摘している。ベリガンら[69]（D.I. Velligan, et al.）は言語性記憶はさまざまな自立生活の転帰に関連し、また遂行機能は就労と日常生活のＡＤＬを予測するとしている。スミスら[58]（T.E. Smith, et al.）は作動記憶が良好であったものは、社会生活技能の回復が有意に良好であったと述べている。丹羽ら[47]は一時記憶・陰性症状・日常生活技能全般及び対人技能の密接な関連性を挙げている。

以上から、生活レベルの障害が対人技能か、自立生活技能か、就労か、それとも新たな生活能力の獲得などにより、関連性の高い認知機能は異なる可能性があること、言語記憶や遂行機能が繰り返し関連性を指摘されていることがわかる。

3　社会的認知

これまで述べてきた事物処理の認知機能に対し、対人技能に関して社会的認知（social cognition）[2,30]の重要性を指摘する意見が見られるようになっているので、社会生活への影響を以下に簡単に検討しておきたい。社会的認知とはブラザーズ[9]（Brothers）によると、「社会的な交流の根底にある精神機能で、他者の意図や性向を受けとめる人間としての能力を含む」ものである。ピンクハムら[54]（A.E. Pinkham, et al.）は社会的認知は、「こころの理論」や「社会的状況把握（表情認知や身振りなどの社会的手がかりの認識）」や原因帰属スタイルに還元できると考えている。コリガンら[11]（P.W. Corrigan, et al.）は社会的手がかりの認識と問題解決能力には明確な関連があったとしている。ペンら[52]（D.L. Penn, et al.）は、社会的文脈把握の課題が健常者と比べて低下していること、病棟内での適応的行動との関連が見られたことを報告している。ペンら[50]はそのレビューで、事物処理の認知機能障害では、統合失調症の社会機能の障害を十分には説明できないこと、社会的認知は、非社会的な認知機能とある程度独立した機能であること、精神症状もまた社会的認知のゆがみとして説明できると述べている。イーネンら[24]（G.H. Ihnen, et al.）はセルフモニタリングスキルの高さと社会生活技能との関連を報告している。アペロら[3]（M.T. Appelo, et al.）は社会的行動を順序に沿って配列できる能力が社会的行動との関連が高いことを報告している。ペンら[51]は、セルフモニターの高低は、社会生活技能のうちの会話に関連するスキル（paralinguistic skills）との関連が見られた。池淵ら[26]は社会的な行動は、社会的認知や行動の立案、および陰性症状や解体症状と相関があることを報告している。

社会的認知と特定の脳部位との関連についても、さまざまな報告が見られるようになっている。たとえば、「こころの理論」については、課題遂行時の脳活性の検査などより、内側前頭前野、前頭葉眼窩面との関連が報告されている。同様課題で、アスペルガー症候群の人では、健常者と比較して、前頭前野の内側部の賦活部位がより前方および下方に偏移していた[21]などの報告がある。表情認知課題では外側紡錘状回、上側頭溝領域、感情認知では扁桃核などとの関連が指摘されている。たとえばラッセルら[57]（T.A. Russell, et al.）は、五例の統合失調症の人に目の表情認知の課題を行い、機能的ＭＲＩで左下前頭回の活性化が不十分であることを報告している。扁桃核の過活性が、被害的傾向、すなわち恐怖を強く認識する傾向と関連するのではないかとの考えも見られる[9]。

以上のように、社会的認知は、ことに対人技能との関連が高く、社会生活にさまざまな影響がある。水野ら[44]は、社会的認知は事物処理の認知機能と関連があるが、それのみで構成されるものではないとしている。社会的認知と、事物処理の認知機能とはそれぞれ異なる経路において社会的行動に影響を与えていること、すなわち相互の相対的独立性が考えられる。これまで認知機能障害は、主として事物の処理機能が想定されてきた。統合失調症の障害を包括的にとらえるために、つまり臨床的にも有用性を増すためには、それ以外の部分への認知機能障害理論の拡張が求められているといえよう。自己に対する認識の障害も臨床上重要であり、その介入技術の開発が要請されている[28]。

4　精神症状との関連

社会生活への影響は、これまで事物処理の認知機能障害が注目され、ついで社会的認知が近年研究報告が増えていることを述べた。それでは精神症状の影響はどうだろうか。

陽性症状はグリーンら[18]のレビューで、社会的機能への影響は薄いとされている。しかし横断的には、周囲との関わり方[25]や自己評価への影響、注意の維持や遂行能力への妨害作用など、さまざまな影響を及ぼしていると思われる。英語圏においては主に幻聴についての心理学的仮説から、自己に対する認識の障害との関連が指摘されている。たとえば、フリスら[14]（C.D. Frith, et al.）は「活動の意図についてのセルフモニターの障害から、内的な言語すなわち思考が、外的な感覚と誤認される」と仮説を立てた。実際に、幻聴をきいている最中はブローカ野（運動性言語中枢）の血流が増加するとの報告[38]がもたらされている。キーフら[32]（R.S.E. Keefe, et al.）は提示された言葉がもともと自分自身・検査者・写真のいずれから提示されたものかを弁別する「刺激語の由来のモニター」検査の改善と精神症状の改善とは相関すると報告した。

解体症状は社会的機能への影響が大きく、対人技能と有意な関連があるとの報告[27]がある。ハーディ＝バイルら[22]（M.C. Hardy-Bayle, et al.）は、文脈に沿った統合的情報処理の障害と「こころの理論」の欠陥で説明できるとしている。意欲・発動性や、感情平板化、快感消失などの陰性症状が社会的機能に大きな影響をもたらすのは周知のことであろう。

以上のように精神症状は社会生活にさまざまな影響があり、その一部が自己に対する認識の障害や社会的認知の障害で説明されるにとどまる。これまで述べてきたことから、本論で論じようとしている認知機能障害、すなわち事物処理の障害は、統合失調症の機能障害の一部であり、社会生活には社会的認知や精神症状もまた影響を与えていることになる。しかし最初に述べたように、本論では論点を絞るために、事物処理の認知機能障害に的を当てて、その改善可能性を検討していきたい。

Ⅳ　認知機能リハビリテーションの改善可能性

1　認知機能リハビリテーションとは

統合失調症の認知機能障害の直接的改善のための介入は、具体的な教示、課題の細分化、反応直後の正のフィードバックや動機づけの強化といった認知行動療法の技法や、過剰学習（over learning）や誤り無し学習（errorless learning）によって、注意維持、遂行機能などの個々の認知機能の改善が目指される。こうした認知機能リハビリテーションは、「cognitive remediation」 「cognitive rehabilitation」「cognitive training」「cognitive remediation therapy」などと呼ばれ、認知機能の直接的な改善、もしくは低下している機能を代償する方略の獲得をめざすものであり、機能障害があっても生活しうる生活環境の調整と対比される。ワイクスら[72]（T. Wykes, et al.）は、思考スキル（thinking skills）の治療と呼んでいるが、欧州では神経心理学的な概念でとらえられる一方、米国では脳の神経ネットワークの改善といった、より直接的な脳機能へのアプローチとしてとらえられる傾向がある。

頭部外傷の患者を対象としたリハビリテーションはすでに一九一五年から報告があり、実証的研究も五十年に及ぶ歴史があるが、一九八〇年代からその報告が増加している。また一九七〇年代より、認知機能改善のための方略研究が事例研究として行われている。一方思考スキルへの治療的介入としては、マイケンバウムら[43]（D. Meichenbaum, et al.）による、思考過程を音声にすることで自己コントロールを増す試み（speak aloud）をはじめ、報酬による強化など三十年にわたる歴史があるが、一九九〇年代になって報告数が増えている。

2　認知・行動療法との異同

先に述べたように正のフィードバックや動機づけの強化、誤り無し学習（errorless learning）など学習を促進する技術を用いる点では共通しているが、認知を内容とプロセス（情報処理過程）

とに分けるならば、認知・行動療法は主に前者を対象とし、認知機能リハビリテーションは主に後者を対象としている。また認知機能リハビリテーションでは事物の処理機能を主な対象とし、認知行動療法では社会的認知や自己に関する認識も対象とする違いがある。表情認知など社会的認知のトレーニングは両者の中間に位置するものと考えることができる。

精神症状に対する認知療法[29]は、まさに認知内容の修正をはかるものであるが、セルフモニターや自己認識の障害、つまり作動記憶の中央実行系の機能[31]へのアプローチとも考えられる。もしくは、自己の感情状態、思考、自己の性格特性など自分自身の主観的状態を含む内的表象の機能[64]へのアプローチであるかもしれない。このようにして考えると、認知機能リハビリテーションと認知・行動療法とは連続性があり、両者の区別は概念状の二元論として位置づけるしかなさそうである。しかし当面は便宜上、認知内容と認知プロセスのどちらかを主な標的とするかで両者を分けて考えていきたい。

3　標的となる認知機能

(1) 情報処理過程による分類

福田ら[16]は、統合失調症の認知障害のうちでも最近注目を受けているのは、遂行機能とワーキングメモリー、すなわち出力処理であるとしている。これらは認知機能リハビリテーションの主な標的となっている。一方で入力処理については、記憶機能への介入が複数報告されている。注意維持についてのトレーニングは多くの報告が見られるが、早期の知覚処理課題への介入はまだほとんど報告されていない。音刺激提示後に判断の手がかりとなるフィードバックを与えることにより、判断の正答率とP300成分の振幅増大の見られる例があるとの報告[15]が見られる程度である。

(2) 統合失調症の素因との関連

trait（素因…注意持続テスト《continuous performance test》で測定される持続的な注意の障害など）、acquired（獲得された機能…記憶機能の障害など）、state（状態によって変化する機能…選択的注意の障害など）のいずれが対象となるだろうか。スポルディングら[59]（W. Spaulding, et al.）は、認知機能障害を、①固定的で治療反応性に乏しいもの、②状態像によって変化し薬物療法などに反応するもの、③動作性記憶などより高次の認知機能で精神病状態の改善によっては自発的に改善しないものに分け、三番目の機能障害が認知機能リハビリテーションの標的ではないかと述べている。前者の分類でいえばacquiredに近いと考えられる。

(3) 機能障害の重症度など

たとえば神経心理テストの成績からすると、遂行機能、言語流暢性、ビジランスなどはより障害が重く、一方では再認課題や知覚課題では障害が軽い傾向が一般的に認められている。どちらがより標的として適切だろうか。さらにどのような認知機能が直接的改善の対象であり、どのような機能は代償方法の習得が役立つだろうか。後述の効果研究をレビューする中で改めて考えてみたい。

4　理論的モデル

認知機能の改善についての理論的モデルをいくつか挙げる。

一番目のモデルは、特定の認知機能の改善を目指して学習理論を用いる「認知機能改善モデル」で、教示と練習とフィードバックの反復を行うもの、徐々に注意維持などの機能を増強するためのシェイピング（行動形成）技法、環境における手がかりを明確にして特定の認知行動が引き起こされるようにする環境改善モデルなどがある。

二番目のモデルは「階層的認知機能学習モデル」で、ブレナーら[8]（H.D. Brenner, et al.）の統合的心理療法がその代表例である。より要素的なものから複雑なものへと、系列的に認知機能の学習を図るもので、刺激の弁別などの要素的認知機能から始まり、表情認知などの社会的認知へと進み、最終的に問題解決技能や社会生活技能の獲得を目指すものである。

三番目のモデルは「代償方法学習モデル」で、障害があると考えられている遂行機能を代償するために、問題解決技能の過程を学習したり、表情認知を正確なものとするために具体的な手がかりを提供して、ゲシュタルトではなくとも表情が認識できるように練習するなどがその例である。

5　用いられる介入技術

ウィスコンシン・カードソーティングテスト（WCST）は、カードを一定の規則に沿って分類していくが、その規則が継時的に変化していく課題で、遂行機能など前頭前野の機能を反映するとされる。統合失調症においてその成績が低下することが知られ、前頭前野背外側部の血流低下を伴うとの所見とともに有名となった。丹羽[45]は機能障害と生活障害にまたがる障害を反映していると指摘している。WCSTの成績が改善するかどうか、さまざまな報告がなされており、そこに認知機能リハビリテーションのさまざまな介入技術が用いられているので概観したい。

グリーンら[17]は、正答するとフィードバックと金銭の報酬とが得られる環境において、WCSTの成績が改善することを指摘した。サマーフェルトら[62]（A.T. Summerfelt, et al.）も金銭による報酬で保続エラー数が減少するとしている。しかしベラックら[5]（A.S. Bellack, et al.）、ボレマら[69]（M.G. Vollema, et al.）など、金銭による報酬では改善しないとの報告も複数あり、単に動機づけを改善しただけではWCSTの成績は十分には改善しないと思われる。

それでは認知的介入の効果はどうだろうか。ベラックら[5]は、テストについての具体的な教示と練習（実際に自分でやってみることやくり返し練習）により、成績が有意に改善し、数日後にも持続した。ボレマら[69]は分類の規則や、途中で規則が変わることについて説明を行うことで、達成課題数および保続エラー数が改善することを報告した。

ヤングら[75]（D.A. Young, et al.）は、障害の重い統合失調症患者を対象として選び、A群は簡単な教示（ベラックらの行った方法）を行い、B群は the scaffolded instruction（認知段階に応じた教示）を実施した。これはまず試行によってどの課題までは達成できているかを確認し、達成できていないものについて、簡単なステップに分けて誤り無し学習（errorless learning）の要領で徐々に学習を進めるものである。また学習の具体的な手がかりを提供する、被験者が自分で方法を発見できるよう援助することなどを行う。結果は、達成課題数はB群のみ改善し、四週間後にも維持されていた。ストラッタら[61]（P. Stratta, et al.）は、通常の方法で一回（一二八枚）実施し、二回目はカード分類の際に何を基準に行ったかを声に出しながら実施したところ、保続エラー数が減少した。この方法は刺激の特徴を取り出して分析し、概念化し、次の行動の方向性を決めることを促したと考えられる。

以上のように、WCSTのルールについての教示や反復練習は有効であったが、達成レベルにあわせて個別に無誤謬学習を行う、実施していることの概念化を促すなどの介入がより有用である可能性がある。ベラックら[6]はトレーニングの成果はWCSTに限定されており、ほかの遂行機能に般化しないことを指摘した。この点は大きな課題であろう。

これまで、WCSTを例にして、介入技術の有用性を検討してきた。それに対し、メダリアら[42]（A. Medalia, et al.）はNEAR（Neuropsychologial Educational Approach to Cognitive

Remediation：認知機能改善のための神経心理・教育センター）の経験から、認知機能リハビリテーションを行うにあたり、ゴール設定など一般のリハビリテーション技術がまず必要であることを強調している。ＮＥＡＲでは参加者の認知機能をアセスメントした上で、トレーニングの必要な領域と難易度、時間数などを選定し、個別の実施計画に沿って練習を行っている。コンピュータープログラムを用いているが、トレーナーがそばでさまざまな援助を行う。コンピューターを用いるのは、発達障害のある人のためのさまざまな教育用ソフトウェアが使えること、視聴覚を通じて頻回にフィードバックできること、参加者が自分で選んで自分のペースで進めやすいことなどの理由とともに、「学生」が誇りを持ちやすいことを挙げている。彼女たちはよいトレーニングの必須条件として、内的な動機があること、すなわちトレーニングが自律的で自己決定が可能であり、うまくやれている感触をもてることが重要であるとしている。そのために、トレーニングが日常生活に役立つものであること、つまり日常生活との具体的な結びつきを伝えること、参加者の興味や価値に合致したトレーニングを重視すること、トレーニングの進め方や時間数などを本人が決定できるようにすることを行っている。また包括的なリハビリテーションプログラムの一部として、ＮＥＡＲを用いていることも強調している。

6　これまでの効果研究

(1) 単一の認知機能の改善可能性

初期の研究では、認知的トレーニングによって、標的となった特定の認知機能が実際に改善するかどうかが焦点となった。WCSTの介入研究についてはすでにふれた。メダリアら[40]は統合失調症の情報処理過程における注意機能の改善をターゲットにした認知機能リハビリテーションの効果を報告している。両群とも週三回全六週間の介入を行い介入群では注意機能の有意な改善が認められた。セルフモニター機能についても、ダニオンら[12](J.M. Danion, et al.)の報告で、一八例の外来患者は健常者と比較して、質問の回答が正答であるかどうかの認識や、その認識に基づいて回答行動を制御する能力が低下していること、その能力低下は報酬による動機強化によってある程度改善するとされた。メダリアら[41]は五四例の統合失調症患者を、問題解決トレーニング、記憶機能トレーニング、コントロール(レクリエーション、絵画など実施)の三群に振り分けた。問題解決トレーニング群は、自立生活評価の中の問題解決技能と、WAIS-Rの中の社会的類推課題が有意に改善していた。バークら[4](N. Bark, et al.)は同じ対象で精神症状は有意差を認めなかったとしている。これまでの報告ではおおむね、標的とした認知機能の改善(神経心理テスト成績の向上)は可能であると考えられる。メダリアら[41]は単純な要素的認知機能のトレーニングを画一に適用することは臨床的に有用な改善を引き出す上で効果に乏しく、社会的機能に直結するより複雑な認知機能を標的とすべきであると述べている。

（2）複数の認知機能改善を目指すプログラムとその効果の般化

複数の認知機能を標的として複合的なプログラムを行い、効果指標も精神症状や社会生活の質などにおく研究が増加している。ワイクスら[71]は三三例の統合失調症患者を、対象群（毎日一時間、合計四〇日間の遂行・問題解決技能の訓練）またはコントロール群（同頻度の作業療法）に無作為に振り分けた。対象群では遂行機能の一部と一次性言語記憶の一部が有意に改善したが、社会的な機能及び精神症状の改善については有意差がなかった。著者らは、もし遂行機能の改善が閾値に達すれば、社会的機能の改善が見られるのではないかと推論している。オルブリッチら[48]（R. Olbrich, et al.）は統合失調症患者三〇例を入院の順序により二群に振り分けた。両群とも単純反応時間は改善していたが、社会的機能は両群とも改善を認めなかった。このように、社会機能の改善に十分な結果が得られないところから、従来の精神障害リハビリテーションとの統合プログラムが試みられている。

（3）総合的な認知行動療法やリハビリテーションとの組み合わせ

ブレナーら[8]は認知機能のトレーニング（カードの選別および社会的な状況把握）と、問題解決技能を重視したＳＳＴを組み合わせた統合心理療法（ＩＰＴ）を実施している。ＩＰＴ群では、伝統的な入院治療と比べて注意機能と精神症状が有意に改善し、その効果が一八カ月持続していたとの報告がある一方で、社会的な機能は改善しなかったとの報告もある。ロダーら[55、56]（V. Roder, et al.）はＩＰＴを発展させて、認知療法や認知行動療法の技術を取り入れた。このプログラムはリバーマンら（R.P. Liberman, et al.）の開発したＳＩＬＳプログラム[38]に構造や技術が相似している。彼らは一〇五例を、対象群とコントロール群に分け、対象群には三カ月間週三回、次の三カ月間は二週に三回のトレーニングを実施した。対象群では精神症状や社会的統合能力の改善が見られ、その改善と相関して社会的機能も改善していた。スポルディング[59、60]らは入院患者九一例を無作為に対象群（ＩＰＴのうち認知機能のトレーニングを実施）もしくは支持的集団精神療法に振り分け、六カ月間治療を行った。両群とも通常のリハビリテーションのほかＳＳＴが実施された。精神症状は両群とも改善したが、思考解体については対象群の方がより改善をみた。問題解決技能は両群とも改善したが、一部の下位尺度で対象群がより改善度が高かった。ＣＯＧＬＡＢと呼ばれる一連の認知心理テストバッテリーでは、両群とも一部の機能（処理容量、遂行機能、記憶機能）が改善したが、処理容量のテストでは対象群が有意に改善度が高かった。このように、従来のリハビリテーションと統合したプログラムでは社会機能の改善もともに示されるとの報告が見られる。スポルディングらは、個別の認知機能の水準によってプログラムを適用すべきこと、注意維持機能などのより要素的な機能ではなく、急性期後にも回復が困難な認知機能を標的にすべきと述べている。

職業リハビリテーションとの統合についても検討がなされている。フィスドンら[13]（J.M. Fiszdon, et al.）は、職業訓練とともにコンピューターによる数字の順唱と言葉の配列練習を行った群では、職業訓練のみの群と比較して順唱が有意に改善し、六カ月後にもその完全が維持されていたことを報告している。ベルら[7]（M. Bell, et al.）は職業リハビリテーション（メディカルセンターでの賃金を支払う労働）のみの群と、職業リハビリテーションに認知機能リハビリテーションを加えた二群を比較し、五カ月後に後者の方が作動記憶、遂行機能、感情認知において改善が優れていたことを報告している。彼らは、認知機能リハビリテーションの成果を練習し、強化する場があったこと、すなわち職業リハビリテーションとの統合的実施の成果ではないかと結論づけている。

（4）認知機能リハビリテーションの実施期間および改善の持続期間

ハダス・リダーら[20]（N. Hadas-Lidor, et al.）は、四八例のデイケア通所中の統合失調症患者を認知機能リハビリテーション群と伝統的な作業療法群に無作為に振り分け、一年間の介入期間の後、対象群の方が記憶など多くの認知機能が有意に改善し、就業状況と居住状態も有意に良好であった。ワイクス[74]は認知機能リハビリテーションを行った群では、コントロール（intensive な作業療法）と比較して、数字の順唱とＷＣＳＴとが改善し、六カ月後にもその改善は維持されていると報告した。以上のように、数カ月以上の実施期間により改善が一定のレベルに達すると、社会的機能や精神症状にも改善が見られる可能性がある。

（5）認知機能リハビリテーションによる神経生理機能への影響

認知的介入プログラムを二例の統合失調症患者に二四セッション行った研究[49]では、二例とも遂行機能などの改善をみた。遂行機能検査（Tower of London）の際に、前頭葉血流低下（hypo-frontality）を示した一例は、トレーニング後に血流量が有意に増加していた。これは認知機能障害の神経生理学的基盤のひとつと考えられる、前頭葉血流低下が認知的介入により改善する可能性を示している。ウェクスラーら[70]（B.E. Wexler, et al.）は八例に対して、一〇週間の作動記憶についてのトレーニングを行い、言語性の作動記憶が有意に改善したこと、改善の程度と左下前頭葉の活性化の程度とに相関が見られたことを報告している。ワイクスらは、六例ずつの遂行機能トレーニング群（四〇時間実施）、コントロール群、健常群を比較して、トレーニング群では記憶機能が改善したものの割合が多く、そのものではｆＭＲＩにおいて右下前頭回の活性度が有意に増加していた。

（6）これまでに行われたメタ解析の結果

サスローら[63]（T. Suslow, et al.）は注意機能のトレーニングについてのレビューを行ったが、それらで用いられていた転帰を調査する三五変数のうち、一九変数は有意な改善を示していなかったとし、注意機能のトレーニングの有効性は保留であるとしている。カーツら[36]（M.M. Kurtz, et al.）はそれまでの研究をレビューして、ＷＣＳＴで測定される遂行機能はメタ分析でも改善が支持されること、反復練習による注意機能の改善は効果が一定しないこと、言語記憶については一定の改善効果が見られることなどを指摘している。

ピリングら[53]（S. Pilling, et al.）は一九八〇年代からの研究を検索して、無作為振り分け統制研究（RCT）であること、intention-to-treat を遵守していることなどの基準を設けたところ、五研究のみが検討の対象となった。注意、言語記憶、視覚記憶、遂行機能と、精神症状がアウトカム指標であったが、いずれの結果も有意なものとはいえなかった。彼らは、認知機能リハビリテーションはまだ臨床的に推奨できないと結論づけている。ヘイズら[23]（R.L. Hayes, et al.）（コクランライブラリ）は、一九八〇年代からの研究で、RCTであり、プラセボもしくはほかの治療法との効果を検討している三研究のみを検討の対象としているが、精神症状、社会的機能、認知機能のいずれも明確な改善がなく、自己価値観のみが有意な改善が見られたとしている。彼らは、認知機能リハビリテーションに対して賛成、もしくは反対いずれのデータもこの段階で得られなかったとしている。トワムリーら[65]（E.W. Twamley, et al.）はこれまでに報告された一七のRCTについてレビューしているが、これらのRCTは般化を見るために、認知機能以外にも精神症状など何らかのアウトカム指標を評価しているものに限っている。一四件でコントロールと比較して一つ以上のアウトカム指標で有意な結果が得られており、エフェクトサイズ（Cohen's d）は小から中等度であった。クラベンダムら[34]（L. Krabbendam, et al.）は一九九〇年代半ばからの一二件のコントロール研究をメタ分析し、全体でのエフェクトサイズは〇・四五（九五％信頼区間〇・二六〜〇・六四）と算出している。リハーサルを行うのか、方略を学習するのかでは、後者の方がよりエフェクトサイズが大きかった（有意差には至らず）。トレーニングの期間による効果の差は見いだされなかった。カーツ[35]は二〇〇〇〜二〇〇二年のＲＣＴ五件を検討し、実施時間数、標的となる機能、介入方法などがそれぞれ異なるとした上で、作動記憶や情動認知や遂行機能の改善が報告されているとしている。

以上のようにメタ解析の対象としてどのような研究が選択されるかによって、その結論はまだ一定しないように思われる。ワイクス[72]（Wykes）は、標的となる認知機能、介入技術、介入期間、介入のための理論などがさまざまであるために、メタ解析としてひとくくりに解析することにはまだ限界があるのではないかと指摘してる。

7　これまでふれなかった残された課題

(1)　薬物療法との関連

ワイクスら[74]は同じ認知機能リハビリテーションを行った際に、従来型薬と比べて、非定型薬服用者の方がより認知機能の改善が見られたとしているが、こうした報告はまだ少なく、今後の課題となっている。

(2) 社会的認知への介入研究

社会的認知についての介入研究も報告されるようになっており、発展が期待される。たとえば、四二例の対象者を無作為に二二セッションの社会的状況認知のトレーニング(他者の感情把握、過去の社会的事象の記憶を呼び出すやり方、表情の理解についての練習)と、レジャー活動に振り分けた治験では、トレーニング群で情動認知が有意に改善し、正常対照群に近い成績となったとの報告がある。[66] 今後の重要な領域である。

(3) 臨床応用する上での実施方法

集団実施と個別実施でどちらがよりメリットが大きいか、議論がある。また改善のための方略が個別の認知特性により異なる可能性がある。報酬による動機づけが有用な例とそうでない例、言語的手がかりが有用な例、視覚イメージが有用な例などである。統合失調症全体をマスとして処理するのではなく、こうした認知特性によって異なる介入方略を用いることで、効果研究もより一定の結果が得られるようになる可能性がある。精神症状に対する認知・行動療法でも個別に有効な対処方法が異なる点が指摘されており、[29] 共通する視点である。

V　伝統的リハビリテーションとの統合

有効なリハビリテーションの技法は、意識されているかどうかは別として、さまざまな機能障害を視野に入れた包括的なアプローチが実施されていると考えられる。たとえば意欲発動性の低下への対応として、安心感のある・楽しめる環境を整えることで、ゆっくりと意欲を引き出していくことが最初の一歩とある。また見近なリハビリテーションのゴールを設定することやちょっとした進歩に対してもあたたかい励ましをすることで、内的な動機づけを高めている。さらに集団での作業を通じて、新たな手順の学習や社会的な役割の取り方を学んでいくことになる。デイケアなどのさまざまなリハビリテーション場面では、個人の特性や能力に配慮して、たとえば同じ料理場面でも異なる種類や難易度の作業を割り振ることで、失敗せずに学習し、達成感がえられるように配慮されることがよく行われる。これは無誤謬学習の課程と考えることができる。

リバーマンら[38]によって統合失調症を対象として工夫されたSSTは、認知機能障害を前提として生活障害を改善する技法が組み立てられている点に特長がある。具体例として、自発的参加を促すために、いつも練習のゴールを明確にする、ビデオなどを用いて、視覚と聴覚双方からの入力を使用する、妨害刺激を避け、訓練場面をわかりやすい構造化されたものに保つ、直後の正のフィードバックによる行動の強化、複雑な行動を小さいステップに分けて練習するなどがある。

環境調整も重要な包括的リハビリテーションの技術であるが、これは機能障害があっても生活できるように周囲の環境や対人関係を調整するもので、こうした人的援助によって作業や対人交流が可能になるとき、生き生きと持てる力が発揮できるようになることは、デイケアなどの場面で患者を援助したことのある人は実感しているものと思われる。これは身体障害であれば、バリアフリーの住環境に相当する。地域ケアと認知機能リハビリテーションをつなぐ試みとして、ベリガンら[68]の報告がある。ベリガンらは四五例の統合失調症または統合失調感情病の患者を、薬物療法のみ、認知機能障害に見合う環境調整実施群（対象群）、認知機能障害にかかわらずに環境支援を行う群の三群に分け、九カ月間追跡調査を行った。対象群はコントロールの二群と比較して、有意に陽性症状と社会的機能が改善し、再発率も有意に低かった。こうした統合法も重要な発展方向であろう。

これまで述べてきたことから、テストバッテリーなど用いた認知機能の改善すなわち認知機能リハビリテーションと、デイケアなどで観察される行動レベルの社会的機能の改善すなわち伝統的リハビリテーションとは、同時に行われることが望ましいであろう。ブライソンら[10]（A. Bryson, et al.）は九六例の職業リハビリテーションに参加している患者を開始時に調査し、当初の一三週間までの作業能力は開始時の注意機能がもっとも予測性が高かったと報告している。まず注意機能の改善に取り組むというよりは、達成しやすい生活レベルのリハビリテーションによって意欲と達成感を高め、包括的な作業能力が上がってくるとき同時に、注意の持続練習を行うことが、臨床場面では有用かつ実際的ではないだろうか。

VI　おわりに——本論で明らかになったこと

これまで、統合失調症のさまざまな生活レベルの障害に対し、事物処理の認知機能障害が一定の関連性を持っていること、認知機能リハビリテーションと伝統的リハビリテーションの統合的実施によって、社会的機能の改善が期待できると考えられることを述べてきた。認知機能リハビリテーションの標的と介入技術についてはまだ結論は出ていないが、これまでのレビューから、遂行機能など社会生活に直結する認知機能に対して、介入方略の学習など代償方法の習得や環境調整を行うことが有望との見解を紹介した。最後に、これまでの伝統的リハビリテーションの技術を認知機能リハビリテーションの視点から見直すことで、介入技術の理論的裏づけを考察し、統合的実施が有望であることを述べた。事物処理の認知機能だけでは語れない障害領域、そしてそのための援助技術の明確化は、今後の課題として残されている。

文　献

(1) Addington, J., Addington, D.：Neurocognitive and social functioning in schizophrenia：a 2.5 year follow-up study. *Schizophr. Res.,* 44；47-56, 2000.

(2) 秋山知子、加藤元一郎、鹿島晴雄「社会的認知の神経基盤について」脳と精神の医学、一三巻、三三五―三四〇頁、二〇〇二年。

(3) Appelo, M.T., Woonings, F.M.J., van Nieuwenhuizen, C.J. et al.：Specific skills and social competence in schizophrenia. *Acta Psychiatr. Scand.,* 85；419-422, 1992.

(4) Bark, N., Revheim, N., Huq, F. et al.：The impact of cognitive remediation on psychiatric symptoms of schizophrenia. *Schizophrenia Research,* 63；229-235, 2003.

(5) Bellack, A.S., Mueser, K.T., Morrison, R.L. et al.：Remediation of cognitive deficits in schizophrenia. *Am. J. Psychiatry,* 147；1650-1655, 1990.

(6) Bellack, A.S., Blanchard, J.J., Murphy, P. et al.：Generalization effects of training on the Wisconsin Card Sorting Test for schizophrenia patients. *Schizophrenia Research,* 19；189-194, 1996.

(7) Bell, M., Bryson, G., Tamasine, G. et al.：Neurocognitive enhancement therapy with work therapy：effects on neuropsychological test performance. *Arch. Gen. Psychiatry,* 58；763-768, 2001.

(8) Brenner, H.D, Hodel, B, Roder, V. et al：Treatment of cognitive dysfunction and behavioral deficits in schizophrenia. *Schizophr. Bull.,* 18；21-26, 1992.

(9) Brothers, L.：The social brain：a project for integrating promate behavior and neurophysiology in a new domain. *Concepts in Neuroscience,* 1；27-51, 1990.

(10) Bryson, A., Bell, M.D.：Initial and final work performance in schizophrenia：cognitive and symptom predictors. *J. Nerv. Ment. Dis.,* 191；87-92, 2003.

(11) Corrigan, P.W., Toomey, R.：Interpersonal problem solving and information processing in schizophrenia. *Schizophr. Bull.,* 21；395-403, 1995.

(12) Danion, J.M., Gokalsing, E., Robert, P. et al.：Defective relationship between subjective experience and behavior in schizophrenia. *Am. J. Psychiatry,* 158；2064-2066, 2001.

(13) Fiszdon, J.M., Bryson, G.J., Wexler, B.E. et al.：Durability of cognitive remediation training in schizophrenia：performance on two memory tasks at 6-month and 12-month follow-up. *Psychiatry Research,* 125；1-7, 2004.

(14) Frith, C.D., Done, C.J.：Towards a neuropsychology of schizohorenia. *Br. J. Psychiatry*, 153；437-443, 1988.

(15) 福田正人、丹羽真一「分裂病における『機能性』病態の脳機能―Ｐ３００成分減衰の改善可能性を指標として」臨床脳波、三五巻、四四五―四四九、一九九三年。

(16) 福田正人、笠井清登、山末英典ほか「認知機能の観点からみた統合失調症の合理的な薬物療法」精神科、四巻、一五八―一六四頁、二〇〇四年。

(17) Green, M.F.：Teaching the Wisconsin Card Sorting Test to schizophrenic patients. *Arch. Gen. Psychiatry,* 47；91-92, 1990.

(18) Green, M.F.：What are the functional consequences of neurocognitive deficits in schizophrenia? *Am. J. Psychiatry,* 154；799-804, 1997.

(19) Green, M.F., Nuechterlein, K.H.：Should schizophrenia be treated as a neurocognitive disorder? *Schizophr. Bull.,* 25；309-318, 1999.

(20) Hadas-Lidor, N., Katz, N., Tyano, S. et al.：Effectiveness of dynamic cognitive intervention in rehabilitation of clients with schizophrenia. *Clin. Rehabil.,* 15；349-359, 2001.

(21) Happe, F., Ehlers, S., Fletcher, P. et al.：“Theory of mind” in the brain：evidence from a PET scan study of Asperger syndrome. *Neuroreport,* 8；197-201, 1996.

(22) Hardy-Bayle, M.C., Sarfati, Y., Passerieux, L.: The cognitive basis of disorganization symptomatology in schizophrenia and its clinical correlates: towars a pathogenetic approach to disorganization. *Schizophr. Bull.*, 29; 459-471, 2003.

(23) Hayes, R.L., McGrath, J.J.: Cognitive rehabilitation for people with schizophrenia and related conditions. Cochrane Library, Issue 4, 2002.

(24) Ihnen, G.H., Penn, D.L., Corrigan, P.W. et al.: Social perception and social skill in schizophrenia. *Psychiatry Res.*, 80; 275-286, 1998.

(25) 池淵恵美、宮内勝、安西信雄ほか「ロールプレイテストによる慢性精神障害者の生活障害の評価」精神経誌、九六巻、一五七―一七三頁、一九九四年。

(26) 池淵恵美、岩崎晋也、杉本豊和ほか「精神分裂病の障害構造―ＬＡＳＭＩによる生活障害評価のクラスター分析」臨床精神医学、二七巻、一九三―二〇二頁、一九九八年。

(27) 池淵恵美ほか：平成十四～十五年度科学研究費補助金研究成果報告書「精神分裂病の病識改善のための治療プログラム：認知行動療法と非定型抗精神病薬の組み合わせによる効果研究」、二〇〇四年。

(28) 池淵恵美「『病識』再考」精神医学、八巻、八〇六―八一九頁、二〇〇四年。

(29) 池淵恵美、向谷地生良「統合失調症の症状自己対処―仲間集団での認知行動プログラム」精リハ誌、九巻、四六―五六頁、二〇〇五年。

(30) 加藤元一郎、秋山知子、鹿島晴雄「前頭前野と社会機能」精神科治療学、一八巻、一〇二九―一〇三七頁、二〇〇三年。

(31) 川崎康弘「統合失調症の認知障害と前頭葉」臨床精神医学、三二巻、三六九―三七五頁、二〇〇三年。

(32) Keefe, R.S.E., Poe, M.P., McEvoy, J.P. et al.: Source monitoring improvement in patients with schizophrenia receiving antipsychotic medications. *Psychopharmacology*, 169; 383-389, 2003.

(33) Kern, R.S., Green, M.F., Satz, P.: Neuropsychological predictors of skills training for chronic psychiatric patients. *Psychiatry, Res.*, 43; 223-230, 1992.

(34) Krabbendam, L., Aleman, A.：Cognitive rehabilitation in schizophrenia：a quantitative analysis of controlled studies. *Psychopharmacology,* 169；376-382, 2003.
(35) Kurtz, M.M., Moberg, P.J., Gur, R.C. et al.：Approaches to cognitive remediation of neuropsychological deficits in schizophrenia：a review and meta-analysis. *Neuropsychology Review*, 11；197-210, 2001.
(36) Kurtz, M.M.：Neurocognitive rehabilitation for schizophrenia. *Current Psychiatry Reports,* 5；303-310, 2003.
(37) R・P・リバーマン、W・J・デリシ、K・T・ミューザー（池淵恵美監訳）『精神障害者のための生活技能訓練』医学書院、東京、一九九二年。
(38) R・P・リバーマン編（安西信雄、池淵恵美監訳）『自立生活技能（ＳＩＬＳ）モジュール』丸善出版、東京、一九九四年。
(39) McGuire, P.K., Shah, G.M., Murray, R.M.：Increased blood flow in Broca's area during auditory halucinations in schizophrenia. *Lancet*, 342；703-706, 1993.
(40) Medalia, A, Aluma, M, Tryon, W. et al.：Effectiveness of attention training in schizophrenia. *Schizophrenia Bulletin*, 24；147-152, 1998.
(41) Medalia, A., Revheim, N., Casey, M.：The remediation of problem-solving skills in schizophrenia. *Schizophr. Bull.,* 27；259-267, 2001.
(42) Medalia, A., Revhaim, N., Herlands, T.：Remediation of cognitive deficits in psychiatric patients. A clinician's manual. 2002.
(43) Meichenbaum, D., Cameron, R. et al.：Training schizophrenics to talk to themselves：a means of developing attentional controls. *Behavior. Therapy*, 4；515-534, 1973.
(44) 水野雅文、山下千代、根本隆洋ほか「精神分裂病における社会的認知機能とその障害」脳と精神の医学、一一巻、二四七―二五三頁、二〇〇〇年。
(45) 丹羽真一、伊藤光宏、竹内賢ほか「生理学的指標からみた『精神の障害』」精神科診断学、五巻、二〇三―二二〇頁、一九九四年。

(46) 丹羽真一、伊藤光宏、竹内賢「陰性症状の生理学」臨床精神医学、二五巻、一四七一―一六二頁、一九九六年。

(47) 丹羽真一、小林恒司、廣山祐治「分裂病の認知障害、陰性症状、生活障害」『精神医学レビュー27「精神疾患の認知障害」』五六―六五頁、一九九八年。

(48) Olbrich, R., Mussgay, L.：Reduction of schizophrenic deficits by cognitive training：an evaluative study. *Eur. Arch. Psychiatry Neurol. Sci.*, 239；366-369, 1990.

(49) Penades, R., Boget, T., Lomena, F. et al.：Brain perfusion and neuropsychological changes in schizophrenic patients after cognitive rehabilitation. *Psychiatry Research*, 98；127-132, 2000.

(50) Penn, D.L., Corrigan, P.W., Bentall, R.P. et al.：Social cognition in schizophrenia. *Psychological Bulletin*, 121；114-132, 1997.

(51) Penn, D.L., Corrigan, P.W., Martin, J. et al.：Social cognition and social skills in schizophrenia：The role of self-monitoring. *J. Nerv. Ment. Dis.*, 187；188-191, 1999.

(52) Penn, D.L., Ritchie, M., Francis, J. et al.：Social perception in schizophrenia：the role of context. *Psychiatry Research*, 109；149-159, 2002.

(53) Pilling, S., Bebbington, P., Kuipers, E. et al.：Psychological treatment in schizophrenia：II. Meta-analyses of randomized controlles trials of social skills training and cognitive remediation. *Psychological Medicine*, 32；783-791, 2002.

(54) Pinkham, A.E., Penn, D.L., Perkins, D.O. et al.：Implications for the neural basis of social cognition for the study of schizophrenia. *Am. J. Psychiatry*, 160；815-824, 2003.

(55) Roder, V., Zorn, P., Muller, D. et al.：Improving recreational, residential, and vocational outcomes for patients with schizophrenia. *Psychiatric Services*, 52；1439-1441, 2001.

(56) Roder, V., Brenner, H.D., Muller, D. et al.：Development of specific social skills training programmes for schizophrenia patients：results of a multicentre study. *Acta Psychiatr. Scand.*, 105；363-371, 2002.

(57) Russell, T.A., Rubia, K., Bullmore, E.T. et al. : Exploring the social brain in schizophrenia : left prefrontal underactivation during mental state attribution. *Am. J. Psychiatry,* 157 ; 2040-2042, 2000.

(58) Smith, T.E., Hull, J.W., Huppert, J.D. et al. : Recovery from psychosis in schizophrenia and schizoaffective disorder : symptoms and neurocognitive rate-limiters for the development of social behavior skills. *Schizophrenia Research,* 55 ; 229-237, 2002.

(59) Spaulding, W., Reed, D., Storzbach, D. et al. : The effects of a remediational approach to cognitive therapy for schizophrenia. In : (eds.), T. Wykes, N. Tarrier, S. Lewis : *Outcome and Innovation in Psychological Treatment of Schizophrenia.* John Wiley & Sons, Chichester, p.145-160, 1998.

(60) Spaulding, W.D., Fleming, S.K., Reed, D. et al. : Cognitive functioning in schizophrenia : implications for psychiatric rehabilitation. *Schizophr. Bull.,* 25 ; 275-289, 1999.

(61) Stratta, P., Mancini, F., Mattei, P. et al. : Remediation of Wisconsin Card Sorting Test performance in schizophrenia. *Psychopathology,* 30 ; 59-66, 1997.

(62) Summerfelt, A.T., Alphs, L.D., Wagman, A.M.I. et al. : Reduction of perseverative errors in patients with schizophrenia using monetary feedback. *J. Abnormal Psychology,* 100 ; 613-616, 1991.

(63) Suslow, T., Schonuer, K., Arolt, V. : Attention training in the cognitive rehabilitation of schizophrenia patients : a review of efficacy study. *Acta Psychist. Scan.,* 103 ; 15-23, 2001.

(64) 十一元三「広汎性発達障害と前頭葉」臨床精神医学、三二巻、三九五―四〇四頁、二〇〇三年。

(65) Twamley, E.W., Jeste, D.V., Bellack, A.S. : A review of cognitive training in schizophrenia. *Schizophr. Bull.,* 29 ; 359-382, 2003.

(66) van der Gaag, M., Kern, R.S., Bosch, R.J. et al. : A contorolled trial of cognitive remediation in schizophrenia. *Schizophr. Bull.,* 28 ; 167-176, 2002.

(67) Velligan, D.I., Bow-Thomas, C.C., Mahurin, R.K. et al. : Do specific neurocognitive deficits predict specific domains of community function in schizophrenia?　*J. Nerv. Ment. Dis.* 188 ; 518-524, 2000.

(68) Velligan, D.I., Bow-Thomas, C.C., Huntzinger, C. et al. : Randomized controlled trial of the use of compensatory strategies to enhance adaptive functioning in outpatients with schizophrenia. *Am. J. Psychiatry,* 157 ; 1317-1323, 2000.

(69) Vollema, M.G., Geurtsen, G.J., van Voorst, A.J.P. : Durable improvement in Wisconsin Card Sorting Test performance in schizophrenia patients. *Schizophrenia Research,* 16 ; 209-215, 1995.

(70) Wexler, B.E., Anderson, M., Fulbright, R.K. et al. : Preliminary evidence of improved verbal working memory performance and normalization of task-related frontal lobe activation in schizophrenia following cognitive exercises. *Am. J. Psychiatry,* 157 ; 1694-1697, 2000.

(71) Wykes, T., Reeder, C., Corner, L. et al. : The effects of neurocognitive remediation on executive processing in patients with schizophrenia. *Schizophr. Bull.,* 25 ; 291-307, 1999.

(72) Wykes, T., van der Gaag, M. : Is it time to develop a new cognitive therapy for psychosis-cognitive remediation therapy (CRT) ? *Clinical Psychology Review,* 21 ; 1227-1256, 2001.

(73) Wykes, T., Brammer, M., Mellers, J. et al. : Effects on the brain of a psychological treatment : cognitive remediation therapy. *Br. J. Psychiatry,* 181 ; 144-152, 2002.

(74) Wykes, T., Reeder, C., Williams, C. et al. : Are the effects of cognitive remediation therapy (CRT) durable? Results from an exploratory trial in schizophrenia. *Schizophrenia Research,* 61 ; 163-174, 2003.

(75) Young, D.A., Freyslinger, M.G. : Scaffolded instruction and the remediation of Wisconsin Card Sorting Test deficits in chronic schizophrenia. *Schizophrenia Research,* 16 ; 199-207, 1995.

[池淵恵美、精神神経学雑誌、一〇六巻、一三四三―一三五六頁、二〇〇四年]

統合失調症の心理社会的介入
――ガイドラインづくりに向けて

I　論点の整理

統合失調症の治療において、薬物療法と同時に心理社会的介入の包括的実施が求められるのは、なによりも「治療の質」を高めることで、社会的予後の改善を期待するからである。治療の力点が地域ケアに移ろうとしている中で、なおのこと心理社会的介入の必要性は高まっていると考えられる。しかも、心理社会的介入についての効果研究は現時点ですでに多数報告されている。コクランデータベースで検索すると、心理教育、認知行動療法、ケアマネジメント・地域ケア、職業リハビリテーションなどさまざまな領域で、（もちろんある程度の不十分さはあるものの）一定の効果が認定されている。たとえば心理教育では、「標準的なケアと比較して、家族を対象とするさまざまな心理教育において、九〜一八カ月の追跡期間中、再発率もしくは再入院率が減少する」と記述されている。そして治療ガイドラインにおいても、薬物療法に割かれる比重よりも幾分少ないものの、さまざまな心理社会的介入が「望ましい治療法」として推奨されている。こうした事実から鑑みて、実際の診療場面でも心理社会的介入の比重が高まっているであろうか。答えは、残念ながら否というのが、筆者の印象である。治療ガイドラインと現場との乖離を、むしろ筆者は感じることが多い。これは、薬物療法において単剤化の大切さが叫ばれながら、いくつもの実態調査において一向に使用薬物数が減少していないらしい（むしろ非定型抗精神病薬が付加されているかもしれない）事実にも比肩する。それはどうしてだろうか。また現場で使用することができるガイドラインはどのような要件を備えているべきなのだろうか。本論ではこの点について論じてみたい。

II　これまでの治療ガイドラインの概観

1　アメリカ精神医学会治療ガイドライン

アメリカ精神医学会（APA）による「分裂病治療ガイドライン[1]」は効果研究をもとにした指針であるが、急性期に推奨する治療として、「安全で効果的な治療ができる、最も拘束の少ない環境を選択する」「構造的な環境の中で過剰なストレスやライフイベントを減らす」「疾患の本質や治療に関する情報をその理解能力に応じて提供する」「家族との関係づくりに着手する。家族心理教育を考慮する」を挙げている。安定化期においては、「精神療法的な介入は引き続き支持的なものとする」「疾患の経過と予後、それに影響する因子について患者や家族に教育する」「患者を地域社会に移し、現実的な目標を設定し、生活を支援する」となっている。安定期にいたって、基本的な生活技能の再教育や、ＳＳＴ、認知的リハビリテーション、職業リハビリテーションなどへの導入や、再発防止プログラムが推奨される。早い時期から病状を損なわない可能な範囲で、疾病教育などの情報提供を行うことや、患者・家族・治療者の治療連携を作っていくことが強調されており、病状が安定してからは生活能力再建のための介入をすすめている。

2　エキスパートコンセンサスガイドライン

エキスパートコンセンサスガイドライン[11]は、多数の熟練した専門家がどのような治療を望ましいとしているかを調査したものであり、効果研究ではカバーできない合併症のあるケースなどや、医療政策面からの提言が含まれている。障害の重症度によって四段階のガイドラインが作られているが、いずれの場合にも薬物療法や症状のモニタリング、患者・家族・臨床医による協同の意思決定、患者と家族への教育、サービスおよび資源の入手に関する援助を基軸としている。サービスの提供形態としてはケースマネジメントを中心として、重症例では Assertive Community Treatment

（ACT）が推奨されている。維持期には重症度によって、心理社会的リハビリテーション、SST、支持的精神療法、自助グループなどが推奨されている。家族介入についてもガイドラインを設けており、入院直後より家族との接触を始め、早期に心理教育を開始すること、外来では家族会などへの紹介と、問題への対処に焦点を当てた家族介入を行うことを一次選択治療としている。

3　PORTによる治療勧告

効果研究をもとにしたPatient Outcome Research Team（PORT）による治療勧告[10]では、三〇勧告のうち、一八項目を薬物療法、三項目をECT、二項目を心理社会的治療、三項目を家族介入、二項目を職業リハビリテーション、二項目をサービスシステムにあてている。心理社会的治療の項では、患者の機能の不十分な点に焦点を当てて、支持、教育、認知・行動療法を統合して行うべきであるとしている。家族介入の項では「疾病教育・家族サポート・危機介入・問題解決を内容とする、少なくとも九カ月間の家族介入をすべきである」としている。職業リハビリテーションは、適応のある場合必ず実施するべきであると強調されている。

4　わが国での試み

わが国においても精神神経学会の専門委員会において、エキスパートコンセンサスガイドラインの手法を用いて、統合失調症の治療ガイドラインづくりがすすめられているので、パイロットスタディの結果を簡単に紹介したい。まず、障害の重症度や回復段階にかかわらず、家族への心理教育が重要視されている。急性期からのすべての回復段階において、支持的個人精神療法が重要視されており、急性期直後では加えて患者・家族・治療者による協同での意思決定や疾病教育が必要とされ、維持期では服薬教育やSSTもそれに加わる。抑うつ状態、コンプライアンス不良など治療上の障壁がある場合にはさらに、居住プログラムや作業所など地域における介入プログラムが考慮されている。パイロットスタディでは、精神科医による個人精神療法が治療の基軸となって、薬物療法や心理社会的介入が想定されている印象がある。したがって患者・家族への情報提供や疾患教育なども、主治医の責任が大きいことになる。こうした流れは、コメディカルと通称される専門職の普及と責任委嘱が十分でないわが国の医療制度に依拠している。しかし、（どの専門職が行うかはともかく）個人精神療法が基軸となって、患者・家族の主観的な体験や希望を把握し、統合的な治療のゴールを設定したり、生物・心理・社会的治療の適用のアセスメントと進行のモニタリングを行っていくことが望ましいと筆者は考えている[7]ので、他の専門職との連携が保証されれば、望ましい方向性ではないかと感じている。

III　臨床現場での心理社会的介入の実施状況

前項でみてきたように、心理教育はいずれのガイドラインにおいても、強く推奨される心理社会的介入となっているが、実際の現場ではどの程度実施されているだろうか。この目的にかなう調査が米国で行われているので紹介したい。わが国においては、さらに状況が厳しいであろうことは、想像に難くない。

たとえば米国のふたつの州で統合失調症と診断された人を無作為に抽出し、一九九四年から一九九六年にかけて七一九名への面接調査を行った[2]。家族との日常的な接触がある患者は八〇％であったが、何らかの家族援助を受けたもの三〇％に対し、心理教育を受けたものは八％にすぎなかった。同じ米国の低所得者などを対象とした公的保険受給者の調査でも、統合失調症の診断を受けているものから五％にあたる五三九三名（平均年齢四一歳）抽出調査したが、家族サービスの請求があったのは七・一％であった[3]。同じ調査で、主に高齢者を対象とした公的保険を利用している統合失調症患者の五％にあたる一万五四二五名（平均年齢五三歳）に対して行った調査では、〇・七％にすぎなかった。家族サービスの普及にかかわる調査[3]では、講義のみ行った施設ではサービスが開始されなかったが、二日間の現場でのトレーニングによって実施施設が増えたと報告されている。筆者もＳＳＴ普及に関して全く同様の経験をしている。普及や教育の手法という点で、反省すべき観点であろう。

ディクソン[4]（L. Dixon）は「家族心理教育に残されている課題」と題する論文の中で、効果研究の課題と共に、「インテンシィブな効果研究と異なる臨床現場で、はたして心理教育は効果を挙げうるのか」「人手と時間と技術が必要な心理教育がはたして普及するか」という問題点を提出している。この疑問は、認知行動療法などさまざまな心理社会的介入に共通する基本的な命題である。

Ⅳ　なぜガイドラインと臨床現場との乖離が起こるか

原因としていくつか考えられる。第一点は、熟練した専門家を集めた人工的な効能研究と、現場での実践における効果研究（efficacy vs effectiveness）は分けて考える必要があるだろうということである。（注：これまでは慣用にしたがって、ここに書かれている効能研究のことを「効果研究」と記載してきた。しかし以後の文脈では効能研究と区別して「効果研究」を使っていくことにする。混乱が生じやすいと思うが、他に適切な用法がなかったため、ご容赦いただきたい。）第二点は、精神医療サービスはさまざまな要因によって規定されており、必ずしも学問的な視点からの「望ましさ」で決定されているのではないという点である。

1　効能研究の問題点

家族への心理教育はこれまでの実証的研究の性質上、九カ月以上の持続、対処能力に焦点をあてた心理教育、単一もしくは複合家族への実施などが強調されている。こうした効能研究（efficacy study）では、熟練した治療者によって、参加に合意した意欲のある被験者に対して、「はじめに二日間の集中的な教育を行った後、毎週一回のセッションを半年間、その後月一回を一年間行う」といった内容が一般的である。一方、わが国の現場では習熟途中の治療者が、他の診療の合間に、さまざまな家族を対象として合計四〜八回のセッションを行うなどが一般的ではないだろうか。それで同じ成果が得られるとは、単純に考えても期待できないであろう。この事情はむろん、心理教育に限らない。効能研究は、「現時点の最善の医学的知識と技術で、どのような利点が得られるか？」という問いへの答えであるが、こうした効能研究が、必ずしも通常の臨床現場での効果を予測しない、という議論が近年行われるようになっている。[13] たとえば、Assertive Community Treatment は一九七〇年代に開発された地域ケアの手法で、入院期間の短縮や費用の削減などのめざましい成果をあげ、米国やオーストラリアで追試が行われてその成果が確認されているが、国営地区割り医療の発達した英国の現場に持ち込まれたACTは、必ずしもその成果が再現されず、効能研究の限界が議論された。[5] こうしたいわば「治療にかける手間ひまの違い」ということの他に、実証的研究の手法からくる問題もある。たとえば対象者の厳密な選択基準や、無作為割付や、ブラインドでの評価は、実証的研究の質を保証するために最低限要求されることではあるが、目の前にいる患者・家族を援助したい、という臨床現場の要請からは明らかにかけ離れている。現場の要請と研究手法の狭間をどう乗りこえるのか、日々現場で仕事をする筆者にとっては解けない難問になっているというのが実感である。したがって、わが国の診療の実状に照らして、「最善ではないにしろ、当面どのような治療を目指すことで、効能研究とは異なるどのような効果を期待できるか？」という問いを考える必要があることになる。

2　精神医療サービスを規定する要因

心理教育に即して述べると、わが国の家族援助は英米での効能研究と異なり、これまでの家族会の伝統もあり、慢性の長期入院患者の家族に対して、しかも患者は参加せず行われていることが多く、診療報酬の裏づけがなく、卒前・卒後における専門家の教育が、考え方・技術ともに不十分であるのが実状である。また保健所など医療機関外での家族への援助の伝統もある。心理教育はまだ普及途上の技術であるといってよい。

治療ガイドライン並みとまでいかなくても、もう少し心理社会的介入の質と量が充実するためには、まずなんといっても診療報酬の裏づけが乏しいということが大きな障壁であろう。またユーザー側のニーズに対してこれまで配慮が不十分であった治療文化も問われなければならない。何よりも卒前・卒後教育で、心理社会的治療や家族援助の必要性について学ぶ機会の乏しかった。教育面では、他の専門職と比べて特に医師と看護師がこの面で出遅れているというのが筆者の印象である。こうしたいわば下部構造が整えられることがあってはじめて、心理社会的介入ガイドラインの一般的な実施を期待することができるようになるだろう。医療サービス提供の政策研究もまた、わが国ではもっと必要とされる研究分野であろう。

V　実用的な心理社会的介入ガイドラインに向けて

わが国で、実用的なガイドライン作成を目指すためには、以下の問題点を克服する必要があると思われる。

1　インテンシブな効能（efficacy）研究ではない、効果（effectiveness）研究の必要性

臨床現場で実施可能な心理社会的介入の期待しうる成果と妥当性を立証し、薬物の投与量に相当する「質と量」を決定していくことが今後必要となるだろう。その方法論は、伊藤[9]にくわしいが、その実体化が求められている。

筆者らは帝京大学病院デイケアで平成七年度より家族およびデイケアメンバーへの心理教育を実施している。開始時点より六年間の間にデイケアに在籍していたメンバー六二名とその家族を対象として、心理教育の効果（再発防止効果ではなく、知識および対処能力の向上や、自信の回復を指標としている）について後ろ向き調査を実施した[6]。現場での効果研究という位置づけである。調査結果は、家族に対しては心理教育的家族教室（二回の知識教育のあと、月一回、一回約二時間で二年間にわたり対処技能獲得のためのグループワークを実施）の汎用性が高く、四七％の家族にとって有用と判定された。しかし家族会（セルフヘルプグループ。月一回実施）が有用であった家族が三六％あり、単一家族（本人および家族が参加し一、二週間に一回、合計五回実施）が有用であったものも三四％、家族面接（必要に応じ随時実施）も三六％が有用であった。なお必要性に応じて、家族会と心理教育的家族教室など複数のサービスが提供されているため、合計の数字は当然一〇〇％を超えている。これらの数字からは、家族のニーズにより、必要なサービスの形態はさまざまであることが推測できる。なお一二％の家族は、いずれの家族サービスにも参加できなかった。つまりさまざまな家族や当事者のニーズにより、臨床的に必要と考えられる心理教育の形態は異なることがわかる。わが国の医療現場での状況や筆者自身の経験から、まずは個別に、通常の診療の中で患者と家族への十分な情報提供が行われることが必要であると考える。その前提の上に立って、短期間の集団での心理教育プログラムと家族会（セルフヘルプグループ）は、全例にすすめることができるのではないだろうか。さらにより困難度の高い家族や患者に対しては、個別の家族面接や、単一家族での心理教育、複合家族での心理教育などが提供できるようになることが望ましいが、そのためには専門家のトレーニングの体制を整えることや、診療報酬などの経済的裏づけが必須であろう。

2　個別の援助計画作成の技術を確立すべきである

ガイドラインといっても、一定の時期になったら一律に特定の心理社会的介入を行うという指針は、望ましくないと考える。いかに効果が実証されている治療法であっても、ことに心理社会的介入においては、個別の適応と適切な時期をアセスメントし、参加する患者・家族の志向性も配慮して、選択肢の複線化が必要である。そのためには個々の治療技術の適用と得られる効果、そのアセスメント技術の洗練が必要であろう。ミューザー[12]（K.T. Mueser）もそのレビューの中で、心理社会的な介入はそれぞれ適切な標的があり、期待できる効果は限定されている、と述べている。

APAの「分裂病治療ガイドライン[1]」では、精神症状の安定度によって、急性期、安定化期、安定期の三期に分けて、推奨する心理社会的治療について述べている。こうした段階分類は、操作的診断基準と似た利便性と限界をはらんでいる。すなわち、どのような介入が適切であるかのガイドラインを提供することで治療の質の保証や互換性を高めること、概念化することで治療の方向性や全体像がつかみやすくなることがメリットであるし、一方では、個々の患者の状態に応じてメニューを工夫する本来のあり方からそれて、どの段階にあるかを判定して、用意された治療のセットにのせるという誤用が起こる。回復過程は個別性に富んでおり、その個別性に沿って治療もまた組み立てるべきであることを強調したい。そのための個別の治療計画の概要については別報(8)を参照されたい。骨子は、一点目として、診察ももちろんであるが、病棟での看護師や作業療法士などの観察、家族からの情報、デイケアでの仲間との様子など、多角的な情報を重視する。多く心理社会的介入は多職種協同で行われ、共通のアセスメントが必要という理由の他に、異なる場によって生じる、反応の統一的なパターン（心理学的に仮定される反応の普遍性、もしくは人格）と、その場に応じた反応の変化（行動学的な環境との相互作用）との両方が、心理社会的介入に重要な情報をもたらすからである。二点目は一点目と共通するが、より主観的なものからより行動・社会学的なレベルまで、多軸で評価する必要があることである。対人技能に優れた人が、必ずしも作業能力に優れているとは限らず、また障害の気づきができるとも限らないといったことは、日常的に経験される事実である。三点目は環境評価の必要性である。たとえば、疾患に罹患したことを当人がどう認識できるかは、治療の質に多いによるであろうし、家族との関わり方は、まさに家族全体の機能や個々の成員の特質によって規定される。したがって、「どのような状況に置かれており、その際の本人の出来ることと困難なことは以下のようである」といった、二文節の観察が望ましいと思われる。

3　多職種による包括的アプローチを前提としたガイドラインを指向するべきである

医師による急性期治療の後で、コメディカルの主導するデイケアを行うといった分断された治療ではなく、たとえばケアマネジャーを含む治療チームによって、入院から地域ケアまで一貫した治療計画が実行できることが望まれる。これは医療機関と地域ケアの統合につながる課題であるが、そうしたシステムをどのように構築することができるだろうか。ハードウエアの問題は大きいが、同時に地域ケアを視野に入れた治療技術の開発も必要であろう。筆者は以前、地域ケアに必要な各職種共通のコアスキルズ（core skills）[5]を提案したことがある。こうしたことが新たな研修医制度のカリキュラムに盛り込まれることを期待するものである。

文　献

（1）American Psychiatric Association（日本精神神経学会監訳）「アメリカ精神医学会治療ガイドライン精神分裂病」医学書院、東京、一九九九年。
（2）Dixon, L., Goldman, H., Hirad, A. : State policy and funding of services to families of adults with serious and persistent mental illness. *Psychiatric Services*, 50 ; 551-553, 1999.
（3）Dixon, L, Lyles, A., Scott, J. et al. : Services to families of adults with schizophrenia: from treatment

recommendations to dissemination. *Psychiatric Services,* 50；233-238, 1999.
（4） Dixon, L., Adams, C., Luksted, A.：Update on family psychoeducation for schizophrenia. *Schizophr. Bull.,* 26；5-20, 2000.
（5） 池淵恵美「地域ケアーノーマライゼーションに向けて」Schizophrenia Frontier、一巻、二九―三五頁、二〇〇〇年。
（6） 池淵恵美、沼口亮一、漆原貴子ほか「家族心理教育の実施形態とその適用について」厚生労働省十指―二「精神分裂病の病態、治療、リハビリテーションに関する研究」平成十三年度報告書（班長：浦田重治郎）、二〇〇二年。
（7） 池淵恵美「個人精神療法と心理社会的治療の関わり」精神科臨床サービス、二巻、二五二―二五八頁、二〇〇二年。
（8） 池淵恵美「治療の経過に応じた心理社会的介入の選択」精神科臨床サービス、三巻、一一―一七頁、二〇〇三年。
（9） 伊藤弘人、栗田広訳『精神科医療アセスメントツール』医学書院、東京、二〇〇〇年。
（10） Lehman, A.F., Steinwachs, D.M., and the Co-Investigators of the PORT Projects：At issus: translating research into practice: the Schizophrenia Patient Outcomes Research Team（PORT）treatment recommendations. *Schizophr. Bull.,* 24；1-10, 1998.
（11） J・P・マクエヴォイ、P・L・シャイフラー、A・フランシス（大野裕訳）『統合失調症の治療１９９９』ライフ・サイエンス、東京、二〇〇〇年。
（12） Mueser, K.T., Drake, R.E., Bond, G.R.：Recent advances in psychiatric rehabilitation for patients with severe mental illness. *Harvard Review of Psychiatry,* 5；123-137, 1997.
（13） Thonicroft, G., Strathdee, G., Phelan, M. et al.：Rationale and design-PRiSM psychosis study. *Br. J. Psychiatry,* 173；363-370, 1998.

［池淵恵美、脳と精神の医学、一四巻、二三―二八頁、二〇〇三年］

●初出一覧●

第一部　実践の指針編

デイケア通所中の面接　池淵恵美
精神科臨床サービス、一巻、六四—六八頁、二〇〇一年

個人精神療法と心理社会的治療の関わり　池淵恵美
精神科臨床サービス、二巻、二五二—二五八頁、二〇〇二年

治療の経過に応じた心理社会的介入の選択　池淵恵美
精神科臨床サービス、三巻、一一—一七頁、二〇〇三年

医療機関で行うリハビリテーションのプログラム構成と運営　池淵恵美
精神科治療学、一三（増）、二九三—二九七頁、一九九八年

集団を用いた活動療法　池淵恵美
精神科治療学、一五（増）、二一五—二一九頁、二〇〇〇年

服薬自己管理技能の獲得に向けて　池淵恵美
臨床精神薬理、五巻、四一五—四二二頁、二〇〇二年

統合失調症の症状自己対処——仲間集団での認知行動プログラム　池淵恵美、向谷地生良
精リハ誌、九巻、四六—五六頁、二〇〇五年

統合失調症の人の恋愛・結婚・子育ての支援　池淵恵美
精神科治療学、二一巻、九五—一〇四頁、二〇〇六年

統合失調症の人の就労支援　池淵恵美
精神神経学雑誌、一〇八巻、四三六—四四八頁、二〇〇六年
知識・専門技能・治療（援助）態度・倫理の伝達　池淵恵美
精神科臨床サービス、五巻、一一—一六頁、二〇〇五年

第二部　臨床研究編

精神科デイケア治療論の今日的課題　池淵恵美、安西信雄
精神医学、三七巻、九〇八—九一九頁、一九九五年
精神科リハビリテーションの治療・支援技法の現状と課題　池淵恵美、安西信雄
精神医学、三九巻、一一八—一二九頁、一九九七年
地域ケア——ノーマライゼーションに向けて　池淵恵美
Schizophrenia Frontier、一巻、二九—三五頁、二〇〇〇年
治療抵抗性統合失調症の心理社会的治療　池淵恵美
精神医学、四二巻、七八八—八〇〇頁、二〇〇〇年
「病識」再考　池淵恵美
精神医学、四六巻、八〇六—八一九頁、二〇〇四年
評価することの現代的意義　池淵恵美
精リハ誌、五巻、八五—九一頁、二〇〇一年
社会機能のアセスメントツール　池淵恵美
精神科治療学、一八巻、一〇〇五—一〇一三頁、二〇〇三年
非定型抗精神病薬は精神障害リハビリテーションにどんな影響を与えるか　池淵恵美

精リハ誌、五巻、一三三—一四一頁、二〇〇一年

社会的機能と認知機能との関連——非定型抗精神病薬に期待される役割　池淵恵美
臨床精神薬理、五巻、一二七一—一二七八頁、二〇〇二年

認知機能リハビリテーションは統合失調症の機能回復に有用か　池淵恵美
精神神経学雑誌、一〇六巻、一三四三—一三五六頁、二〇〇四年

統合失調症の心理社会的介入——ガイドラインづくりに向けて　池淵恵美
脳と精神の医学、一四巻、二三—二八頁、二〇〇三年

■著者略歴

池淵恵美（いけぶち・えみ）

1953年　栃木県生まれ
1978年　東京大学医学部医学科卒業
1978年　東大病院精神神経科勤務
（1985年1月より1987年3月まで，夫の留学に伴って滞米）
1992年　帝京大学医学部精神神経科勤務
2000年　同精神神経科病棟医長（兼任）
2005年　帝京大学医学部精神神経科教授

〈専門領域〉
統合失調症，精神障害リハビリテーション，認知行動療法

〈役職〉
日本精神神経学会　評議員・編集委員
日本精神障害リハビリテーション学会　常任理事・編集委員
日本社会精神医学会　常任理事・編集委員
日本行動療法学会　常任理事・編集委員
SST普及協会　運営委員・研修委員
心理教育・家族教室ネットワーク 幹事

統合失調症へのアプローチ

2006年12月4日　初版第1刷発行

著　者　池　淵　恵　美
発行者　石　澤　雄　司
発行所　株式会社　星　和　書　店

東京都杉並区上高井戸1-2-5　〒168-0074
電話　03(3329)0031(営業部)／(3329)0033(編集部)
FAX　03(5374)7186　　URL http://www.seiwa-pb.co.jp

Printed in Japan　ISBN4-7911-0618-0